Ingrid Olbricht

Wege aus der Angst
Gewalt gegen Frauen

Ingrid Olbricht

Wege aus der Angst
Gewalt gegen Frauen

Ursachen – Folgen – Therapie

Verlag C. H. Beck

© Verlag C. H. Beck oHG, München 2004
Umschlaggestaltung: Fritz Lüdtke, Atelier 59, München
Umschlagbild: © Marcus Luconi / Getty Images
Satz: Fotosatz Janß, Pfungstadt
Druck und Bindung: Ebner & Spiegel, Ulm
Gedruckt auf säurefreiem, alterungsbeständigem Papier
(hergestellt aus chlorfrei gebleichtem Zellstoff)
Printed in Germany
ISBN 3 406 51759 5

www.beck.de

Inhalt

Einleitung   7

1 Geschichtliches zum Traumabegriff   14

2 Definition des Traumas und Traumafolgen   26

3 Körperliche Folgen früher Traumatisierungen
und die Beziehung zum eigenen Körper   56

4 Frühe Traumatisierung und seelische und
soziale Entwicklung   72

5 Die Folgen für die erwachsene Frau   107

6 Therapievoraussetzungen und Bedingungen   142

7 Traumatherapie früh traumatisierter Frauen   168

8 Präventive Maßnahmen und Tätertherapie   208

Zitierte Literatur   219

Allgemeine Literatur   227

Beratungsstellen für sexuell traumatisierte
Frauen und Mädchen   228

Beratungsstellen «Männer gegen Männer-Gewalt»   230

Register   232

Sie kam
im Zwielicht zwischen Nacht und Tag
im Morgengrauen
und stand an meinem Bett
und sah mich an

Dunkelwirbel
Lebenssplitter
kreisend kreischend
blitzend hell
Schmerzgewitter
voll Dunkelheiten
reich
und leer
und rasend schnell

Sie sah mich an
und ging
die Angst
Sie ging
Doch wann?

Einleitung

Derzeit richtet sich – erstmals in der Geschichte der Psychotherapie – die Aufmerksamkeit verstärkt auf das Psychotrauma und seine Folgeerkrankungen und demzufolge auch auf die Traumatherapie mit verschiedenen theoretischen Hintergründen und Therapierichtungen.

Dass spektakuläre Ereignisse wie Kriege, Misshandlungen, Folter, Verbrechen oder schwere Unfälle traumatisch wirken und entsprechende Folgen haben, war ohne weiteres einsehbar. Dass aber die frühe sexualisierte Gewalt und die Vergewaltigung von Frauen, die es immer gab und die jahrhundertelang als nicht existent oder als «Kavaliersdelikt» betrachtet wurden, die gleichen oder noch gravierendere seelische und körperliche Folgen haben, wurde lange nicht erkannt, verdrängt oder geleugnet. Es ist eines der großen Verdienste der Frauenbewegung und der Frauengesundheitsbewegung, dass ihre couragierte Arbeit in den 1970er und 1980er Jahren

Schritt für Schritt zur Enttabuisierung der frühen sexualisierten Gewalt und ihrer Folgen führte. Inzwischen ist Gewalt und besonders Gewalt an Frauen zu einem öffentlichen und politischen Thema geworden, bis hin zu einem manchmal voyeuristischen Interesse der Medien.

Wie wenig Bewusstsein allerdings trotzdem für die damit verbundenen gravierenden, oft seelisch und sozial zerstörenden Folgen vorhanden ist, zeigt die weit verbreitete und fast übliche Verwendung des Begriffs «Missbrauch», im amerikanischen Schrifttum «Abuse».

Diese Bezeichnung sexualisierter Gewalt ist aus mehreren Gründen sowohl kränkend als auch ganz einfach nicht zutreffend und unlogisch. Denn «Missbrauch» setzt üblicherweise auch einen «Gebrauch» voraus, wie etwa beim Alkohol. Aber was könnte ein «Gebrauch», vor allem ein sexueller Gebrauch von Kindern, Mädchen oder Frauen bedeuten? Gebraucht werden Mittel zur Bedürfnisbefriedigung oder Gebrauchsgegenstände, also Gebrauchs-Objekte. Mädchen oder Frauen werden mit einer solchen Bezeichnung zu Gebrauchsgegenständen oder Genussmitteln degradiert und reduziert. Das ist eine gefährliche Suggestion, die dem Täter scheinbar Recht gibt. Wenn Frauen und Kinder Konsumgüter sind, dann dürfen sie auch konsumiert werden. Die Bezeichnung «Missbrauch» dient also der Rechtfertigung und damit dem Täterschutz. Gleichzeitig verharmlost dieses Wort die Folgen: Was missbraucht wurde, kann dann – eventuell nach einer Reinigung oder Instandsetzung – wieder weiter benutzt werden. Dabei geht es doch um ein Trauma mit allen Folgen für Entwicklung und Lebensqualität, und daher ist Traumatherapie das einzige Mittel der Behandlung.

Allerdings ist die Bezeichnung «Missbrauch» medienwirksam und damit zum Modethema geworden. Das zeigt deutlich, wenngleich völlig unreflektiert und unbewusst, eine Facette der Bewertung und der Stellung von Mädchen und Frauen in unserem sozialen und gesellschaftlichen System. Vor allem aber werden damit die tief greifenden, zerstörerischen Folgen sexualisierter Gewalt auf die betroffenen Frauen unsichtbar gemacht. Ihre Entwicklungsstörungen, Angsterkrankungen, Depressionen und ihre Selbstwertproblematik werden zum individuellen Problem, nicht zum Zeichen personaler und struktureller Gewalt in dieser Gesellschaft. So dient die

Bezeichnung «Missbrauch» indirekt auch hier letztlich dem Täterschutz.

Deutlicher, sachlicher und weniger kränkend ist entweder die Benennung als «sexuelle Ausbeutung», die aufzeigt, dass hier ein Mensch zum eigenen schweren Schaden und zur ausschließlichen Befriedigung der ausbeutenden Person ausgenutzt wurde oder wird. Allerdings ist dieser Ausdruck «klassenkämpferisch» besetzt und wird daher teilweise abgelehnt. Eine andere sachliche Benennung ist «Inzest», falls es um Täterschaft von Blutsverwandten geht. Professionell ist die Bezeichnung «sexuelle Traumatisierung», noch korrekter, aber etwas umständlich: «Traumatisierung durch sexualisierte Gewalt». Denn um ein Trauma, also um ein schwerwiegendes schädigendes Ereignis handelt es sich in jedem Fall, wie seine späteren Folgen zeigen, die das ganze Leben prägen und überschatten können und zu ähnlichen Reaktionen und Erkrankungen führen wie bei Folteropfern. Zudem passt die Bezeichnung «Missbrauch» als Diagnose nicht in das System, nach dem sonst in der Medizin Diagnosen gestellt werden, die letztlich Handlungsanweisungen für Behandlungen implizieren. Um es deutlicher zu machen: wenn jemand auf Glatteis ausrutscht und sich einen Knochenbruch zuzieht, wird dies niemals als «Glatteisausrutscher» diagnostiziert werden. Nicht die Ursache, sondern die Folgen werden deutlich benannt, und damit sind die Behandlungsanweisungen bereits durch diese Sprachregelung eindeutig. Nirgends in der Medizin werden die Ursache oder Auslöser, jedoch immer die Folgen, nämlich die Erkrankung, benannt. Die Bezeichnung «Missbrauch» fällt also auch deshalb aus dem üblichen diagnostischen System völlig heraus; sie macht nicht deutlich, welche Auswirkungen, welche schweren Schädigungen und Folgen aus den frühen und meist auch wiederholten und chronischen Traumatisierungen bei Frauen entstehen. Diese Undeutlichkeit verwischt den Zusammenhang zwischen Ursache und Auswirkungen – der natürlich nicht beabsichtigte, aber unbewusste und unreflektierte effektive Täterschutz wird deutlich. Zudem verrät die Bezeichnung «Missbrauch», dass nicht wirklich reflektiert wurde, was sexualisierte Gewalt für Kinder und Frauen wirklich bedeutet, wie zerstörend und umfassend ihre Auswirkungen sind und wie diese in Therapien berücksichtigt werden müssen und die Art der Therapie bestimmen. Wenn Frauen selbst dieses Wort für sich und ihre Problematik bewusst benutzen, dann bedeutet dies häufig eine subtile Selbstabwertung oder tiefe Resignation. Die Pseudodiagnose «Missbrauch» ist unprofessionell. Ich werde daher dieses Wort nicht benutzen.

Dass sexualisierte Gewalt tatsächlich ein Trauma bedeutet, wurde mir überaus deutlich, als ich Anfang der achtziger Jahre an einer der ersten großen Traumatagungen an der Universität in Beer Sheva in Israel teilnahm. Natürlich war dort das Post-Holocaust-Syndrom das vorrangige Thema. Aber ich konnte die Ähnlichkeit der Symptome und der Folgen bei Frauen, die als Kinder, meist über viele Jahre, sexualisierter Gewalt ausgesetzt waren, begreifen. Auch dass die üblichen analytisch orientierten oder verhaltenstherapeutischen Therapieangebote nur begrenzt einsetzbar und wirksam sind, konnte ich nun verstehen. Eine direkte konkrete Traumatherapie als Konzept im heutigen Sinne gab es allerdings noch nicht, wohl aber Erkenntnisse darüber, was stabilisierend und hilfreich sein kann. So entstand dieses Buch aus der umfassenden klinischen Arbeit und aus der therapeutischen Erfahrung mit Frauen, als es noch kaum Quellen und Literatur hierzu gab. Inzwischen haben sich meine Aussagen, Eindrücke und Erfahrungen durch Forschungsergebnisse bestätigt. Auch die Bedeutung von Behutsamkeit und Empathie sowie die Besonderheiten der therapeutischen Beziehung wurden mir deutlicher, wie auch das, was viel später «Trigger» genannt wurde. Also unspezifisch erscheinende äußere und innere Auslöser für die beschriebenen häufigen Panik- oder Angstanfälle, die Flash-backs und die Desorientierungen. Ich verstand auch, da die Täter überwiegend Männer waren, dass Männer der Auslöser für Ängste, also Trigger, sein konnten, jedenfalls für manche Frauen.

Aus diesen Erkenntnissen heraus richtete ich 1987 die erste Frauengruppe für traumatisierte Frauen in der Psychosomatischen Abteilung der Wicker-Klinik ein, die ausschließlich von Therapeutinnen betreut wurde. Die Arbeit in geschlechtshomogenen Gruppen bei dieser Indikation wird zwar teilweise immer noch bezweifelt und ist keineswegs selbstverständlich, zumal es auch kränkend für männliche Therapeuten sein kann, aus der Therapie mit früh traumatisierten Frauen ausgeschlossen zu sein oder gar als Trigger zu wirken. Dieser Ansatz hat sich aber in der Praxis als überaus wirksam und unverzichtbar erwiesen. Weitere Frauengruppen folgten, der Bedarf hierfür entwickelte sich viel stärker als erwartet.

Einige Jahre später wurde auch eine Traumagruppe für Männer aufgebaut. Hier zeigte sich aber, dass Männer infolge der Geschlechtsrollenklischees und ihrer Sozialisation größere Schwierigkeiten haben, sich als Traumatisierte zu begreifen, da dies den Vorstellungen von Männlichkeit in unserer Gesellschaft widerspricht. Männlichkeit und Opferstatus sind in dieser Gesellschaft nicht kompatibel. Der Bedarf an Therapieplätzen ist sicherlich vorhanden, wird aber für Männer selbst im Bereich der sekundären Traumatisierung nicht so dringend und deutlich gesehen wie bei den Frauen, die sich viel eher als Opfer verstehen können, da dies offenbar eher den gesellschaftlich vorgegebenen Weiblichkeitsklischees entspricht, auch wenn es letztlich um das Ende der Opferrolle geht. Schließlich geht es in der geschlechtsspezifischen Traumatherapie zudem um Geschlechtsrollenflexibilität, die ein salutogenetischer, also gesundheitsfördernder Faktor in der Therapie ist und damit eine Ressource darstellt.[1]

Noch weniger Motivation gibt es in der Tätertherapie, die sehr schwierig ist, da der Leidensdruck zwar bei den Opfern erheblich, seltener aber bei den Tätern vorhanden ist. Zudem fehlen angemessene Theorien, die eine entsprechende Therapie, wie gut sie sonst auch sein mag, erfolgreich machen könnten. Die Verkoppelung von Macht, Sexualität, Gewalt und Brutalität ist nach wie vor ein völlig blinder Fleck in den Theorien von männlicher Sexualität. Die sexualisierte Attraktivität von Macht und die sexuelle Anregung durch Gewalt und Folter bis hin zu Zerstückelung und Mord sind nach wie vor weder in der Sexualtherapie von Männern noch gar in der Tätertherapie ein wirksames Thema. Zudem ist diese Seite männlicher Sexualität auch höchst schambesetzt, Gewaltphantasien werden meist nicht einmal in Therapien ausführlich und in allen Konsequenzen geschildert. Sicherlich gibt es auch in dieser Hinsicht Berührungsängste bei männlichen Therapeuten sowie massive Ängste und oft Selbstbetroffenheit bei Therapeutinnen.

Es wird also höchste Zeit für eine neue Theoriebildung, um angemessene und effektive Therapiemöglichkeiten zu entwickeln und die gefährlichen blinden Flecken im Verständnis männlicher Sexualität aufzuhellen. Diese noch ausstehenden Theorien zu männlicher Sexualität sollten von männlichen Forschern und Therapeuten entwickelt werden, da nur diese einen direkten Zugang zu diesem Phänomen haben. Und genau hier ist das Problem: die Konfrontation mit den eigenen dunklen, beschämenden und wenig ruhmreichen Anteilen wäre schmerzhaft, kränkend und aufdeckend. Hier zeigt sich die Gefahr durch einschränkende Strukturen. Deshalb wird Therapie lieber weitgehend gemieden und eher idealisiert oder überbewertet mit den bekannten Folgen für Frauen und Männer. Ein realistischeres Verständnis der männlichen Sexualität und die entsprechende Therapie von Männern wäre die wirkungsvollste Gewaltprävention für Frauen und Kinder und könnte dem Gesundheitssystem weltweit enorme Kosten ersparen.

Die therapeutische Arbeit mit Traumatisierten hingegen hat sich als zwar schwierig und aufwändig erwiesen, gleichzeitig aber auch als sehr befriedigend und erfolgversprechend, hier gibt es Theorien, Forschungsergebnisse und Therapieansätze, die sich als hilfreich und stimmig gezeigt haben, so dass die Therapieerfolge sehr gut sein könnten.

Dieses Buch stellt die Ursachen und Folgen von sexualisierter Gewalt für Frauen dar und die therapeutischen Voraussetzungen und Möglichkeiten, über die wir heute bereits verfügen. Ich hoffe, dass diese Entwicklung so rasant wie bisher weitergeht, um das existentielle Leid und das Auslieferungs- und Ohnmachtsgefühl vieler Menschen zu vermindern, das zwar meistens das Überleben mit reduzierter Lebensqualität, nicht aber angemessenen Genuss, Freude und Leistung und damit ein erfülltes Leben ermöglicht.

Dabei habe ich versucht, nicht nur Fachwissen anzusammeln und darzustellen. Zudem lässt die exakte, reproduzierbare, nüchterne Fachsprache, die lediglich leere Fakten darstellt, jede Anschaulichkeit vermissen, «mir blieb nur das entseelte Wort» (Schiller) [2]. Das wollte ich nicht. Deshalb habe ich versucht, neben sachlicher Korrektheit und Exaktheit Lebendigkeit und Anschaulichkeit durch Beispiele aus der Praxis, aber auch in der Sprache herzustellen. So wurden auch Fachbegriffe erläutert oder durch gleichwertige deutsche Bezeichnungen ersetzt, ohne auf Genauigkeit zu verzichten. Um die Kluft der Spaltung in Rationalität und Emotionalität, also zwischen Verstehen und Begreifen zusätzlich zu verringern, habe ich den Kapiteln eigene Gedichte vorangestellt, die mir spontan in Therapieprozessen mit betroffenen Frauen einfielen und die die emotionale Seite in Stimmungsbildern und Assoziationen darzustellen versuchen.

Weiterhin habe ich Beispiele für die Kreativität von Frauen, die sie als Ressource, als Selbstheilungsversuch und Überlebenshilfe, entwickelt haben, eingefügt, um sie selbst zu Wort kommen zu lassen.

Mein Dank gilt allen, mit denen ich konstruktiv zusammengearbeitet habe, die mich auf Literaturhinweise aufmerksam gemacht oder mit mir diskutiert haben. Er gilt insbesondere auch allen Frauen, mit denen ich therapeutisch gearbeitet habe und von denen ich sehr viel lernen durfte. Auch bei Tina Overkamp, Sieglinde Krause und Sr. Irmgild Krallmann bedanke ich mich herzlich. Sie haben das Manuskript als Fachfrau beziehungsweise als Leserin gegengelesen und mir ihre Anregungen und Ergänzungen zur Verfügung gestellt. Vor allem gilt mein Dank auch wieder Antje Peickert für ihre große Hilfe und Geduld beim Erstellen dieses Manuskripts und Stephan Meyer vom C. H. Beck Verlag für das Interesse an diesem für Frauen so wichtigen Thema.

Schwarzmütige Gedanken kreisen
aufgeschreckte Krähenschwärme
in tiefen Wolken unsichtbar
schwarz glühend kreist die Angst
in Fieberwellen aufgestiegen

So muss der Kristallvogel
hinter den Himmeln
im Sonnenwind
verglühen

1. Geschichtliches zum Traumabegriff

Traumata als Folge von Krankheit, Not, Katastrophen, Kriegen und Gewalterfahrungen hat es immer gegeben. Sie treten überall auf, sie sind nichts spezifisch Menschliches. Auch bei Tieren sind Traumafolgen bekannt. Traumata können unterschiedlich sein. In jedem Fall handelt es sich dabei um überwältigende, spektakuläre, die Abwehr und Verarbeitung überfordernde Ereignisse, die so deutlich physische und psychische Folgen haben, dass es wohl immer Praktiken und Techniken für den Umgang mit ihnen, für die Bewältigung und die Verarbeitung gegeben haben muss.

Bei vielen Völkern wurden Rituale durchgeführt, die halfen, die Traumafolgen zu bewältigen. Rituale sind festgelegte Handlungsabläufe, durch die Sinnbezüge hergestellt werden. Im religiösen Sinne stellen sie Beziehungen her, sie schützen und sie erleichtern Übergänge und Veränderungen. Trauerrituale, die weit verbreitet sind, aber auch Rituale zur Bewältigung von Gewalterfahrungen stellen solche Beispiele dar. Das war ein eher intuitiver, kollektiver, aber wirksamer Umgang mit sonst nicht bewältigbaren Ereignissen.

Auch in Kunst und Literatur war und ist die Beschreibung und Bewältigung traumatischer Erfahrungen und großer Tragödien ein weit verbreitetes Thema, das den kreativen Umgang mit traumatischen Erfahrungen beispielhaft aufzeigt – möglicherweise auch ein Bewältigungsversuch.

Gleichzeitig gab es aber immer wieder auch die kollektive Verdrängung, das Stillschweigen, das Vergessen, die Amnesie, wie der

Blick in unsere jüngere Vergangenheit zeigt. Der Konflikt zwischen völliger Verleugnung von Gewalttaten und deutlicher Offenbarung, zwischen Stillschweigen und Offenlegen der Fakten ist sowohl ein persönliches als auch ein kollektives Dilemma. Immer wieder gab es hierzu Beschreibungen und Forschungsansätze, u. a. von Pierre Janet (1856–1936), Sigmund Freud (1856–1939) oder dem schwedischen Stressforscher Hans Selye (1907–1982). Ihre Analysen und Forschungsergebnisse wurden jedoch von denjenigen, die sich mit ihnen befassten oder sie therapeutisch nutzten, in der Vergangenheit nicht konsequent umgesetzt und weiterentwickelt.

Ein Trauma ist eben das eigentlich Undenkbare, Überwältigende. Sogar die Beschäftigung damit fördert derart starke Emotionen und Kontroversen zutage, dass immer wieder die Grenzen der persönlichen Belastbarkeit erreicht werden, besonders wenn Anfeindungen und Angriffe hinzukommen oder Verleugnung und Backlashs überhand nehmen, was oftmals dazu führt, dass das Thema zugunsten «dankbarerer» Projekte aufgegeben wird. Ein Trauma zeigt ganz direkt die Endlichkeit und letztendlich das Ausgeliefertsein und die Ohnmacht des Menschen auf und führt die Frage nach dem Sinn – ein dringendes und bedrängendes persönliches und philosophisches Bedürfnis des Menschen – ad absurdum. Zum anderen aber, wenn es auf menschliche Gewalttätigkeit zurückzuführen ist, wenn Menschen Täter und Handelnde sind, konfrontiert es mit Extremen menschlichen Verhaltens, mit dem Bösen, Vernichtenden, Unmenschlichen, mit dem wir uns alle nicht identifizieren wollen, das wir am liebsten nicht wahrhaben, sondern verleugnen und vergessen möchten. Je tabuisierter die Gewalt ist, desto größer ist die ethisch-moralische Brisanz einer Aufdeckung, und desto schwieriger ist es um die gesellschaftliche und wissenschaftliche Anerkennung bestellt.[1]

Ein Trauma spaltet diejenigen, die damit in Berührung kommen. Eine Identifikation mit dem Täter bringt uns in unlösbare Konflikte, weil nicht sein kann, was nicht sein darf, und weil wir alles vergessen und verdrängen müssen, was wir alle an Gewalt und Aggression in uns tragen. Denn diese Anteile sind gesellschaftlich tabuisiert, und wir wollen uns ihnen nicht stellen, vielleicht weil der «innere Täter», die potenzielle Fähigkeit des Bösen, die vielleicht tief verdrängt, weit weg, vielleicht sogar dissoziiert ist, dann an die Oberfläche kommen könnte. Aber oft sind auch Ängste im Spiel, denn wenn es Gewalt, Folter, Misshandlung gibt, dann könnte das allen Menschen passieren, auch uns, niemand ist dann mehr sicher. Grundlegende Unwägbarkeiten und Unsicherheiten werden deutlicher, Illusionen von relativer Sicherheit werden in Frage gestellt, tief liegende Träume und Wünsche von einer heilen Welt, vom «Paradies», werden schmerzhaft relativiert. Deshalb ist es sicherer, «es» nicht wahrhaben zu wollen.

Die Opfer erleichtern das Übergehen, Ignorieren, Vergessen und Verleugnen durch ihre Angst, ihre Sprachlosigkeit, ihr Stillschweigen, ihre Selbstzweifel, ihre Schuldgefühle, ihre Scham. Wenn aber nicht darüber geredet werden kann, dann ist die Traumatisierung nicht wahr oder zumindest zweifelhaft – was will dann überhaupt das Opfer? Es benötigt Hilfe, in welcher Form auch immer, Stellungnahme, Handeln, Engagement, auch wenn es sie nicht erwartet. Und das zwingt uns dazu, das Undenkbare zur Kenntnis zu nehmen. In jedem Fall werden emotionale Beteiligung, eigene Ängste, aber auch Stellungnahme und Verantwortung angesprochen, Hilfe und Entscheidungen gefordert, die andernfalls aktiv verweigert werden müssten. Und aktive Verweigerung rückt in die Nähe von Mittäterschaft und konfrontiert mit den eigenen tief verdrängten beschämenden und ungeliebten Anteilen.

Ein Trauma lässt nichts mehr gleich-gültig sein, sondern fordert zur Entscheidung auf. Täter oder Opfer – was ist uns näher? Die Illusion von Sicherheit und Unbeteiligtsein gibt es nur um den Preis der aktiven Verweigerung, also der Mittäterschaft, oder um den Preis der Dissoziation, die allerdings ein erstaunlich weit verbreitetes Phänomen zu sein scheint. Dabei bedeutete und bedeutet die Nichtanerkennung von Trauma und Traumafolgen eine weitere chronische Verletzung der Opfer[2] – ob nach dem Holocaust, bei Stasi-Opfern oder aber bei den Opfern sexualisierter Gewalt.

Traumaerfahrungen und ihre Folgen wurden in der damals neuen Wissenschaft der Neurologie bereits sehr früh beschrieben, wobei unklar blieb, ob es sich um organische Erkrankungen, psychische Störungen oder um Simulationen oder «hysterische» Reaktionen handelte.

Bereits 1766 wurden ein Unfall und seine traumatischen Folgen dargestellt, ab 1828 wurden mehrmals Schocktraumata der Wirbelsäule mit nachfolgenden Funktionsverlusten beschrieben,[3] die beobachteten körperlichen Folgen standen dabei im Vordergrund der Aufmerksamkeit. Ab 1885 kam auch die Gegenposition zu Wort, in dem Herbert Page, ein Chirurg, die «nervöse» Symptomatik ohne Organveränderungen beschrieb und sie der «traumatischen Hysterie» zuordnete.[4] Der Organogenese und der «nervösen» Psychogenese wurde später eine weitere spezielle Form der Verursachung, Simulation und versuchter Versicherungsbetrug, hinzugefügt.[5] Erstmalig begann das Interesse an Traumafolgen in England, «wanderte» dann in die USA und kam über Holland wieder nach Europa zurück.[6] Allerdings wurden die beschriebenen Phänomene immer wieder «vergessen» und nicht weiter verfolgt.

Erst aufrüttelnde Ereignisse wie der Erste Weltkrieg mit den «Kriegszitterern», die ein Wegschauen und kollektives Verdrängen unmöglich machten, belebten das Interesse und die Forschung erneut, die allerdings auch wieder rasch in der Versenkung von Verdrängung und Spaltung verschwanden. Der Holocaust schließlich aktivierte durch das Unvorstellbare, das Menschen von Menschen angetan wurde und das, wiederum das altbekannte und auffällige Phänomen der Dissoziation, von einer kleinen Gruppe von Menschen nach wie vor vehement bestritten wird, endlich nachhaltig die Traumaforschung. Im Weiteren gaben die Folgeerscheinungen und Auffälligkeiten bei Veteranen des Vietnamkrieges, die betreut und behandelt werden mussten, der Traumaforschung neue Impulse. Gleichzeitig waren nun auch die apparativen Voraussetzungen gegeben, wissenschaftlich (und damit auch wieder, das ist die andere Seite, entemotionalisierend) die hirnbiologischen und hirnphysiologischen Folgen von Traumata zu erkennen, zu bestätigen und Kontrollen, beispielsweise von Therapietechniken, zu ermöglichen.

Was die sexualisierte Gewalt oder den Inzest gegenüber Kindern betrifft oder die Vergewaltigung von Frauen, die zu allen Zeiten existiert haben, so hat diese Form der Traumatisierung ihre eigene Geschichte. Sie ist uralt und weit verbreitet, deutliche Hinweise auf Inzest finden wir bereits im Alten Testament und in zahlreichen Märchen.

Ein Beispiel finden wir in 2. Samuel 13, 1–22, deutlich geschildert.

Danach geschah folgendes: Abschalom, der Sohn Davids, hatte eine schöne Schwester namens Tamar, und Amnon, der Sohn Davids, verliebte sich in sie. Amnon war sehr bedrückt und wurde fast krank wegen seiner Schwester Tamar, denn sie war Jungfrau, und es schien Amnon unmöglich, ihr etwas anzutun.

Nun hatte Amnon einen Freund ...

Er sagte zu Amnon: Warum bist du jeden Morgen so bedrückt, Sohn des Königs? Willst du es mir nicht erzählen? Amnon antwortete ihm: Ich liebe Tamar, die Schwester meines Bruders Abschalom.

Das sagte Jonadab zu ihm: Leg dich ins Bett und stell dich krank! Wenn dann dein Vater kommt, um nach dir zu sehen, sag zu ihm: Lass doch meine Schwester Tamar zu mir kommen und mir etwas zu essen machen; sie soll die Krankenkost vor meinen Augen zubereiten, sodass ich zusehen und aus ihrer Hand essen kann. Amnon legte sich also hin und stellte sich krank.

Als der König kam, um nach ihm zu sehen, sagte Amnon zum König: Meine Schwester Tamar möge doch zu mir kommen; sie soll mir vor meinen Augen zwei Kuchen backen und ich will die Krankenkost aus ihrer Hand essen.

David schickte jemand ins Haus der Tamar und ließ ihr sagen: Geh doch in das Haus deines Bruders Amnon und mach ihm etwas zu essen!

Tamar ging in das Haus ihres Bruders Amnon, der im Bett lag. Sie nahm Teig, knetete vor seinen Augen die Kuchen und backte sie. Dann nahm sie die Pfanne und legte ihm (das Gericht) vor. Amnon aber wollte nichts essen, sondern sagte: Schickt alle hinaus!

Als alle aus dem Zimmer hinausgegangen waren, sagte Amnon zu Tamar: Bring das Essen in die (innere) Kammer; ich möchte sie aus deiner Hand essen. Tamar nahm die Kuchen, die sie zubereitet hatte, und brachte sie ihrem Bruder Amnon in die Kammer.

Als sie ihm aber die Kuchen zum Essen reichte, griff er nach ihr und sagte zu ihr: Komm, leg dich zu mir, Schwester! Sie antwortete ihm: Nein, mein Bruder, entehre mich nicht! So etwas tut man in Israel nicht. Begeh keine solche Schandtat! Wohin sollte ich denn in meiner Schande gehen? Du würdest als einer der niederträchtigsten Menschen in Israel dastehen. Rede doch mit dem König, er wird mich dir nicht verweigern.

Doch Amnon wollte nicht auf sie hören; sondern packte sie und zwang sie, mit ihm zu schlafen.

Hinterher aber empfand Amnon eine sehr große Abneigung gegen sie; ja, der Hass, mit dem er sie nun hasste, war größer als die Liebe, mit der er sie geliebt hatte. Amnon sagte zu ihr: Steh auf, geh weg! Sie erwiderte ihm: Nicht doch! Wenn du mich wegschickst, wäre das ein noch größeres Unrecht als das, das du mir schon angetan hast. Er aber wollte nicht auf sie

hören, sondern rief den jungen Mann, der in seinen Diensten stand, und
sagte: Bringt dieses Mädchen da von mir weg auf die Straße hinaus und
schließt die Tür hinter ihr ab! Sein Diener brachte sie hinaus und schloss
die Tür hinter ihr zu.
Sie hatte ein Ärmelkleid an; denn solche Obergewänder trugen die Kö-
nigstöchter, solange sie Jungfrauen waren. Tamar aber streute sich Asche
auf das Haupt und zerriss das Ärmelkleid, das sie anhatte, sie legte ihre
Hand auf den Kopf und ging schreiend weg.[7]

Hier wird keine Besonderheit geschildert, sondern die damalige und
leider auch heutige Normalität. Genauso sind alle Merkmale der Situation bekannt. Amnon appelliert an Tamars Hilfsbereitschaft und
an die Liebe zu ihm, indem er sich krank stellt und ihre Fürsorge er-
bittet. Mitleidig gibt sie ihm zu essen, bis er deutlicher wird. Sie bittet ihn, sie nicht zu vergewaltigen, aber er hört nicht darauf, sondern vergewaltigt sie trotzdem. Auch das ist ein altbekanntes
Muster. Und es geht weiter in beklemmender Normalität: Danach
ist sie ihm lästig und zuwider, er hasst sie und lässt sie von seinen
Dienern hinauswerfen. Diese zusätzliche Missachtung und der Hi-
nauswurf ist für sie noch schwerer zu ertragen als die Vergewaltigung selbst. Ihre Würde ist zutiefst verletzt nach dieser doppelten
Demütigung, wie sie in ihrer nachfolgenden Klage ausdrückt.

Immerhin waren solche Tabuverletzungen und Frevel bekannt,
jedoch verboten, wie in 3. Moses 20, 17, mitgeteilt wird:

Nimmt einer seine Schwester ... ist es eine Schandtat. Sie sollen vor den Au-
gen der Söhne ihres Volkes ausgemerzt werden. ... er muss die Folgen sei-
ner Schuld tragen.[8]

Weitere Verbote werden ausgesprochen, allerdings nicht gegen den
häufigen Vater-Tochter-Inzest. Auch die Verkehrung ins Gegenteil
war bereits bekannt, wie es in 1. Moses, 19, 30–36, beschrieben
wurde:

Lot zog von Zoar weiter hinauf und ließ sich mit seinen beiden Töchtern
im Gebirge nieder. Er fürchtete sich nämlich, in Zoar zu bleiben, und wollte
lieber mit seinen beiden Töchtern in einer Höhle wohnen. Eines Tages sagte
die Ältere zur Jüngeren: Unser Vater wird alt, und einen Mann, der mit uns
verkehrt, wie es in aller Welt üblich ist, gibt es nicht. Komm, geben wir un-
serem Vater Wein zu trinken und legen wir uns zu ihm, damit wir von unse-
rem Vater Kinder bekommen. Sie gaben also ihrem Vater am Abend Wein
zu trinken; dann kam die Ältere und legte sich zu ihrem Vater. Er merkte

nicht, wie sie sich hinlegte und wie sie aufstand. Am anderen Tag sagte die Ältere zur Jüngeren: Ich habe gestern bei meinem Vater gelegen. Geben wir ihm auch heute Abend Wein zu trinken, dann geh und leg du dich zu ihm. So werden wir von unserem Vater Kinder bekommen. Sie gaben ihrem Vater also auch an jenem Abend Wein zu trinken; dann legte sich die Jüngere zu ihm. Er merkte nicht, wie sie sich hinlegte und wie sie aufstand. Beide Töchter Lots wurden von ihrem Vater schwanger.[9]

Die anatomische und physiologische Unmöglichkeit, einen betrunkenen alten Mann zu vergewaltigen, zeigt auf, wie absurd diese Szene ist. Aber die Entschuldigung der Väter und die Beschuldigung der Töchter haben eine lange Tradition, die sich später in der Psychoanalyse fortsetzte.

Im Märchen von «Allerleirauh» wird ein König geschildert, der eine Tochter hatte, die war gerade so schön wie ihre verstorbene Mutter, und sie hatte auch solche goldenen Haare. Als sie herangewachsen war, sah sie der König einmal an und sah, dass sie in allem seiner verstorbenen Gemahlin ähnlich war, und fühlte plötzlich eine heftige Liebe zu ihr. Da sprach er zu seinen Räten: «Ich will meine Tochter heiraten, denn sie ist das Ebenbild meiner verstorbenen Frau, und sonst kann ich doch keine Braut finden, die ihr gleicht.» Als die Räte das hörten, erschraken sie und sprachen: «Gott hat verboten, dass der Vater seine Tochter heirate, aus der Sünde kann nichts Gutes entspringen, und das Reich wird mit ins Verderben gezogen.» Die Tochter erschrak noch mehr, als sie den Entschluss ihres Vaters vernahm, hoffte aber, ihn von seinem Vorhaben noch abzubringen.

Sie wünschte sich drei Kleider und einen Mantel von tausenderlei Pelz, weil sie dachte, das anzuschaffen, ist ganz unmöglich, und ich bringe damit meinen Vater von seinen bösen Gedanken ab. Der König ließ die gewünschten Dinge anfertigen. Endlich, als alles fertig war, ließ der König den Mantel herbeiholen, breitete ihn vor ihr aus und sprach: «Morgen soll die Hochzeit sein.»

Als nun die Königstochter sah, dass keine Hoffnung mehr war, ihres Vaters Herz umzuwenden, so fasste sie den Entschluss zu entfliehen. In der Nacht, während alles schlief, stand sie auf und verließ ihr Zuhause, um dem Inzest zu entgehen.[10]

Töchter müssen ihr Zuhause verlassen, um dem Vater auszuweichen. Bitten oder Bedingungen zu stellen, half auch hier nicht, genauso wenig wie es Tamar geholfen hatte.

Gerade in der viktorianischen Zeit entwickelte sich eine besonders frappierende Doppelmoral. Die Kinderpornographie ist deutlich nachgewiesen und belegt worden, es wurden die ersten umfassenden staatenübergreifenden Vertriebsstrukturen für pornographisches Material entwickelt. Das Sammeln derartiger Erotika galt bei Männern als ehrenwerter Zeitvertreib und war damit gesellschaftlich legitimiert. Es gab infolgedessen keine «Traumaopfer». Die Märchen wurden allerdings gleichzeitig, vor allem im prüden 19. Jahrhundert, gerade auch von den Gebrüdern Grimm, von sexualisierten Inhalten entschärft und «gereinigt», wie das Märchen von «Allerleirauh» zeigt, so dass die Doppelmoral nachdrücklich legitimiert wurde.

Im Märchen «Das Mädchen ohne Hände» ist die Inzest-Absicht des Müllers nicht mehr zu erkennen, er verkauft sie dem Teufel und haut ihr schließlich beide Hände ab, um sich selbst zu retten. Die Tochter gehorcht und antwortet: *«Lieber Vater, macht mit mir, was Ihr wollt, ich bin Euer Kind.»* Dieses Märchen ist zusätzlich durch christliche Elemente (Engel) entstellt und von der ursprünglichen Fassung noch weiter entfernt als «Allerleirauh».[11]

Aber bereits 1857 belegte Tardieu 11 576 Fälle von Vergewaltigung, davon betrafen 9125 solcher Delikte Kinder, und fast immer waren diese Kinder Mädchen.[12] Allerdings brachte er die Hysterie noch nicht mit Realtraumaerfahrungen in Verbindung, obwohl ihm die Zahlen, über die er verfügte, dies hätten nahe legen können.

1894 stellte Jean Martin Charcot (1825–1893) in seinen Vorlesungen hysterische Männer vor und brachte ihr Krankheitsbild in den Zusammenhang mit Traumaerfahrungen, genau wie Gilles de La Tourette 1894, der allerdings für die Auswirkungen auch erbliche Veranlagungen verantwortlich machte.[13]

Freud griff erstmals am 21. April 1896 in seinem Vortrag «Über die Aetiologie der Hysterie» die Thematik der frühen sexualisierten Traumatisierung als «vorzeitige sexuelle Erfahrung» auf und beschrieb einige typische Folgen, die er zeitbedingt allerdings der Hysterie zuordnete.[14] Dafür wurde er angegriffen und isoliert, so dass er seine wichtigen Erkenntnisse in der Folge revidierte und umdeutete, eine verhängnisvolle Entwicklung für Frauen, die das Opfer zur Täterin machte.

Kriege und Gewaltverbrechen sind relativ leicht objektivierbare politische, strukturelle oder gesellschaftlich bedingte Ereignisse, die Opfer häufig Erwachsene. Es ist eine quasi anonyme oder an – ohnehin skrupellose – Machthaber gebundene Gewalt. Das macht Leugnung, Schuldverteilung und Schuldverschiebung, die Kontrolle der Gefühle und damit eine vordergründige distanzierte Anteilnahme und konkrete Hilfsbereitschaft leichter. Die Gewalt betrifft uns nicht direkt – *wir* waren ohnehin dagegen oder hätten dem oder dieser Form niemals zugestimmt. Die Distanzierung ist relativ einfach.

Bei der sexualisierten Gewalt in der Kindheit sind die Opfer naturgemäß Kinder, also Schwächere, Abhängige, nicht Gleichberechtigte, aber auch Unglaubwürdige, nicht Ernstzunehmende, Beschämte, oft Schweigende. Das gilt im Prinzip auch für die Vergewaltigung von Frauen, die noch lange als «Kavaliersdelikt» oder gar als Recht des Mannes und manchmal sogar als «Wunscherfüllung» der Frau oder als «Liebesbeweis» gerechtfertigt wurde. Erst das Engagement von Frauen seit den 1970er und Anfang der 1980er Jahre – Gewaltopfer sind ganz überwiegend Mädchen und Frauen – hat zu einer Bewusstseinsänderung und überhaupt erst zu einem Problembewusstsein geführt.

Aber es hat sich seit Beginn der 1990er Jahre auch eine Gegenbewegung etabliert, die versucht, mit dem griffigen Schlagwort vom «Missbrauch mit dem Missbrauch» die bisherigen Erkenntnisse der Traumatherapie und die Arbeit der Frauenberatungsstellen zu diffamieren. Die Vorwürfe reichen von Begriffen wie «Hysterische Panikmache» über das Argument, dass Mütter in Sorgerechtsprozessen und übereifrige und unprofessionelle Mitarbeiterinnen von Kinder- und Jugendeinrichtungen die Kinder gegen ihre Väter instrumentalisieren, bis hin zu der leicht bis mäßig paranoiden Vorstellung, dies sei eine organisierte Frauenrache an Männern. Alle diese Behauptungen dienen letztlich dem Täterschutz, genauso wie das kontrovers diskutierte, aber aktuelle «False-Memory-Syndrom», mit dem die Zuverlässigkeit von Erinnerungen an traumatische Kindheitserinnerungen infrage gestellt wird. Es gibt selbstverständlich falsche oder gefälschte Erinnerungen, deren Motivation und Hintergrund sich allerdings meist erschließen lassen durch die Vorteile, die die «False-Memory» im Einzelfall erbringt.[15]

Nun kann ein Trauma vor allem bei Nichttraumatisierten eine Faszination auslösen, die Zuwendung, Mitgefühl und Anerkennung mobilisieren kann, die Traumatisierte wirklich dringend und existenziell benötigen.

Suggestivpotenzial des Traumas

1. Reduktion der komplexen Wirklichkeit
2. Regressive Aufteilung der Welt in Gut und Böse
3. Entlastung und Erleuchtung durch eine Universalursache
4. Aufmerksamkeit, Zuwendung, Trost, Mitleid, Entschädigung (Medien)
5. Gruppensolidarität und neue Identität («Traumaopfer»)
6. Abwehr eigener Triebbedürfnisse und -wünsche durch Anklage nach außen (Kreuzzugsmentalität und Missionseifer)

Quelle: H. Stoffels: False-Memory-Debatte, in: Kruse, G., und Gunkel, St. (Hg.): Trauma und Konflikt, o. J., S. 120

Menschen mit so genannten Frühen Störungen, die nicht direkt traumatisiert wurden, entwickeln eine ähnliche Symptomatik. Die Diskussion, ob Frühe Störungen nicht doch durch Traumata wie Frustrationen, Defizite und Versagungen existenzieller Grundbedürfnisse bewirkt werden, spielt hier auch eine Rolle. Allerdings werden manchmal die *richtigen* Erinnerungen an die weniger faszinierenden Realtraumata der eigenen defizitären Erfahrungen und Entwicklung durch *falsche* Erinnerungen an spektakulärere Traumata ersetzt. Traumatisierte sind sie dennoch, aber die Erinnerungen an das Realtrauma werden meist völlig unbewusst verändert und verfälscht.

Die Faszination des Traumas ist zwar verständlich, genauso die Motivation zur Schilderung falscher Erinnerungen, wie sensationslüsterne Berichte, Reality-TV-Sendungen und die Faszination von Katastrophen sowie der zunehmende Voyeurismus in der Gesellschaft und leider auch in der Therapie zeigen. Manche Frauen berichten, dass sie – entgegen unseres Wissens um das Vermeidungsverhalten als Schutz und entgegen unseres Wissens um die Provokation von Panik durch Trigger – dennoch aufgefordert wurden, sich an alle Einzelheiten des Traumas zu erinnern und sie zu schildern. Ein grundsätzlich brutaler und völlig überfordernder Umgang mit Traumatisierten, der ein neues Trauma darstellt, aber möglicherweise Bedürfnisse des Therapeuten befriedigt. Es mag sein, dass es kreative Frauen gibt, die sich in solchen grenzverletzenden Situationen fiktive Geschichten ausdenken. Das aber ist keine «False Memory», sondern kreative Vermeidensstrategie und Überlebenstaktik. Denn wer wirklich ein schweres und die eigene Existenz infrage stellendes

Trauma erlitten hat, wird meistens im Sinne einer Posttraumatischen Belastungsstörung eher die Erinnerung vermeiden und «vergessen», sei sie nun richtig oder falsch, wie auch die damit verbundenen Gefühle und Phantasien. Zwar sind Erinnerungen oft eine Mischung aus Realität und Phantasie, sie werden auch im Verlauf des Lebens durch Assoziationen und durch die Verknüpfung mit anderen Erfahrungen und Ereignissen verändert – das betrifft jedoch nur die biographischen Erinnerungen. Traumaerinnerungen sind unveränderbar gespeichert und können erst einmal nicht erinnert, sondern nur getriggert werden. Eine Phantasie und eine unwahre Traumaerinnerung zu produzieren, ist für Realtraumatisierte bereits ein so starker Trigger, dass die meisten dazu nicht in der Lage sind. Traumatisierte Menschen meiden das Entsetzen und die Panik, die mit Traumaerinnerungen verbunden sind und zwangsläufig auftauchen, wenn es um das vermiedene Thema geht.

Nun leben wir in einer Zeit, in der sich die Wahrnehmung und Wertung von Authentizität durch die neuen Medien erheblich verändert haben.[16] Das Unterscheidungsvermögen zwischen echt und unecht, wirklich und unwirklich wird dadurch infrage gestellt: Fiktion und Realität sind nicht mehr so recht unterscheidbar, die perfekte Simulation von Wirklichkeit tritt an deren Stelle.

Natürlich gibt es Menschen, die sich, aus welchen Gründen auch immer (Geltungsbedürfnis, «Rache» oder aus finanziellen Hintergründen), als traumatisiert bezeichnen und es nicht sind. Dabei handelt es sich um eine bewusste Instrumentalisierung der Traumadiagnose und nicht um falsche Erinnerungen. Diese sind bei ausreichendem Wissen um die Besonderheiten von Hirnbiologie und Hirnphysiologie und bei Professionalität und Erfahrung relativ leicht zu erkennen und zu unterscheiden. Ein «False-Memory-Syndrom» aber als grundsätzliche Zweifel an frühen, gerade sexualisierten Gewalterfahrungen anzunehmen, ist unprofessionell und täterfreundlich. Durch solche Diskussionen werden Abwehr, Vorurteile und Täterschutz institutionalisiert und in den Rang wissenschaftlicher Theorien erhoben und damit ernsthaft diskutiert, ganz in der Tradition der wechselnden geschichtlichen Entwicklung von Faszination und völliger Abwehr des Traumathemas. Immer wenn es um die Traumatisierung, insbesondere von Frauen und Kindern, geht, begegnen wir den gleichen Phänomenen. Es ist dies eine unendliche Geschichte, die hoffentlich einmal – im Interesse der Betroffenen und der Helfenden – überwunden werden kann, da solche Grabenkriege und Schlammschlachten Energie kosten und ihrerseits wiederum erneute traumatische Erfahrungen darstellen. Aber ein Ende ist derzeit noch nicht abzusehen.

Vielleicht lässt sich mit dieser Abwehr ein Phänomen erklären, das in der Traumafachliteratur auffällt: Diese ist so besonders betont nüchtern und technisch, als wolle sie das Trauma als erschütterndes menschliches Erleben dem Selbst fern halten. Sogar in Fallschilderungen bleibt der traumatisierte Mensch meist fast unsichtbar und distanziert in seinem Leid und seinem Schmerz. Oder hängt dies damit zusammen, dass Traumafolgen erschüttern, weil sie das eigentlich Undenkbare darstellen, das bis hin zur eigenen sekundären Traumatisierung bei Angehörigen, Helfern und Therapeutinnen und Therapeuten führen kann?

Jedenfalls erweiterte die Forschung seit 1980 systematisch das Grundlagenwissen zu vielen Aspekten der Traumatisierung, dieser Prozess ist mittlerweile unumkehrbar geworden, zumal die Faszination der apparativen Möglichkeiten hinzukommt. Die vielfältigen Traumata und die Traumatisierten werden nun wahrscheinlich nicht mehr in Vergessenheit geraten können. Neben der mehr denn je vorhandenen Faszination des Phänomens «Trauma» und der traumabedingten Folgen gibt es inzwischen ein tieferes realistischeres Verständnis der «traumatischen Neurosen»,[17] das zu angemessenen und hilfreichen Therapiemöglichkeiten bis hin zur Etablierung einer eigenen Disziplin der Traumatherapie geführt hat, die freilich noch nicht anerkannt und auch in ihren gesicherten Formen leider immer noch von einigen gestrigen Therapierichtungen angezweifelt wird.

Das Gestern schlägt seine Krallen
tief in das Heute hinein,
es stellt seine tödlichen Fallen.
Und fall ich in eine hinein,
so find ich mich wieder in allen,
ohnmächtig und starr wie ein Stein.

Ohnmächtig und starr wie ein Stein
fall ich in alte Fallen.
Ich fall in das Gestern hinein
und spüre die tödlichen Krallen.

Ich möchte im Heute sein
und nie mehr ins Gestern fallen.

2. Definition des Traumas und Traumafolgen

Das Wort «Trauma» kommt aus dem Griechischen und bedeutet «Verletzung, Wunde».

Traumaerfahrungen sind immer mit Ereignissen verbunden, die außerhalb des Rahmens normaler menschlicher Erfahrungs- und Verarbeitungsmöglichkeiten liegen. Sie sind für jeden Menschen seelisch und oft auch körperlich extrem belastend. Gegenüber Gefahrensituationen gibt es grundsätzlich, auch bei Tieren, zwei gegensätzliche Reflexe: «Fight or Flight» oder den «Totstellreflex», das Erstarren. Tritt das Trauma dann ein, wird aus dem Erstarren das Erdulden, es entsteht das «Opfergefühl», das weit gehend in alle Bereiche hineinwirkt und das Erleben bestimmt. Körperliche und seelische Unversehrtheit wird durch traumatische Ereignisse bedroht, die Betroffenen erleben sich als Opfer schrecklicher, bedrohlicher und eigentlich unfassbarer Ereignisse, denen sie ohne Flucht- oder Handlungsmöglichkeit ausgeliefert sind.

Das Trauma gibt es nicht. Ein Trauma kann überwiegend den Körper betreffen, aber auch seelische und soziale Funktionen. Traumata können durch Naturkatastrophen und äußere Einwirkungen ausgelöst werden, gravierender ist jedoch die Auslieferung an menschliche Gewalt. Die Verbindung mit sexueller Misshandlung ist ein zusätzlicher traumatisierender Faktor, ebenso wie die Erfahrung extremer emotionaler Defizite, insbesondere im Erleben der frühen Bezugspersonen. Auch deren früher Verlust wirkt traumatisierend. Es gibt einmalige oder wiederholte Traumatisierungen, akute oder chronische, sie können als körperliche, emotionale oder sexualisierte Gewalt lediglich einen dieser Bereiche betreffen, häufiger sind jedoch kombinierte oder komplexe Traumata, deren Folgen kumulieren. Sie sind gerade bei frühen Traumaerfahrungen zu finden.

Die Reaktionen auf Traumatisierungen sind, neben möglichen körperlichen Folgen, die Anpassungsstörung, die akute Stressreaktion und die Entwicklung einer Posttraumatischen Belastungsstörung sowie als Sonderfall, gerade bei frühen Traumatisierungen, dissoziative Störungen bis hin zur Dissoziativen Identitätsstörung. Das Ausmaß und die Art der akuten und chronischen Reaktionen werden mitbestimmt durch folgende Aspekte:

- Merkmale der traumatischen Situation: Schwere und Dauer, Ausmaß des erlittenen Kontrollverlustes
- Fähigkeiten des Individuums, Alter und Entwicklungsstand, zuvor entwickelte Bewältigungskompetenzen
- Umweltreaktionen: Bewertung der Erfahrung durch die soziale Umwelt, Ausmaß von Schutz, Verständnis, Unterstützung durch Bezugspersonen, die soziale Gemeinschaft, professionelle Hilfe
- Die Wahrscheinlichkeit, dass eine so genannte Posttraumatische Belastungsstörung entwickelt wird und anhält, ist höher, wenn
- das Trauma auf Handlungen von Menschen zurückgeht
- es lange andauert und mit hoher Lebensbedrohung verbunden ist
- moralische Konflikte eine Rolle spielen
- schon vor der Traumaerfahrung eine Beeinträchtigung bestand
- die soziale Umwelt die Traumatisierung ignoriert beziehungsweise das Opfer ablehnt oder für die erlittenen Erfahrungen entwertet.[1, 2]

Neuere Forschungen zu direkten Auswirkungen von Traumata machen es notwendig, das, was wir über die Natur des menschlichen Gedächtnisses zu wissen glauben, gerade in der Psychotherapie, zu ergänzen, zu relativieren und zu modifizieren.

Psychotherapie und Psychoanalyse setzten bis jetzt voraus, dass Erinnern ein kontinuierlicher und konstruktiver Prozess ist, der – mehr oder weniger – dem Bewusstsein zugänglich ist und in Worten und Symbolen ausgedrückt werden kann. Weiterhin sollen Gedächtnisinhalte mit zunehmender Distanz und vergangener Zeit verblassen.

Dieser Prozess gilt lediglich für die Inhalte des biographischen Gedächtnisses. Traumaereignisse hingegen werden anders gespeichert. Es gibt einen erheblichen Unterschied in der Art und Weise, wie traumatisierte bzw. nichttraumatisierte Menschen Eindrücke und Reize aufnehmen, selektieren und zuordnen.

Wir haben vier unterschiedliche Formen von Gedächtnis. Es gibt das explizite oder deklarative Gedächtnis, das bewusst wahrgenommene Fakten und Ereignisse aus der eigenen Lebenserfahrung und Biographie speichert. Weiterhin gibt es ein implizites, prozedurales Gedächtnis, das emotionale Reaktionen, sensorische Eindrücke und reflexive Handlungen speichert.[3] Weiterhin gibt es einen Kurzzeitspeicher mit begrenzter Zeit und begrenzter Aufnahmekapazität sowie ein Langzeitgedächtnis für Erinnerungen, die wiederholt werden oder besondere Bedeutungsinhalte haben.

Bildgebende Verfahren weisen vor allem auf zwei unterschiedliche Speichersysteme hin. Hier scheinen bei aller Komplexität der Hirnstrukturen und der Interaktionen zwischen ihnen insbesondere zwei Systeme mit unterschiedlicher Speicherfunktion im Gehirn eine Rolle zu spielen.[4]

Das kann mit Hilfe neuerer bildgebender Verfahren bestätigt werden, von denen die Positronen-Emissionstomographie (PET), mit der veränderte Stoffwechselvorgänge bei Reizkonfrontation im Gehirn festgestellt werden können, die deutliche Unterschiede zwischen Traumatisierten und Nichttraumatisierten aufweisen, und die Single Photon Emission Computed Tomography (SPECT), die die Durchblutung des Gehirns misst, eine besondere Bedeutung haben. Zusammen mit dem Zuckerstoffwechsel lässt die Durchblutung bestimmter Hirnregionen Schlüsse auf die Funktionen bestimmter Bereiche zu.

«Kühles» Hippokampus-System	«Heißes» Amygdala-System
explizites Gedächtnis: «Archiv»	impliziertes Gedächtnis: «Feuerwehr»
episodisch	fragmentarisch
biographisch	Hier-und-jetzt-Erleben
narrativ	sensorische Eindrücke
moderat	reizabhängig
neutral	ungeordnet
kontrolliert	unverschlüsselt
integriert	
Erinnerungen werden als Wortrepräsentanz kodiert	Erinnerungen werden als Gefühlsrepräsentanz kodiert
Verbindungen zu – beiden Hemisphären – Sprachzentrum – Thalamus	keine Verbindungen zu – Thalamus – Sprachzentrum – linker Hemisphäre (= Dissoziation)
ab 6.–12. Lebensjahr aktiv	ab der Geburt aktiv

Das kognitive, die Biographie speichernde Gedächtnissystem, das überwiegend im Hippokampus lokalisiert zu sein scheint, speichert episodisch, mit moderaten Gefühlsqualitäten, es zeichnet Informationen neutral und kontrolliert auf und ordnet räumlich und zeitlich zu, so dass keine Gefahr besteht, dass vergangene Ereignisse für gegenwärtige Wahrnehmungen gehalten werden. Die Erinnerungen werden als Wortrepräsentanz kodiert, sie können also ohne weiteres in Worte gefasst und geschildert werden. Dieses Gedächtnis entwickelt sich etwa ab dem 4. bis 12. Lebensjahr. An Ereignisse vor der Entwicklung des Hippokampus, also in der frühesten Kindheit, können wir uns normalerweise nicht erinnern.

Dieses «Archiv» schaltet aber beim Erreichen eines bestimmten Reizpegels ab, wenn der Stress zu groß wird. Dann übernimmt eine andere Region die Gedächtnisspeicherung. Sie speichert direkt, ohne Beteiligung der Hirnrinde, sie speichert fragmentarisch, nämlich nur die Reizspitzen, ohne zeitliche Zuordnung, und sie speichert überwiegend sensorische Merkmale wie Bilder, Geräusche, Gerüche, Körpergefühle, Affekte und begleitende Emotionen. Erinnerungen werden als Gefühlsrepräsentanzen codiert und sind damit verbal schwer zugänglich, es bestehen nur wenige Verbindungen zu anderen Hirn-strukturen. Diese Hirnregion arbeitet dissoziativ, sie kennt keine Ver-knüpfung mit anderen Ereignissen und damit auch keine Zusammen-hänge und keine Vergangenheit. Dieses Gedächtnis ist ab der Geburt und wahrscheinlich bereits vor der Geburt aktiv. Die hier gespeicher-ten Erinnerungsspuren sind nicht abrufbar, wohl aber triggerbar. Das heißt, wenn Situationen auftreten, die Ähnlichkeiten mit der trauma-tischen Situation haben, dann tritt plötzlich die Erinnerung als Flash-back auf, als ob das Ereignis ohne zeitliche Zuordnungsmöglichkeit gerade jetzt stattfindet. Erinnerungen können nur dann zeitlich zuge-ordnet und etwa in die Vergangenheit verlegt werden, wenn es eine Zeitachse und das Zeitgeschehen als kontinuierliche Erfahrung gibt. Das gilt für die isoliert gespeicherten Traumaerinnerungen nicht, denn die Zeit des Traumas wird nicht als Zeitablauf gespeichert, son-dern aus der Kontinuität der Zeiterfahrung herausgenommen, und damit ist sie nicht zeitlich zuzuordnen. Zudem ist die Traumaerfah-rung etwas, das nicht in den üblichen Lebenskontext passt, nicht zu den Vorerfahrungen und nicht zu den Erwartungen oder zu den Nor-men und Maßstäben der Gesellschaft. Das Trauma kann auch des-halb erst einmal nicht der Wirklichkeit zugeordnet werden. Das hat, wie nun infolge der immer differenzierter werdenden apparativen Möglichkeiten erstmals deutlicher wird, auch die beschriebenen hirnbiologischen Hintergründe. Amygdala und Hippokampus sind Strukturen, die sich besonders gut in bildgebenden Verfahren darstel-len lassen, so dass sie derzeit im Vordergrund der Forschung stehen. Möglicherweise verändern sich aber die Schwerpunkte mit differen-zierteren Verfahren noch weiterhin.[5]

Ein Trauma kann also ungewöhnliche Gedächtnisphänomene hervorbringen. Damit wird auch unmittelbar verständlich, dass Traumatisierte es schwer haben, über das Trauma zu reden, und dass sie dabei manchmal entweder von Bildern oder Gefühlen über-wältigt werden oder aber im Gegenteil keinerlei Gefühle wahrzu-nehmen scheinen, weil diese dissoziiert sind.

Diese neuen Erkenntnisse können die Definition von Traumata präzisieren. Ein Trauma ist demnach ein Ereignis, das nicht im bio-graphischen Gedächtnis gespeichert und damit durch die Erinne-rung abrufbar ist, sondern das isoliert von der übrigen Erinnerung im Traumagedächtnis gespeichert ist. Gleichzeitig reagiert der Körper mit allen Merkmalen von Stress, also zuerst mit einer akuten Stressreaktion, bei Andauer oder Wiederholung eines Traumas mit einer chronischen Stressreaktion, die im Vordergrund der weiteren Folgen bei Traumatisierten steht.

Traumatisierend sind

- schwere Bedrohungen des eigenen Lebens oder der physischen (und psychischen) Integrität,
- schwere Bedrohung oder Verletzung der eigenen Kinder, der Partnerin oder des Partners oder anderer enger Freunde oder Verwandter,
- plötzliche Zerstörung des eigenes Hauses oder der Gemeinschaft oder
- die Beobachtung, wie andere Personen infolge eines Unfalls oder einer Gewalttat schwer verletzt oder getötet werden.[6]

Zum Zeitpunkt der Traumaeinwirkung kommt es also zu einer akuten Reizüberflutung des Gehirns mit massiver Aktivierung von Stresshormonen.

Die akute Stressreaktion (auch Acute Stress Disorder) ist eine vorübergehende Störung von beträchtlichem Schweregrad. Sie entwickelt sich meist innerhalb kürzester Zeit nach der Traumaexposition als normale Reaktion. Sie ist gekennzeichnet durch die Trias von weiter gehender Übererregung mit Agitation, innerer Unruhe, Aggressivität, Affektintoleranz, Konzentrationsstörungen und Schlafstörungen. Dazu kommen recurrente intrusive Erinnerungen, das sind blitzartige, nicht kontrollierbare Erinnerungsfragmente, die von intensiven Angst- und Panikgefühlen begleitet sind und die gefühlsmäßig nicht der Vergangenheit zugeordnet werden können, sondern wie in der Gegenwart stattfindend erlebt werden. Flash-backs führen ganz direkt und akut wieder in die Gefahrensituation, sie bedeuten also eine Reaktualisierung des Traumas. Hinzu kommen Tagträume. Nachts treten Alpträume auf. Bei Kindern zeigen sich Flash-back-Phänomene und Reaktualisierungen auch in traumatischen Spielen.

Das Dritte ist ein Vermeidungsverhalten nach innen und außen. Es werden äußere Situationen, Orte und Menschen vermieden, die an das Trauma erinnern und als Trigger (Auslöser für unkontrollierte Erinnerungen) wirken könnten. Das kann bis hin zu Angstreaktionen gehen. Nach innen werden alle starken Gefühle vermieden, da das Trauma von starken Gefühlen begleitet war und diese ebenfalls als

Trigger wirken können. Die Betroffenen wirken emotionslos, teilweise dissoziieren sie. Die nach außen hin sichtbare emotionale Taubheit mit Rückzug, Interesseverlust und innerer Teilnahmslosigkeit ist eine zu respektierende Schutzreaktion im Sinne einer Vermeidung. Es ist eine Form der Schockreaktion. Denn durch das Erleben von Gefahren, Katastrophen und Gewalt, den begleitenden Kontrollverlust und die Unfähigkeit, zu fliehen oder zu handeln, ist die Integrität des Opfers direkt bedroht. Aber auch Helfer können eine akute Stressreaktion entwickeln, wenn sie mit ihrer eigenen Handlungsunfähigkeit und dem Kontrollverlust konfrontiert werden. Die direkte Bedrohung und Traumaerfahrung wird als primäre, das indirekte Einwirken von Ereignissen, wie etwa das Aufräumen nach Katastrophen oder die Konfrontation mit Gewaltfolgen, wird als sekundäre Traumatisierung bezeichnet. Äußerlich fällt ein rasch wechselndes Zustandsbild mit depressiven Symptomen, Ängsten, Verzweiflung, Ärger, Überaktivität oder sozialem Rückzug auf sowie eine Einengung der Aufmerksamkeit und gelegentliche Desorientiertheit von unterschiedlichem Ausmaß. Vor allem Angst und Panik sind immer vorhanden: Die Schrecken des Traumas verdichten sich zur Angst, die sich zur Panik steigern kann.[7]

Entwicklung der Angst	
Trauma	Schrecken bis hin zum Entsetzen, ausgelöst durch unterschiedliche schwer wiegende Ereignisse
Trigger	Furcht streng inhaltsbezogene Angst
Stressreaktion	Angst Reaktion als traumabezogene Angstgefühle oder vegetative, frei flottierende Angst
Posttraumatische Belastungsstörung	Panik Angstüberflutung, Denkblockade, Kontrollverlust

Quelle: Modifiziert nach: Bochnik, H. J., Panik, in: Hess. Ärzteblatt 1/2002, S. 669

Die Verletzbarkeit und Kränkbarkeit der Betroffenen ist erhöht. Körperliche Erschöpfung und Verletzung erhöhen das Risiko weiterer Traumafolgen.

Die akute Stressreaktion kann Wochen bis Monate anhalten, dies ist von der Art des Traumas sowie von den Risiko- und Schutzfaktoren abhängig, die jeder Mensch entwickelt. Je mehr Risikofaktoren auftreten, desto mehr Schutzfaktoren müssen gegenregulatorisch vorhanden sein, um weitere Folgen zu vermindern. Die Entwicklung von Schutzfaktoren und ihre Nutzung ist eine der Aufgaben der Begleitung. Diese Reaktionen sind primär nicht behandlungsbedürftig, allerdings sind verständnisvolle Unterstützung und Begleitung und die Möglichkeit, über das Erlebte sprechen zu können, erleichternd und hilfreich, sie wirken vorbeugend und können Schutzfaktoren entwickeln helfen. Die Wahrscheinlichkeit, dass eine Posttraumatische Belastungsstörung auftritt, kann dadurch erheblich vermindert werden.

Das Ausmaß der akuten Stressreaktion und die Entwicklung einer Posttraumatischen Belastungsstörung wird bestimmt durch:

Äußere Merkmale des Traumas
- Art (Katastrophe? Menschliches Handeln?)
- Schwere
- Dauer
- Häufigkeit

Risikofaktoren
- Alter (sehr jung, sehr alt)
- ungenügende Bewältigungskompetenzen
- labile psychische Situation
- Vortraumatisierung
- vorherige Defiziterfahrungen
- Ausmaß des Kontrollverlustes
- fehlende Unterstützung durch das soziale Umfeld

Schutzfaktoren
- entwickelte Bewältigungskompetenzen und Ich-Funktionen
- Unterstützung durch das soziale Umfeld
- professionelle Hilfe

Risikofaktoren für Kinder sind nach einer Studie[8] an rund 700 Kindern über einem Zeitraum von 40 Jahren:
- eine emotional schlechte Beziehung zu den Eltern (negative Bindungserfahrung)

- körperliche Misshandlung
- sexuelles Trauma
- berufliche Anspannung der Eltern von Anfang an
- Altersabstand zu Geschwistern in einem Alter von weniger als 18 Monaten
- schlechte finanzielle Situation
- Folgen elterlicher Trennung
- chronisch psychisch oder körperlich kranke Eltern
- Tod der Eltern

Als Schutzfaktoren erwiesen sich:
- adäquate frühkindliche Eltern-Kind-Bindung
- dauerhaft gute Beziehung zur primären Bezugsperson
- Großfamilie
- gutes Ersatzmilieu nach Verlust der Eltern
- überdurchschnittliche Intelligenz
- robustes aktives Temperament
- weibliches Geschlecht
- stabile Partnerschaft

Nimmt die Intensität der Symptome aber zu irgendeinem Zeitpunkt wieder zu – das können Wochen, Monate oder sogar Jahre, je nach Trauma und Persönlichkeit, sein –, dann hat sich eine Posttraumatische Belastungsstörung entwickelt, die behandlungsbedürftig ist.

Die Symptome der Posttraumatischen Belastungsstörung entsprechen denen der akuten Stressreaktion, es handelt sich dabei um:
- Wiedererinnerung (Intrusion)
  Wiederholte aufdrängende Erinnerungen oder Wiederinszenierungen der Ereignisse im Gedächtnis (Nachhallerinnerungen, Rückblende, Flash-backs), Tagträumen oder Träumen (sowie in Körpererinnerungen: Zittern, Kopfschmerzen, bei sexualisierter Gewalt in der Kindheit auch weitere Symptome)
- Erhöhtes Erregungsniveau
  Zustand erhöhter vegetativer Übererregtheit mit Vigilanzsteigerung, übermäßiger Schreckhaftigkeit und Schlaflosigkeit (im Körper: An- und Verspannung, Erregungszustände, «auf dem Sprung sein»)
- Rückzug (Konstriktion)
  – Andauerndes Gefühl von Betäubtsein und emotionaler Stumpfheit, Gleichgültigkeit und Teilnahmslosigkeit gegenüber anderen Menschen, Anhedonie

- Vermeidung von Aktivitäten und Situationen, die Erinnerungen an das Trauma wachrufen können,
- Angst und Depressionen mit Suizidgedanken, Alkoholmissbrauch und Drogenkonsum
- Akute Ausbrüche von Angst, Panik, Aggression, ausgelöst durch Erinnerung / Wiederholung des Traumas, sog. Triggern.[9]

Die Spätfolgen der traumabedingten Reizüberflutung zeigen sich immer gravierender auch auf der biochemischen und körperlichen Ebene. Das Gefühl von Kontrollverlust wird immer deutlicher, ebenso die Stressintensivierung, also die Verstärkung der Reaktionen auf nachfolgende bedrohliche Situationen. Es kann zu kumulativen, sich aufschaukelnden Reaktivierungen des Traumas kommen. Traumatische Erfahrungen setzen die Erregungsschwelle herab, es bestehen ständige Alarm- und Abwehrbereitschaft sowie eine ständige Erwartung weiterer Gefahren, die zu einem erhöhten Erregungsniveau führen und die Wahrnehmung verändern. Die ständige Übererregung lässt auch schwächere Reize als schädigend erscheinen. Die Reaktionen werden heftig, unverhältnismäßig und ungezielt, obwohl, und das ist das Paradoxe, eine eigene Handlungsfähigkeit insbesondere von früh und vielfach Traumatisierten nicht mehr für möglich oder gar effektiv gehalten wird. Dadurch geht auch das Gefühl für die Zukunft und für ihre – aktiv zu gestaltenden – Möglichkeiten verloren. Zusätzlich wird das Gefühl von Hilflosigkeit, Auslieferung und Ohnmacht immer deutlicher, die Folgen sind Depressionen und zunehmende Angst- und Schmerzerkrankungen sowie psychosomatische Symptome. Es entsteht ein quälender, oft unerträglicher Dauerzustand von übererregten, überreizten Ohnmachts- und Auslieferungsgefühlen, auch von Leid und Krankheit und von Zukunftslosigkeit bis hin zu Resignation und Selbstaufgabe. Auch selbstschädigende Mechanismen wie selbstverletzendes Verhalten, Suchtverhalten, Selbstmordgefährdung oder anderes treten als Folge häufig auf.

Die Posttraumatische Belastungsstörung ist eine schwer wiegende, die Lebensqualität erheblich einschränkende Erkrankung, die dann auch an eine Therapie ganz besondere Anforderungen stellt. Mit zunehmender Forschung wird immer deutlicher, dass die Reaktivierung posttraumatischer Reaktionen unter Umständen nach vielen Jahren ohne oder mit wenigen Symptomen möglich ist. Das wurde bisher, gerade im Hinblick auf die frühe Traumatisierung von Frauen, nicht wahrgenommen oder sogar abgestritten.

Am folgenden Beispiel zeigt sich der Zusammenhang deutlich.

Die nunmehr 35-jährige Sabine V. kam zur stationären Behandlung, weil sie seit etwa drei Jahren vermehrt körperliche und seelische Beschwerden hatte, die sie sich nicht recht erklären konnte. Sie litt unter azyklischen Unterleibsbeschwerden mit Ziehen in der Leistengegend und Druckgefühlen im Unterbauch (Pelipathie). Vom 15. bis 18. Lebensjahr bestand eine teilweise bedrohliche Anorexie, danach entwickelte sie für drei Jahre eine Bulimie, unter der sie fast noch mehr litt, da das Erbrechen zusätzliche Ekelgefühle vor dem eigenen Körper hervorrief. Sie unternahm ihren ersten Selbstmordversuch im Alter von 14 Jahren, den zweiten vor einem Jahr mit 34 Jahren, beide Male mit Tabletten. Sie wurde allerdings jedes Mal rechtzeitig gefunden – ob das ein Glück war oder nicht, das könne sie nicht recht sagen. In der Pubertät verletzte sie sich häufig selbst durch Schnitte an den Armen und am Bauch. Sie leidet unter nächtlichen Panikattacken, schweren Schlafstörungen, Ängsten in geschlossenen Räumen, aber auch unter Ängsten vor nahen Beziehungen. Eine schwere Verstopfung besteht seit der frühesten Kindheit, außerdem hat sie sehr starke Kopfschmerzen und Rückenschmerzen, häufig leidet sie auch unter bronchitischen Erkrankungen mit Atemnot. Ihr Selbstwertgefühl ist wenig entwickelt, sie hält sich für unattraktiv und wenig liebenswert, sie hasst ihre Unzulänglichkeiten und die fehlende Belastbarkeit und beschreibt sich selbst – sehr realitätsfern – als «frech und faul».

Mit ihrer Kindheit habe das nicht so viel zu tun, eigentlich habe sie es noch relativ gut gehabt, verglichen mit den älteren Schwestern.

Zur Vorgeschichte ist zu erfahren, dass sie die mittlere von fünf Schwestern ist. Die Mutter war überfordert durch Haushalt, Kinder und ein kleines Textilgeschäft mit Reinigung. Sabine V. schildert sie als wenig emotional, alles verbietend, streng und dominierend, vor allen Dingen habe sie nie Zeit gehabt. Ihr Vater war KFZ-Mechaniker und viel unterwegs. Sie und ihre Schwestern erlebten ihn als Leistungen fordernd, andererseits ordnete er sich der Mutter unter, «was ja wohl seine Schwäche zeigte». Die Schwestern hatten auch untereinander wenig emotionalen Kontakt. Sie halfen sich zwar gegenseitig, rivalisierten aber miteinander um die karge Zuneigung der Eltern. Der Großvater mütterlicherseits war engste Bezugsperson der Kinder. Er kochte, machte auch mal Schulaufgaben mit ihnen. Er wird als freundlich, «schmusig», insgesamt allerdings als distanzlos beschrieben. Sie mussten ihm alle sehr dankbar sein, weil er sie so liebevoll versorgte. Das jeweils jüngste Kind musste in seinem Bett schlafen bis etwa zum vierten Lebensjahr. Dort erfolgten ständige sexuelle Übergriffe. Alle vier älteren

Schwestern waren auch später gelegentlich Übergriffen ausgesetzt. Wer sich wehrte, wurde mit Liebesentzug und Blamage vor den anderen Schwestern wegen irgendwelcher Kleinigkeiten vom Großvater bestraft. Zudem verhängte er ein massives Schweigegebot, das mit Drohungen, Schuldzuweisungen und Abwertungen durchgesetzt wurde. Rivalität untereinander wurde sofort vom Großvater ausgenutzt. Die Übergriffe fanden im Schlafzimmer und im Badezimmer statt, es gab keinen sicheren Raum, selbst bei Toilettengängen durfte nicht abgeschlossen werden. Auch die Familie war kein sicherer Raum. Als die jüngste Schwester geboren wurde, kränkelte der Großvater. Er nahm sich zu diesem Zeitpunkt eine Frau ins Haus, die ihn versorgen musste, von den älteren Schwestern allerdings verlangte er als Gegengabe dafür, dass er sie immer versorgt hatte, Hilfeleistungen, aber auch gelegentlich immer noch sexualisierte Übergriffe.

Sabine V. wurde zusätzlich vom neunten bis 14. Lebensjahr von einem Nachbarn sexuell traumatisiert, sie wehrte sich nicht, weil sie dies als fast «normalen Umgang» erwachsener Männer mit kleinen Mädchen kannte. Sie sprach auch mit niemandem darüber, weil einerseits zu den Eltern kein Vertrauensverhältnis bestand, andererseits der Nachbar unter erheblichen Drohungen ihr Schweigen erpresste. Mit 14 Jahren unternahm sie ihren ersten Suizidversuch mit einer 3-Monatspackung Hormonen und 10 Diazepam, mehr und anderes habe sie an Medikamenten nicht finden können. Sie wurde von der zweitältesten Schwester gefunden, der die «Pillen» gehört hatten und die ihr nun half, diese für sie nun sehr schambesetzte Episode geheim zu halten. Die Eltern erfuhren erst viel später davon. Der Nachbar habe sie seitdem in Ruhe gelassen, denn sie habe ihm gesagt, dass sie nicht mehr leben wolle, da sei es ihm wohl zu heiß geworden.

Ob ihre Schwestern auch später weiter sexuell traumatisiert wurden, weiß Sabine V. infolge der Schweigegebote nicht.

Ihre ganze Kindheitsgeschichte stellt sie als «nicht so schlimm, eigentlich ganz normal» dar, dass ihre heutigen Symptome und Beschwerden vielleicht damit zusammenhängen – «kann sein, muss aber nicht».

Sabine V. konnte zu diesem Zeitpunkt ihre Symptome als Traumafolgen noch nicht verstehen, denn in der Zwischenzeit, etwa zwischen dem 20. und 33. Lebensjahr, war es ihr recht gut gegangen, sie hatte eine Berufsausbildung gemacht und Freude in ihrem Beruf gefunden. Damit befindet sie sich im Trend. Noch heute werden Zusammenhänge zwischen Trauma und Lebensgeschichte oft nicht hergestellt, wenn Inhalte und Symptome erst Jahre später nach einer längeren symptomfreien Zeit auftauchen. Die betroffenen Patientinnen werden dann meistens als «Borderline-Persönlichkeiten» diagnostiziert – eine Diagnose, die eine angemessene Traumatherapie nicht einschließt.

Als weitere Spätfolge gerade nach frühen oder lange anhaltenden Traumatisierungen und Extrembelastungen kann es zu andauernden Persönlichkeitsveränderungen kommen.[8] Sie können sich aus einer unbehandelten oder unsachgemäß behandelten Posttraumatischen Belastungsstörung entwickeln und sind gekennzeichnet durch unflexibles und unangepasstes Verhalten, feindliche oder extrem misstrauische Haltung dem sozialen Umfeld gegenüber, sozialen Rückzug und das andauernde Gefühl von Leere und Hoffnungslosigkeit sowie ein chronisches Gefühl von Bedrohung und Nervosität und quälende Entfremdungsgefühle. Dieses Krankheitsbild entspricht am ehesten dem Bild der so genannten *Borderline-Persönlichkeit*, die zu den häufigsten Diagnosen bei Traumatisierten zählt, aber die Traumatisierungen völlig außer Acht lässt.

Eine weitere Sonderform der Traumareaktionen ist die *Dissoziative Identitätsstörung*, die sich besonders bei Frühtraumatisierten entwickeln kann.

Darstellungen und Beschreibungen von Multiplen Persönlichkeiten gibt es seit vielen Jahrhunderten, vielleicht seit Jahrtausenden. Es ist ein gravierendes und quälendes Krankheitsbild, das in seinen Ausprägungen gleichzeitig immer eine Faszination ausgeübt hat. Hinter den Vorstellungen, dass sich Menschen in Tiere oder Dämonen verwandeln können, also hinter Schamanistischer Transformation,[10] aber auch hinter den historisch dokumentierten Phänomenen der Besessenheit und dem Reden in «fremden Zungen» standen wohl dissoziative Phänomene.[11] 1646 schilderte Paracelsus den ersten in der medizinischen Literatur beschriebenen Fall einer Frau, bei der ein ihr unbekannter Persönlichkeitsanteil Geld stahl[12] und sie dadurch in schwierige Situationen brachte. Im 19. Jahrhundert, in dem die Erforschung von Hypnose und Hysterie einen besonderen Stellenwert hatte, wurde die Multiple Persönlichkeitsstruktur oder Dissoziative Identitätsstörung der Hysterie zugeordnet. Hypnose galt damals als die effektivste Behandlungsform. Das hat für Verständnis, Zuordnung und Behandlung von dissoziativen Phänomenen heute noch Folgen. Es gab verschiedene Erklärungsansätze und psychodynamische Betrachtungen, die erstaunlich aktuell waren.

So sprach Pierre Janet bereits 1894 einerseits pluralistisch von «vielen Ichs» bei der Multiplen Persönlichkeitsstörung und von einer «Ich-Störung» bei der Dissoziativen Identitätsstörung.[13] Er schilderte «aufeinander folgende singuläre Existenzen» und schrieb die Symptome abgespaltenen Persönlichkeitsanteilen zu, die sich unabhängig entwickelten und ein eigenständiges Leben führten. Den Ursprung dissoziativer Anteile sah er in traumatischen Erfahrungen, bezog aber in Interpretation und Therapie seine Beobachtungen auf Phänomene wie Hysterie und Hypnose.[14] Zwischen 1880 und 1920 bestand großes Interesse an diesem Krankheitsbild, es wurden viele Fälle bekannt.[15]

Durch die Zunahme Dissoziativer Störungen und das zunehmende Interesse an Posttraumatischen Belastungsstörungen sowie durch die Erkenntnisse der Frauengesundheitsbewegung, die in den 1970er Jahren die Wahrnehmung für die ganz unspektakuläre alltägliche Traumatisierung von Frauen nachdrücklich schärfte,[16] aber auch durch die inzwischen deutlich verbesserten apparativen Möglichkeiten der Hirnforschung kam es zu einem neuen Interesse an Traumafolgen und zu neuen Forschungsinitiativen. Allerdings stellen noch heute Kritiker der Diagnose die Verursachung der Dissoziativen Identitätsstörung durch frühe Traumaerfahrungen infrage und bezweifeln diese Diagnose. Dabei ist diese Verleugnung von folgenreichen gravierenden Traumafolgen nach wie vor hochaktuell, wie eine tendenziöse WDR-Sendung, «Multiple Persönlichkeiten – Wahn der Therapeuten», geplant am 12. 3. 2003, zeigt, die einstweilen verschoben wurde – bestehen Zweifel am Thema? Es wurde der Vorwurf gesellschaftlicher und suggestiver Einflüsse durch Medien und vor allem unsachgemäße Psychotherapie laut, die sich zwar nicht beweisen lassen, aber Zweifel wecken und die eine angemessene Diagnostik und Behandlung dieser schwer wiegenden Erkrankung erschweren oder verhindern.[17] Auch das dient sehr deutlich dem Täterschutz. Natürlich ist das ebenso ein Signal und damit therapiebedürftig.

Dass es zusätzlich «Trittbrettfahrer» gibt, die aus Geltungs- oder aus Rachsucht sich diese – faszinierende – Diagnose aneignen, ist dabei unbestritten.

Dissoziation ist an sich eine Fähigkeit, die wir alle kennen. Sie kann als früher Abwehrmechanismus betrachtet werden, der in sehr belastenden, aber auch in sehr langweiligen, reizarmen Situationen die Gefühle und das Bewusstsein für das Selbst und den Körper abschaltet, damit Reizüberflutung oder Reizarmut nicht wahrgenommen werden müssen. Es wird nicht gefühlt und nicht registriert, was geschieht. Wir alle kennen dieses Phänomen bei langweiligen Autobahnfahrten, wenn wir plötzlich merken, bis wohin wir inzwischen gekommen sind. In der Regel können wir uns nicht an das fehlende Stück der Fahrt in allen Einzelheiten erinnern. In traumatischen Situationen treten durch das Abschalten von Wahrnehmungen und Gefühlen diese nicht ins Bewusstsein. Dieser Schutz hat aber auch hirnphysiologische beziehungsweise hirnbiologische Hintergründe.

Definiert wird die Dissoziative Identitätsstörung heute als komplexer psycho-physiologischer Prozess, kennzeichnend sind eine teilweise oder völlige Aufhebung von Erinnerungen an die Vergangenheit, fehlendes Bewusstsein für die Gegenwart, Verlust oder Veränderungen der konkreten aktuellen Empfindungen, der Wahrnehmung des Ichs und der realen Umgebung sowie des Identitätsbewusstseins, also eine Veränderung des Bewusstseins insgesamt.[18] Das Bild ist sehr unterschiedlich, aber eine Voraussetzung für das Vollbild der Dissoziativen Identitätsstörung ist die Existenz von zwei oder mehr deutlich und konstant unterscheidbaren und unterschiedlichen Persönlichkeitszuständen oder Persönlichkeitsanteilen innerhalb einer Person. Dabei übernehmen zwei oder mehrere wiedererkennbare Anteile wiederholt die volle Kontrolle über die Gesamtpersönlichkeit und bestimmen jeweils deren Verhalten[19, 20] und deren Bezug zur aktuellen Realität. Es besteht dabei auch kaum oder keine Erinnerung an das frühere Trauma. Wenn diese akute Notmaßnahme[21] häufig oder dauerhaft auftritt, also chronisch bestehen bleibt, finden wir eine Verkennung der Selbstwahrnehmung, die betroffene Person fühlt sich unwirklich, steht neben sich, wie im Traum oder wie eine Maschine, oder hat das Gefühl, sich nicht im eigenen Körper zu befinden. Der Erinnerungsverlust an die traumatische Situation, aber auch an persönliche Informationen geht weit über normale Vergesslichkeit hinaus. So kann bei Frühtraumatisierten die Erinnerung an die Kindheit teilweise oder völlig fehlen, weil sie dissoziiert ist, auch wenn nicht das Vollbild einer Dissoziativen Identitätsstörung vorliegt. Dissoziationsfähigkeit ist an sich eine überlebenswichtige Ressource, die in der Therapie genutzt werden kann. Wenn sie sich aber verselbständigt, außer Kontrolle gerät oder zum Bild der Dissoziativen Identitätsstörung führt, dann wird aus der Fähigkeit ein Hindernis und eine Störung anderer Fähigkeiten.

Da bis heute dieses Phänomen nach wie vor kontrovers diskutiert wird und es auch eine ausgesprochene Faszination ausübt, zumal die Qual und das Leid dahinter durch die Dissoziation nicht deutlich sichtbar und spürbar werden, soll dieses Bild etwas ausführlicher beschrieben werden.

Die Persönlichkeitsanteile handeln anfänglich unkontrollierbar und unkontrolliert und bringen die betroffene Person nicht selten in schwierige Situationen, wie bereits Paracelsus beschrieb. Der Wechsel zwischen Persönlichkeitsanteilen erfolgt durch Switches oder Switching, die sowohl unkontrolliert als auch kontrolliert auftreten können. Auslöser können äußere Ereignisse sein, auch Trigger, wie bei den schon beschriebenen Flash-backs bei der akuten Stressreaktion oder bei der Posttraumatischen Belastungsstörung. Aber auch die innere Dynamik spielt eine Rolle.[22] Die Charakteristika der Dissoziativen Identitätsstörung sind, professionelle Erfahrung vorausgesetzt, deutlich wahrzunehmen, sie sind an sich eindeutig und können kaum mit anderen Krankheitsbildern wie Borderline-Syndrom, Hysterie oder Anfallsleiden verwechselt werden. Dennoch wird das Erscheinungsbild immer noch geleugnet, es gibt auch eine Reihe von immer wieder auftauchenden Fehldiagnosen, die zu verhängnisvollen, retraumatisierenden Verkennungen und Fehlbehandlungen, zu unnötiger Medikamentengabe, zur psychiatrischen Behandlung oder zur Ausgrenzung führen können.

Zunehmend häufiger allerdings wird mit zunehmendem Wissen die zutreffende Diagnose gestellt, überwiegend dann, wenn die Betroffenen bereits erfahrene Beratungen oder Vortherapie hatten. Doch das Bewusstsein für den Zusammenhang zwischen Kindheitstrauma und Dissoziativer Identitätsstörung setzt sich nur langsam durch, noch immer gibt es Zweifel und Unsicherheit, obwohl spätestens seit den 1970er Jahren die Zusammenhänge an sich bekannt sind. Es handelt sich bei diesen Kontroversen auch um ein gesellschaftliches oder weltanschauliches Problem.

Die Funktion dissoziativer Bewusstseinszustände als Abwehr-

und Anpassungsreaktion und als effektiver Überlebensmechanismus ist seit langem bekannt. Sie bewirken

- Flucht aus der Realität,
- Speicherung der traumatischen Erinnerungen und Affekte außerhalb der Wahrnehmung des normalen Bewusstseins,
- Änderung oder Isolierung des Selbstgefühls, so dass nicht das Selbst das Trauma erleiden muss,
- Aufhebung des Schmerzempfindens und des Körperbewusstseins.[23]

Das ist insgesamt eine effektive Überlebensstrategie. Die Traumaanpassung ist dadurch erleichtert, die Alltagsbewältigung aber erschwert, da die Kontrolle über die Realität nicht mehr gewährleistet ist. Gleichzeitig treten eine Fülle von Symptomen auf, an denen die Betroffenen häufig leiden. Eine depressive Grundstimmung ist immer vorhanden bis hin zu einer manifesten Depression. Diese ist meistens verbunden mit einer Selbstmordgefährdung und selbstschädigenden Impulsen wie Selbstverletzungen, Drogen-, Medikamenten- und Alkoholmissbrauch. Die Dissoziationen werden anfänglich nur über die Symptome wahrgenommen, manchmal auch nur von der näheren Umgebung, nicht von den Betroffenen selbst. Gedächtnisverluste, Fehleinschätzungen der Realität, gefühlsmäßige Instabilität und «Schlafwandeln» sind häufig. Es entsteht das Gefühl, dass Zeit verloren geht, was als sehr beängstigend empfunden wird. Diese «verlorene Zeit» wird subjektiv möglicherweise den Medikamenteneinnahmen zugeordnet, es bestehen aber auch Ängste vor organischen Gehirnerkrankungen, Tumoren, Anfallskrankheiten oder, gerade bei älteren Frauen, vor Alzheimer. Fast immer besteht die Angst, «verrückt» oder psychotisch zu sein. Diese Angst ist nachvollziehbar, da die Mehrzahl der Betroffenen akustische oder optische Halluzinationen oder sonstige veränderte Wahrnehmungen hat. Das Hören von Stimmen ist dabei typisch, das Weinen von Kindern, der Befehl zum selbstzerstörenden Handeln oder innere Diskussionen treten auf, aber es gibt auch unterstützende und tröstende Stimmen. Im Unterschied zur Schizophrenie werden die Stimmen als von innen, nicht von außen kommend empfunden. Durch den häufigen Wechsel der Teilpersönlichkeiten bestehen auch Gedankenstörungen – es kommt keine Kontinuität der Wahrnehmung, der Konzentration und des Gedankenflusses zustande –, die eine Pseudodebilität vortäuschen.

Ein Beispiel dafür ist eine damals 25-jährige Frau, die zur stationären Aufnahme kam mit dem Hinweis, sie sei minderbegabt und eigentlich nicht therapiefähig. Sie hatte die Sonderschule besucht. Intelligenztests, die die Patientin selbst wünschte, schienen das zu bestätigen. Als deutlich wurde, dass sie nur kurzzeitig Vorgängen folgen konnte und immer wieder dissoziierte, was nach außen hin abwesend wirkte, wurden die Tests wiederholt, aber ohne Zeitbegrenzung. Das heißt, es wurde nur die ansprechbare Zeit gemessen. Das Ergebnis unter diesen Bedingungen zeigte eine gut durchschnittliche Intelligenz. Das stärkte das Selbstbewusstsein der Patientin und motivierte sie zusätzlich. Nach einer länger dauernden Therapie und mit therapeutischer ambulanter Begleitung konnte sie den Hauptschulabschluss nachholen und eine Lehre als Floristin mit guten Zensuren abschließen.

Dabei ist das Bild eines dissoziativen Persönlichkeitssystems relativ typisch, wie das folgende Beispiel der 32-jährigen Ulrike K. zeigt.

Sie kam nach mehreren Suizidversuchen und Psychiatrieaufenthalten zur Therapie. Sie brachte mehrere Diagnosen mit, zuerst war eine so genannte «endogene Depression», dann ein «Borderline-Syndrom» und zuletzt eine «schizoaffektive Psychose» diagnostiziert worden. Auch eine Angstneurose war diskutiert worden. Die Vorbehandlung war neben stabilisierenden Gesprächen mit Medikamenten durchgeführt worden, die, da sie sich nicht als besonders wirksam erwiesen, einerseits häufig gewechselt, andererseits in geradezu erstaunlichen Dosen verabreicht wurden. Ulrike K. konnte nicht mehr als Krankenschwester in der Kinderchirurgie arbeiten, sie wurde zuerst arbeitsunfähig, dann arbeitslos und schließlich berentet. Sie hatte ihren Beruf sehr geliebt, aber nach fünf Jahren Krankheit fühlte sie sich einer kontinuierlichen Arbeit, die zudem emotional sehr belastend war, nicht mehr gewachsen. Sie erlebte ihre «Aussetzer» und Amnesien, die Zeitverluste sowie das gelegentliche Gefühl, nicht präsent oder sogar verwirrt zu sein, als beängstigend und gefährlich. Manchmal fehlten ihr Stunden des Tages, einmal sogar drei vollständige Tage, was sie enorm verunsicherte. Sie litt unter ständigen stärksten Kopfschmerzen und hatte, wie sie schilderte, seit Jahren nicht mehr richtig geschlafen. Sie hatte ständige Alpträume von Messern und Blut, von blutbespritzten Fliesen und von einem schwarzen Schacht. Gelegentlich stand sie auch im Schlaf auf und fand sich irgendwo in der Stadt wieder, manchmal im Schlafanzug. Sie war froh, dass die meisten Schlafanzüge irgendwie wie Jogginganzüge aussahen, so dass sie nicht allzu sehr auffiel. Ihr Mann, häufig alkoholisiert, merkte davon wenig, und wenn, tat er es als eine von ihren Spinnereien ab, sie war ja schließlich psychisch krank. Ihre beiden Töchter, bei Beginn der Behandlung ihrer Mutter, fünf und sechs Jahre alt, bemerkten ebenfalls wenig, hatten aber immer große Angst, wenn sie aus dem Haus ging. Sie hatten viele Psychiatrieaufenthalte miterlebt, da sie die Mutter dort besucht hatten. Ulrike K. hatte zusätzlich gelegentlich Sehstörungen, bulimische oder anorektische Phasen, die völlig unvermittelt auftraten und meistens nur kurz anhielten, Bauchbeschwerden und immer wieder über längere Zeit Amenorrhoen, also das Ausbleiben der Periode. Sie hatte häufige Angstanfälle und war fast ständig latent oder ganz konkret selbstmordgefährdet. Sie verletzte sich häufig selbst, aber an Stellen, die nach außen hin nicht so deutlich auffielen, da sie dies ihren Kindern nicht zumuten wollte.

Es sei ihr viele Jahre ziemlich gut gegangen, sie hatte vor der Ausbildung zur Kinderkrankenschwester bereits Sozialpädagogik studiert und abgeschlossen, aber seit ihrer Heirat vor acht Jahren ging es ihr nicht besonders gut. Ihr Mann war ihr erster Sexualpartner. Verstärkt traten die Beschwerden nach Schwangerschaft und Geburt der älteren Tochter auf, noch schlimmer wurde es mit der zweiten Schwangerschaft.

An eine Dissoziative Identitätsstörung hatte bei ihren Vorbehandlungen bisher noch niemand gedacht. Aber eines Tages brachte sie ihr Tagebuch ärgerlich mit in die Therapiestunde, da ihr immer irgendwelche Unbekannten in ihren Text schrieben oder etwas ausstrichen. Sie sei einfach nicht mehr sicher, wenn fremde Leute Zugang zu ihrem Tagebuch hätten – das könne sie sich nicht erklären, und es ärgerte sie sehr. Sie versuchte mit Hilfe der Therapie diese ärgerlichen und mysteriösen Umstände zu klären. Es dauerte lange, war aber ein entscheidender Schritt bis zur Einsicht, dass die «fremden Leute» eigene Persönlichkeitsanteile waren.

Es gibt in einem dissoziativen System immer einen oder mehrere Persönlichkeitsanteile, die meist, aber nicht immer, als «Host» (Gastgeber-Persönlichkeit) fungieren. Es ist sinnvoller, sie «Alltagspersönlichkeit» zu nennen, da sie am häufigsten die Kontrolle über den Körper hat und auch meist diejenige ist, die zur Therapie kommt, zumindest anfänglich. Freiwillige «Gastgeberin» für andere Anteile ist sie eigentlich nie. Oft besteht sie aus mehreren Anteilen, die wechselnd die Kontrolle übernehmen.

Die Alltagspersönlichkeit von Ulrike K. bestand aus «Ulla», «Ulli» und «Uke». Ulla war praktisch, realitätsorientiert, sie organisierte gerne, kochte, wusch und machte den Haushalt. Im Beruf übernahm sie gerne pflegerische Aufgaben. «Ulli» dagegen war etwas weltfremd, aber sehr intelligent und künstlerisch begabt. Sie spielte Gitarre, was sonst niemand im System konnte, sang auch gerne und gut, machte Gedichte, sie las viel, besonders über psychische Erkrankungen, deren Behandlung und verschiedene Therapieansätze. Sie hatte seit Jahren das Gefühl, schizophren zu sein, was sie um jeden Preis verbergen musste. Sie glaubte lange, sich selbst helfen zu können, um nicht in die Abhängigkeit einer Therapie zu geraten. In der Begegnung mit der Therapeutin spürte sie andere Anteile, insbesondere Kindanteile deutlich, sie wurden immer präsenter, was für sie eine zusätzliche Labilisierung bedeutete. Sie hatte auch vage eine Multiple Persönlichkeit vermutet, den Gedanken aber wieder verworfen, zumal sie ja, wie sie dachte, eine normale Kindheit hatte, an die sie sich allerdings nicht erinnern konnte. Es war ihr alles sehr peinlich. In ihrer Familie übernahm sie die Hausaufgaben der ältesten Tochter, machte aber auch mit den Kindern Musik.

Für «Uke» dagegen war alles zu chaotisch und unordentlich, sie war zwanghaft und übergenau, auch wenn sie mal mit den Hausaufgaben der Tochter befasst war, was besonders die jüngste Tochter, die sich dagegen wehrte, nicht mochte. Im Beruf war sie hoch geschätzt, hatte aber gelegentlich Probleme, wenn sie zu penibel war und andere zurechtwies.

In einem dissoziativen System gibt es immer auch kindliche Persönlichkeitsanteile, die häufig in Traumasituationen entstehen. In ihnen sind oft die traumatischen Erinnerungen gespeichert, die dem Gesamtsystem fehlen können. Daher sind die Betroffenen misstrauisch und verwechseln oft auch die Therapeutin oder den Therapeuten mit den früheren Tätern, sie geraten in einer Therapie in eine Täter-Übertragung. Andere Kindanteile verhalten sich wie das Gegenteil: Sie zeigen Vertrauen, suchen nach Liebe, sie idealisieren den oder die Täter häufig, oft auch die Therapeutin oder den Therapeuten, sie haben unerfüllbare Wünsche nach Nähe, und es fehlt ihnen das Urteilsvermögen. Allerdings repräsentieren sie die nichterfüllten Wünsche und Bedürfnisse der Kindheit. Beide Arten von Kindanteilen sind in Außenkontakten sehr gefährdet.

Bei Ulrike K. gab es «Kindchen», eine etwas undeutliche Dreijährige; «Rieka» war in Ulrike K.s Persönlichkeitssystem etwa sechs Jahre alt, «Kari» war der «dunkle Zwilling», manchmal auch das «tote Kind». In diesem Alter, das wurde in der Therapie langsam deutlich, war ein Stiefvater ins Haus gekommen, der «schlimme Sachen» machte. «Ricki» hingegen war ein kleiner, neugieriger Junge, Ausreißer, er liebte Abenteuer, der handwerklich sehr geschickte Stiefvater nahm ihn oft mit, wenn er bei Bekannten etwas repa-

rierte. Dieser Persönlichkeitsanteil liebte den Stiefvater deshalb sehr. «Rieke» war ein etwa zwölfjähriges, sehr sensibles und liebebedürftiges Mädchen, künstlerisch hoch begabt, sie malte und machte ebenfalls, wie «Ulli», Gedichte. Die gleichaltrige «Ul» dagegen war psychotisch. Dazu kamen zwei Babys, die sie mit ihrem Geschrei besonders nachts nicht zur Ruhe kommen ließen.

Hinzu kommen in einem dissoziativen System meist innere Helfer oder Helferinnen, das sind Anteile, die für den inneren und äußeren Schutz zuständig sind. Sie treten in Gefahrensituation auf und wirken den selbstzerstörerischen Einflüssen von innen entgegen.

«Rick» war bei Ulrike K. ein solcher Helfer. Er hatte Ähnlichkeit mit ihrem realen älteren Bruder, der sie zu schützen versucht hatte. «Rick» war zuständig für alle «Kleinen», er war insgesamt eher schwach, aber sehr lieb, als Bruderintrojekt entsprach er damit dem realen älteren Bruder. Ein weiterer Anteil waren «Dorothee», wie die Großmutter, und manchmal, in sehr bedrohlichen Außensituationen, «Ulrich», ein Täterintrojekt, der aber auch gelegentlich im Verlauf der Therapie als Helfer auftrat.

Denn es gibt ebenso die internalisierten Täter, die andere Anteile quälen, verletzen oder töten wollen und die die Alltagspersönlichkeit in ihren Funktionen oft empfindlich stören können.

Bei Ulrike K. war dies «Ulrich», der Stiefvater, der in der äußeren Realität allerdings anders hieß. Als Introjekt hatte er den Namen der Patientin in männlicher Form. Er stellte den bedrohlichsten Täteranteil dar, der sich auch im Tagebuch mit Drohungen zeigte und manchmal alles durchstrich, insbesondere wenn sie traumatische Situationen beschrieb. Trotzdem war er, wie der reale Stiefvater, in besonders bedrohlichen Situationen auch hilfreich, jedenfalls in der Außenwirkung. «Uri» war sein Freund, und langsam kamen bei Ulrike K. Erinnerungen auf, dass ihre Mutter sie diesem Uri gegen Geld zur Verfügung gestellt hatte, nachdem sie sie gebadet und mit Rosenseife und Rosenparfüm «verwöhnt» und mit Medikamenten «beruhigt» hatte. Der kindliche Persönlichkeitsanteil, der in diesem Zusammenhang bei Ulrike K. auftrat, hieß «Rosa». «Uri» war zwar weniger bedrohlich, aber seine «Bonbons» waren «giftig», und sie erbrach häufig – es entwickelte sich eine bulimische Essstörung. Ein weiterer Täteranteil betraf «Kindchen», ein früherer Freund der Mutter, der «schwarze Mann», hatte sie wohl seit dem dritten Lebensjahr traumatisiert und körperlich schwer verletzt. «Kindchen» war oft krank und musste manchmal auf die Intensivstation mit Messerwunden im Bauch. Er war meist für Schnittverletzungen ihres selbstverletzenden Verhaltens zuständig, die sie vor allen Dingen auf dem Bauch vornahm.

*Hinzu kamen Anteile der Mutter, die Elisabeth hieß. Vor «E.» hatte sie
große Angst, da diese das Radio laut gestellt hatte, damit niemand das
Schreien hören konnte, wenn sie die Tochter schlug. «E.» war für das Schlagen des Kopfes an die Wand als Selbstverletzung zuständig. «Elise» war ein
praktischer Anteil, der manchmal bei der Alltagsbewältigung, besonders in
aggressiv geladenen Situationen, half, die «Eisige» hingegen war ablehnend
und kalt und hatte eiskalte Hände. «Lisa» tauchte auf als weiterer kind-
licher Anteil, der von der Mutter abgeleitet wurde, sie war boshaft und teilweise für leichtere Schnittverletzungen und unkontrollierte Medikamenten-
einnahme zuständig, konnte sich aber zumindest ansatzweise wehren.*

Zu den Täteranteilen, die andere Anteile im System stören und zerstören wollen, können noch Teile des Systems kommen, die sich
selbst zerstören und suizidieren wollen. Die aggressiven Impulse sind
also sehr unterschiedlich, sie können unterschiedlich zugeordnet werden und haben unterschiedliche Gründe und Richtungen der Aggressivität. «Ulrike», die Grundpersönlichkeit, unternahm beispielsweise
die Suizidversuche. Die Grund-, Kern- oder Ursprungspersönlichkeit,
von der alle abstammen, ist meist nicht identisch mit der Alltagspersönlichkeit. Bei der Patientin, die allerdings als gesamtes System den
gleichen «amtlichen» Namen trug, war dies «Ulrike», die schwer depressiv und ständig selbstmordgefährdet war.

Die Persönlichkeitsanteile können gleichgeschlechtlich sein oder
dem anderen Geschlecht angehören, wie an diesem Beispiel deutlich
wird. Weiterhin vorkommen können Anteile, die behindert, psychotisch oder autistisch sein können oder eine Suchtstruktur entwickelt haben, ein promiskuitives Sexualleben führen oder Prostitution ausüben. Bei Ulrike K. war dies die psychotische «Ul» und
«Rosa», die medikamentenabhängig und latent promiskuitiv war
und außerdem die Bulimie entwickelt hatte.

Manchmal gibt es in einem Persönlichkeitssystem auch Geister oder
Dämonen als Bild für alles Unbegreifliche, Unfassbare und Unheim-
liche. Die Anzahl der Persönlichkeitsanteile ist unterschiedlich, zwischen zwei und mehreren hundert. Sie scheint abhängig zu sein vom
Ausmaß der Traumatisierung und vom Alter, in dem die Traumata
begonnen haben, aber auch vom Verhalten des sozialen Umfeldes.
Die Anteile kennen sich teilweise und stehen im Kontakt miteinander, teilweise allerdings kennen sie sich nicht.

Bei der Dissoziativen Identitätsstörung wird aber auch der eigene Körper dissoziiert und nicht als der eigene erlebt, sondern er ist Mittel zum Zweck und wird als feindliches Objekt betrachtet. Oft möchte niemand im System Verantwortung für den Körper übernehmen. Verschiedene Anteile nehmen ihn ganz unterschiedlich wahr. Den Körper zu dissoziieren, ist eine perfekte Möglichkeit, ihn zu verlassen und als oft gequältes und damit quälbares Gegenüber zu retraumatisieren und Symptome zu entwickeln. Selbstverletzendes Verhalten und Symptombildung in der beschriebenen Form und Ausprägung sind nur durch Dissoziationen zu erreichen. Dabei wird der Körper abgelegt wie ein altes Kleidungsstück, die betroffene Person hat damit nichts mehr zu tun, außer ihn als Gegenüber ihrer Aggressionen zu behandeln. Es ist, vom dissoziativen System her betrachtet, oft nicht einmal eine Wendung gegen Teile des Selbst, sondern der Körper wird zum fremden, ekelhaften, schuldbeladenen äußeren Objekt, das zu zerstören ist, damit der Ekel und die Schuld, das Leiden und der Schmerz endlich aufhören. Das ist eine relativ gefährliche Situation.

Die Folgen von Traumaerfahrungen und die Krankheitsbilder sind also, wie wir auch an den Beispielen gesehen haben, sehr unterschiedlich. Zudem wird der Begriff des Traumas derzeit immer noch inflationär gebraucht. Eine genaue Definition lässt sich aber inzwischen durch die Erkenntnisse der Hirnforschung und der Stressforschung präzisieren.

Nach dem bisher Gesagten können wir verfolgen und verstehen, was geschieht, wenn eine traumatische Situation sich langsam aufbaut. Denn ein Trauma ist in seiner vollen Entwicklung mit allen Auswirkungen nicht plötzlich da, sondern es entsteht wie das folgende Schaubild zeigt, das aus meiner eigenen Arbeit entstanden ist.

Vor einem Trauma besteht die vortraumatische Situation, der Alltag. Dann tritt eine meist langsam oder rascher zunehmende Bedrohung ein, die infolge der erlernten Sensibilität von Traumatisierten sehr rasch wahrgenommen wird. Der Stress erhöht sich mit zunehmender Reizstärke. Am Anfang sind die Abwehrmechanismen noch wirksam, das Nichtwahrhabenwollen, das Umdeuten hält die Angst noch klein, Copingstrategien sind noch möglich und tragen noch, Hoffnung und Rettungsillusionen sind noch vorhanden. Ab

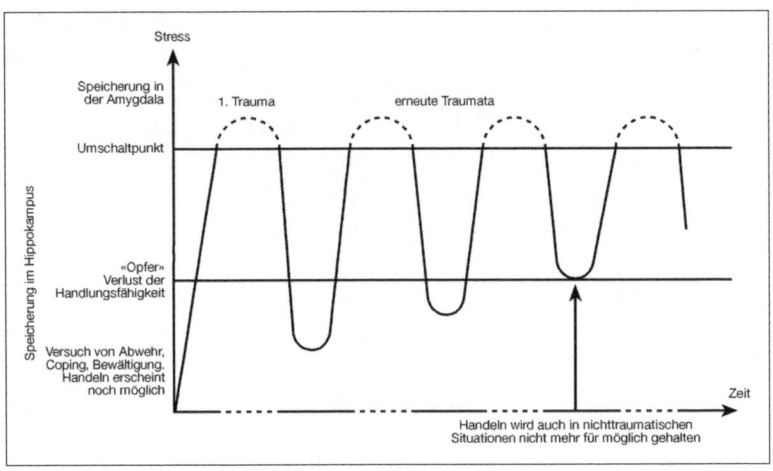

einer gewissen Reizstärke mit einer Steigerung des Stresses wird plötzlich deutlich, dass das Unfassbare geschehen wird, und zwar gleich. Angst und Entsetzen nehmen zu. Der Versuch, sich zu wehren oder fortzulaufen, erweist sich als unmöglich, die Wahrnehmung, dass Handeln nichts mehr nutzt, dass alle Versuche, das Trauma abzuwehren oder zu vermeiden, unwirksam sind, das Begreifen, dass nichts mehr den Ablauf ändern wird, wird immer deutlicher und unausweichlich, Rettungsillusionen müssen endgültig aufgegeben werden. Hinzu kommt bei wiederholten Traumata die Erinnerung, dass auch in früheren Traumasituationen die Handlungsfähigkeit nicht mehr vorhanden und die Abwehr unwirksam war. Die Resignation wächst mit der nun ohnmächtigen Angst. Bei chronisch Traumatisierten können jetzt auch Körpersymptome als Körpererinnerungen wie Schwindel, Übelkeit, Ekel, Kopf- und Rückenbeschwerden und andere Schmerzen auftreten, die jedoch dissoziiert werden müssen, da sie den Bedrohlichkeitscharakter der Situation und damit die Gefahr erhöhen, die dadurch noch unüberlebbarer erscheint. Zusätzlich wird das Gefühl ausgelöst, dass der Körper im Stich lässt, der Grund oder die Ursache für das Trauma oder mit dem Täter im Bunde ist. Das Trauma ist im Körper, also untrennbar nahe und existenziell. Meistens wird daher der gesamte Körper mit allen Wahrnehmungen und mit allen körperlichen Gefühlen dissoziiert. Das schließt auch das Handeln mit dem Körper aus, das sinnlos erscheint. Damit geht die Handlungsfähigkeit nicht nur als Fähigkeit, sondern auch als körperliche Möglichkeit ab einer bestimmten Traumaintensität verloren. Der Körper wird das Fremde, das Böse, durch ihn werden die Symptome und die beängstigenden, zerstörenden Gefühle hervorgerufen. Es kommt zu Entfremdungserfahrungen, die auch über die Dissoziation des Körpers in der Traumasituation hinaus bestehen bleiben.

Dann entsteht das Trauma, wobei individuell unterschiedlich ist, an welchem Punkt der Reizstärke und zu welchem Zeitpunkt im direkten Traumaerleben die Umschaltung oder besser die Abschaltung geschieht. Am Abschaltpunkt kommt es zu einem Wahrnehmungsstopp und zur Wahrnehmungsentkopplung. Das bedeutet gleichzeitig ein Erlebensdefizit, das Trauma wird nun außerhalb der Biographie und damit der Zeiterfahrung gespeichert. Die Erfahrung, dass und wie das Trauma überlebt wurde, kann nicht gemacht werden.[24]

Dieser Mechanismus bewirkt aber auch, dass Zeitabläufe im Kontinuum der biographischen Zeit fehlen, da Fragmente aus der Zeiterfahrung, die das Trauma enthalten, als Reizspitzen gesondert in der Amygdala gespeichert werden. Dieses Fehlen von Zeit ist zusätzlich beängstigend und verunsichernd. Wenn die Reizstärke wieder abnimmt und das Trauma vorüber ist, erfolgt wiederum eine Umschaltung, nämlich der Wiedereintritt in das biographische Bewusstsein.

Die Folge allerdings der dissoziiert gespeicherten Traumafragmente ist, dass nun Zweifel und Selbstzweifel am Erlebten auftauchen. Was ist geschehen, was war die Wirklichkeit, war es wirklich so schlimm? Die Erinnerung fehlt, die Wahrnehmung ist dissoziiert, vielleicht kann es ja dann nicht so schlimm gewesen sein, wenn es nicht erinnert wird. Selbstzweifel und Unsicherheit wachsen mit jeder neuen Traumaerfahrung weiter an. Diese Unsicherheit der Erinnerung führt zu zusätzlichen Schuldgefühlen mit vielen Fragen nach der Wirklichkeit, nach der Zuordnung, oft verstärkt durch die fehlende Klärbarkeit und das Verhalten des sozialen Umfeldes, die fehlende Bestätigung und das Totschweigen. Zweifel tauchen auf, wie aktiv war die eigene Beteiligung, warum war es nicht möglich, sich zu wehren, oder war sogar ein Einverständnis, ein Mittun vorhanden? Das Ereignis wird dadurch, dass es unvollkommen ist, zusätzlich unverstehbar, die Reaktionen bleiben unbegreiflich.

Ein Trauma besteht also aus fünf deutlich voneinander abgegrenzten Anteilen:

0 Alltag, vortraumatische Situation
1 Abgewehrter Anfang, die Copingstrategien sind noch wirksam, theoretisch wäre Handeln noch möglich
2 Ansteigen der Bedrohung mit Stressreaktionen
3 das eigentliche Trauma entsteht außerhalb der Wahrnehmung
4 Abklingphase: Reduzierung der Bedrohung und Umschaltung ins biographische Gedächtnis
5 der Alltag wird in der nachtraumatischen Phase wieder wahrnehmbar.

Übrigens können auch dissoziierte Teilpersönlichkeiten bei der Dissoziativen Identitätsstörung diesen Phasen zugeordnet werden. Die «Host» stammt aus den Phasen 0, 1 oder 5, ebenso innere Helfer oder Helferinnen. Traumatisierte Kindanteile und Täterintrojekte entstehen während der Phasen 2 und 3.

Emotional werden diese Erfahrungen begleitet von einer Kette von Gefühlen: Wahrnehmen – Angst – Panik – Verzweiflung – Resignation – und dann die Leere des Abschaltpunktes als höchste Anspannung, die Todesnähe enthält. Dieser Punkt beinhaltet auch die Aufgabe des eigenen Selbst: Die Fremdaggression, die Gewalt wird zum Maß des eigenen Überlebenskampfes, die Selbstaufgabe zum Überlebenskompromiss, das eigene Selbst ist nicht mehr spürbar.

Nach jeder neuen Traumaerfahrung bleibt etwas mehr Spannung, mehr Stress bestehen, bis die Grundspannung insgesamt so hoch ist, dass die Phase der Abwehr- und der Copingmöglichkeiten schließlich in der nachtraumatischen und daher in der nächsten vortraumatischen Phase – beide gehen bei wiederholten Traumata ineinander über – nicht mehr erreicht werden kann. Spannung, Erregung und Unruhe nehmen mit jedem Trauma zu.

Es ist noch ungeklärt, ob der Umschaltpunkt in der Höhe der Reizstärke identisch ist mit dem Punkt des Wiedereinsetzens der biographischen Erinnerung und ob er sich mit der Häufigkeit und Wiederholung von Traumata ändert. Allerdings wirkt oft das Ansteigen der Bedrohung bei vielfach Traumatisierten schon als Trigger, die Wahrscheinlichkeit, dass ein Trauma stattfindet, wird bei Wiederholungen bedrohlicher Situationen immer früher im Anwachsen der

Reizstärke und des Stresses angenommen, Copingstrategien tragen immer kürzer, denn die Erfahrungen, dass eine bedrohliche Situation eskaliert, werden, je häufiger, desto eher erwartet. Auch Traumaerfahrungen und -reaktionen sind erlernbar und können nur schwer, aber dennoch im späteren Leben verlernt werden. Der Stresspegel ist schließlich insgesamt so hoch, dass eine geringe Stresszunahme ausreicht, um die Stressstärke so zu erhöhen, dass der Umschaltpunkt erreicht wird. Möglicherweise wird bei vielfach Traumatisierten auch der Umschaltpunkt vorverlegt oder stellt sich, wenn das Opfergefühl etabliert ist, gleich nach der immer kürzer werdenden Phase der Abwehr ein. In jedem Fall steigt das allgemeine Erregungs- und Spannungsniveau auf Dauer insgesamt weiter an, entspannte Ruhe kann von mehrfach Traumatisierten auch nach dem Abklingen des Traumas praktisch nicht mehr erreicht werden. Im Gegenteil ist der Versuch, eine Entspannung zu erreichen, derartig angstbesetzt und «gefährlich», da Entspannung als Ausgangspunkt der Gewalterfahrungen erlebt wurde, dass die Entspannung selbst paradoxerweise zum Trigger werden kann. Daher sind Verfahren, die ohne Vorarbeit im Sinne einer Stabilisierung eine Entspannung erreichen wollen, nicht einsetzbar, sie wecken das Gefühl für Gefahr und Reizanstieg, triggern das Traumagefühl und führen so zu einer Reaktualisierung der ursprünglichen Traumasituationen.

Bei vielfach und früh Traumatisierten ist deshalb die Abklingphase nur noch kurz, sie befinden sich ständig im Dauerstress, und irgendwann versagen alle Copingstrategien, Handeln wird nicht mehr für möglich gehalten. So erklären sich auch die zunehmende Hyperaktivität, Übererregbarkeit, Unruhe und weitere Stresszeichen, die bei Posttraumatischen Belastungsstörungen und bei Dissoziativen Störungen als Traumafolge auftreten und oft von Resignation und Handlungsunfähigkeit abgelöst werden. Das traumabedingte Vermeidungsverhalten ist somit ebenfalls sinnvoll, da es Trigger vermeidet, die die Unruhe steigern und in die Reaktualisierung führen könnten. Es kommt aber oft zu einer Reduzierung der Lebensmöglichkeiten und der Lebensqualität und schlägt schnell in Resignation, soziale Isolation bis hin in fast autistisches Verhalten um.

Sexualisierte körperliche oder psychische Gewalt gegenüber einem Menschen, gleich welchen Alters und welchen Geschlechts, stellt immer einen massiven Verstoß gegen das jedem Individuum selbstverständlich zustehende Recht auf Leben, auf körperliche und psychische Unversehrtheit, Intimsphäre und Würde dar. Gewalt gegen Frauen und Kinder ist zusätzlich, da wir in einem hierarchischen gesellschaftlichen System leben, Gewalt von Stärkeren gegenüber Schwächeren, also in hohem Maße zusätzlich zu Verantwortungslosigkeit und Unwürdigkeit ethisch inakzeptabel, von der moralischen Wertung einmal ganz abgesehen.

In welchem Ausmaß Gewalt vorkommt, zeigen ein paar Daten:

- Eine von vier in Europa lebenden Frauen ist von Gewalt durch ihren jetzigen oder den ehemaligen Partner betroffen.[25]
- In den Industrieländern geben etwa 10 bis 15 % der Frauen an, durch ihren aktuellen Lebenspartner zu sexuellen Handlungen gezwungen zu werden.[26]
- In Deutschland wird jede siebte Frau zwischen dem 20. und 59. Lebensjahr in ihrem Leben mindestens einmal Opfer einer Vergewaltigung oder einer sexuellen Nötigung.[27]
- In sechs verschiedenen europäischen Studien über sexuelle Belästigung am Arbeitsplatz wurden für den Anteil der Frauen, die sexuelle Belästigung erlebten, schätzungsweise zwischen 45 und 80 % genannt, wobei lediglich 5 bis 22 % zur Anzeige gelangten.[28]

Die sexualisierte Gewalt gegenüber Kindern, insbesondere Mädchen, galt lange als nicht besonders folgenschwer. Sie wurde und wird beschönigend sexueller «Missbrauch» genannt, die Begriffe «Inzest», «sexuelle Ausbeutung» oder «sexuelle Gewalt» bezeichnen das gleiche Phänomen, je nachdem, aus welcher nichtprofessionellen oder professionellen Perspektive das Trauma beschrieben wird. Aber der Traumabegriff ist hierbei leider immer noch nicht die Regel.

Die Verwendung des Wortes «sexuell» zeigt ebenfalls ein grundlegendes Missverständnis auf. Mit Sexualität haben die Übergriffe auf Mädchen (etwa 80–90 %) oder seltener Jungen nur indirekt zu tun, sie sind also nicht in erster Linie ein Sexualdelikt. Es geht dabei vielmehr um Machtmissbrauch und Gewaltakte, die sexuell für den Täter anregend wirken, bestätigen sie doch seine Überlegenheit. Es geht in der Regel um die Befriedigung männlicher Dominanz- und Herrschaftsansprüche, denn die weitaus meisten Täter sind Män-

ner. Bei hoher Dunkelziffer sind in 90 bis 95 % der Fäller die Täter
männlichen Geschlechts, davon stammen 50 bis 75 % aus dem sozialen Nahbereich, wie Väter, Stiefväter, Großväter, Onkel oder
Brüder. Hier ist die Aufklärungsrate sehr gering, und die Dunkelzif-
fern sind nicht einschätzbar hoch. Ob diese Zahlen zutreffen, ist
daher nur schwer zu beurteilen. Nur etwa 6 % sind Fremdtäter.[29]

Die Formen der sexualisierten Gewalt können sehr unterschiedlich sein. Sie können von der Berührung und «zärtlichen Lieb-
kosung» des Kindes gegen seinen Willen über das Betasten von Ge-
schlechtsorganen, Vorführen pornographischer Schriften oder
Filme, Masturbation vor dem Kind oder Masturbationsaufforde-
rungen an das Kind bis hin zu oraler, analer, vaginaler Vergewaltigung mit dem Penis, mit Fingern oder Gegenständen reichen.

Dabei sind die Grenzen zwischen lebensnotwendigen Zärtlich-
keiten von Erwachsenen gegenüber Kindern bis hin zur Ausübung
sexualisierter Gewalt nicht ganz scharf. Es ist daher schwierig, den
positiven und für die kindliche Entwicklung lebenswichtigen Körperkontakt von Erwachsenen gegenüber Kindern zu unterscheiden
von beginnenden Übergriffen. Entscheidend für die Unterscheidung
ist zum einen die Frage, ob das Kind selbst die Freiheit hat, Körper-
kontakte, die ihm unangenehm sind, zu verweigern. Zum anderen
ist die Intention des Erwachsenen entscheidend. Sexualisierte Gewalt ist alles, was der Machtbefriedigung und in der Folge der sexuellen Befriedigung eines Erwachsenen auf Kosten eines Kindes
dient.

Entscheidend ist vor allem das Erleben des betroffenen Kindes,
was ihm angenehm ist und was nicht. Bei Erwachsenen, die die Entscheidung des Kindes respektieren und akzeptieren, wird es nicht zu
sexualisierten Übergriffen kommen.

Sexuelle Übergriffe und sexualisierte Gewalt gegenüber Kindern
gibt es aber auch an Institutionen, in Schulen und anderen pädagogi-
schen und sozialen Einrichtungen. Dabei müssen sowohl im Vorfeld
wie auch bei erfolgten Übergriffen mehrere Ebenen berücksichtigt
werden, nämlich die unmittelbar betroffenen Kinder und Jugendlichen, aber auch die Tätergruppen, professionelle, wie Lehrer, Heimleiter, Pfarrer, Therapeuten, Hausmeister oder Leiter von Beratungsstellen, genauso wie freiwillige Hilfskräfte, zusätzlich hat die
sexualisierte Gewalt in Institutionen auch eine politische Dimension.

Dabei ist der Anteil der bekannt werdenden Fälle ohnehin gering, noch geringer ist die Anzahl der angezeigten Straftaten und noch viel geringer die der verurteilten Straftäter. Der Zeitschrift EMMA (Nr. 5, September/Oktober 2002) zufolge werden von 2000 Gewalttätern insgesamt nur etwa 100 mit einer Anzeige bedroht, davon werden nur 15 einem Gerichtsverfahren zugeführt, drei werden freigesprochen, 10 erhalten eine Bewährungsstrafe, und nur zwei Täter müssen mit einer Haftstrafe ohne Bewährung rechnen. Hoffen wir, dass diese Zahlen zu pessimistisch sind und nicht zutreffen. Jedenfalls gibt es eine große Dunkelziffer und wenig gesichertes Wissen über das Ausmaß. Gleichzeitig fällt immer wieder auf, dass die Fakten geleugnet oder bestritten werden, dass Ungläubigkeit und Verunsicherung in den Institutionen und im Rechtssystem groß sind. Das ist eine Form des Täterschutzes und hat den fehlenden Schutz der betroffenen Kinder und Jugendlichen zur Folge. Eine Anzahl von Fällen wird überhaupt nur bekannt, weil die betroffenen Kinder auffällig und von geschulten Mitarbeiterinnen und Mitarbeitern angesprochen werden oder weil sie die Institution verlassen, oft ohne nachvollziehbare Gründe.

Die Täter gehen in der Regel planvoll und überlegt vor. Entweder wählen sie ihr Berufs- oder Tätigkeitsfeld gezielt so aus, dass sie mit Kindern arbeiten, oder sie übernehmen gern gesehene ehrenamtliche Tätigkeiten als Freizeithelfer, Chorleiter, Trainer, Hausaufgabenhelfer oder anderes. Sie sind den Kindern bekannt und finden so Möglichkeiten und Situationen, die sie ausnutzen können.[30]

Die Folgen sind die gleichen wie bei jeder sexualisierten Gewalt, bei der Abhängigkeit, Unterlegenheit in der Hierarchie, Ungläubigkeit und Verleugnung des sozialen Umfeldes zum Trauma hinzukommen, obwohl dabei weniger sichtbare körperliche Misshandlungen vorgenommen werden. Die Folgen für die weitere Entwicklung und die Lebensqualität insgesamt sind gravierend.

Das Eitergeschwür
der Erinnerung
und das schreckliche
zerstörende
Geheimnis
Scham und Schuld
und Schmerz
als mächtige Begleiterinnen
Verbotene Orte
der Schweiß auf der Haut
stinkend
Ekel
in der Dämmerwelt
Verzweiflung
krümmt und verbiegt
Gebrochne Schranken
die Splitter von Grenzen
die Todesfeen
des Erinnerns
augenblicksblind

Du musst noch
einen Stein
beiseite treten

Zerstören ist leichter
als Heilen
und Lieben

3. Körperliche Folgen früher Traumatisierungen und die Beziehung zum eigenen Körper

Körperliche und seelische Entwicklungsphänomene lassen sich nur schwerlich deutlich getrennt beschreiben, sie stehen in wechselseitigen Beziehungen und bedingen einander. Die getrennte Betrachtung entspricht also der üblichen Leib-Seele-Spaltung, hat aber Konsequenzen für die Gewaltfolgen und deren Behandlung. Körperliche Symptome und Störungen werden von der somatischen Medizin behandelt, seelische Folgen von Psychiatrie und Psychotherapie. Die Spaltung setzt sich somit bis hinein in die Behandlungen fort, daher ist die Unterscheidung von körperlichen und seelischen Gewaltfolgen sinnvoll.

Das Bewusstsein für den eigenen Körper, die Körpergefühle und ihre Wahrnehmung sowie ihre Deutung als angenehm oder unangenehm, lustvoll oder unlust- und angstbesetzt oder gar gefährlich, als positiv oder negativ entwickelt sich im Verlauf der Kindheit, ebenso wie die positive oder negative libidinöse Besetzung, die letztlich die Beziehung zum eigenen Körper und sein Erleben prägt.

Der Körper ist Selbst und Objekt zugleich. Als Leib, wie der beseelte Körper bezeichnet wird, ist er der Ort des subjektiven Erlebens, Empfindens und Wahrnehmens, als Körper nimmt er gleichzeitig objektiv mit seinen Sinnesorganen die Eindrücke auf.

Nach der Geburt erlebt ein Kind nach der vorherigen Gleichmäßigkeit der Lebensbedingungen plötzlich sehr wechselvolle Innen- und Außenzustände. Als Innengefühle erlebt es Hunger und Durst, Befriedigung oder Mangel, Darmdruck, Entleerung, möglicherweise auch Beschwerden durch Blähungen oder Wundliegen, es erlebt Frieren und Schwitzen, Müdigkeit, Geborgenheit oder Verlassenheit, es erfährt also angenehme oder unangenehme Innengefühle.

Und es erlebt unterschiedliche Außenbedingungen, Füttern oder Hungernlassen, Pflege und Versorgung oder Vernachlässigung, Wärme oder Kälte, Zuwendung oder Ablehnung, also auch hier ganz unterschiedliche, angenehme oder unangenehme Bedingungen. Es erlebt die Berührung der Haut und eine Stimulation der anderen Sinne durch Bilder, Geräusche, Geschmack und Gerüche. Es macht also Erfahrungen, wobei es anfangs natürlich noch nicht unterscheiden kann, ob die Gefühle von innen oder von außen verursacht werden. Allerdings kann es von Anfang an deutlich Angenehmes und Unangenehmes unterscheiden, es reagiert ganz unterschiedlich darauf und gibt völlig unterschiedliche Signale.

Durch die Erfahrungen lernt es zu unterscheiden und Grenzen wahrzunehmen, innen und außen, Körpergrenzen, Haut und später auch Selbst und Nicht-Selbst. Es kann schon früh die Bezugspersonen erkennen, wie die genaue Beobachtung der frühen Interaktionsmuster zwischen Säugling und Pflegepersonen zeigt. Bereits das Neugeborene bringt die Fähigkeit mit, den Kontakt mit dem sozialen Umfeld selbst aufzunehmen und zu reagieren. Dem entspricht ein unbewusstes Elternverhalten, das auf das Verhalten des Säuglings intuitiv reagiert und das nicht geschlechtsspezifisch ist. Frauen wie Männer reagieren fast gleich auf das Verhalten und die Kontaktangebote des Säuglings und wären damit gleichermaßen in der Lage, das Kind zu versorgen. Die Ausschließlichkeit der Mutter-Kind-Beziehung lässt sich biologisch nicht aufrechterhalten.[1]

Das Wechselspiel von Kommunikation und Reaktion, von Bedürfnis und Bedürfnisbefriedigung ist dabei eine wichtige Erfahrung für die körperliche und seelische Entwicklung des Kindes. Die Erfahrung der Angemessenheit ist förderlich für die Entwicklung von Körpergefühlen und Körperwahrnehmungen, aber auch von Identität und Selbstwertgefühl, während die Erfahrung von Mangel oder Überflutung oder von unangemessenen ambivalenten Angeboten diese Entwicklung negativ beeinflusst. Wird die Haut gepflegt, gestreichelt, gewärmt, dann erlebt das Kind sie als angenehm und kann die eigene Haut als Körpergrenze lustvoll und positiv akzeptieren. Wenn Grenzen geachtet werden, können sie als «richtig» angenommen werden. Wer das richtige Maß erfahren hat, hat gelernt, was sich gut anfühlt, und lernt so, selbst zu dosieren. Zu häufiger, vor allem unangemessener und unangenehmer Körperkontakt ruft das Gefühl hervor, dass Körpergrenzen nicht respektiert werden und unangenehm oder gar schmerzhaft sind und dass sie etwas darstellen, das besser nicht wahrgenommen wird. Ein Mangel an Körperkontakt, also Vernachlässigung, Ablehnung und Ekel, hingegen führt dazu, dass Unsicherheit und Undeutlichkeit in Bezug auf Körpergrenzen entsteht. So kann eine unstillbare Bedürftigkeit entstehen. In beiden Fällen entwickelt sich kein richtiges Gefühl für Grenzen und Maß. Das Kind erfährt sie als unlustbetont und sogar gefährlich. Es lehnt sie – und in der Folge oft sich selbst – ab, stellt sie und sich selbst infrage, es kann bis hin zur Dissoziation von Körpergefühlen kommen. Diese ganzen Entwicklungsvorgänge laufen natürlich völlig unbewusst ab, auch die Folgen entziehen sich dem Bewusstsein, sie zeigen sich erst später in der Beziehung zum eigenen Körper, im Umgang mit ihm und seinen Funktionen.

Aber auch der Hunger als körperliche Funktion spielt für die Beziehung zum Körper eine existenzielle Rolle. Wird er angemessen gestillt, dann entstehen Zufriedenheit und das Gefühl, dass der Hunger und das eigene Gefühl dafür angemessen und richtig sind und dass sie ernst genommen werden. So erlebt sich das Kind in seiner Bedeutung und in seinen Äußerungen bestätigt, es ist «richtig». Zu viel Nahrungsangebot, überfüttern, führt zu dem Gefühl, dass die eigenen Bedürfnisse nicht respektiert werden, also vielleicht falsch sind. Zu wenig Versorgung hinterlässt einen Hunger, der bei extremem Mangel schließlich nicht mehr wahrgenommen wird, um das Überleben zu sichern. Auch hier kann schon früh die Dissoziation von Körpergefühlen einsetzen, oder es kann das suchtartige Gefühl entstehen, nie genug zu bekommen, also eine nicht zu befriedigende Bedürftigkeit. Ambivalentes Füttern oder Entfremdung der Nahrungszufuhr als Mittel der Belohnung, als Beweis oder Ersatz für Zuwendung verändert die Bedeutung des Hungers und der Nahrungsmittel und hinterlässt Unsicherheit, oft auch in Bezug auf Empfindungen von Hunger oder Sättigung.

Auch der Eigenrhythmus spielt hier eine Rolle. Es ist wichtig, dass er geachtet wird, denn dann kann ihn ein Kind als «richtig» und angemessen erleben. Werden seine Bedürfnisse, aber auch seine Ablehnung genauso akzeptiert, dann entwickelt es die Fähigkeit, die eigenen Bedürfnisse wahrzunehmen und später angemessen zu befriedigen. Die Achtung oder die Störung der Körperrhythmen spiegelt sich später im Erleben des Menstruationsrhythmus wider. Die Besorgnis erregende Zunahme von Ess- oder Schlafstörungen könnte ebenfalls mit frühen Erfahrungen zusammenhängen. Denn die Achtung vor körpereigenen Rhythmen ist uns im Wesentlichen verloren gegangen. Wir essen zu bestimmten Uhrzeiten, die oft vom Arbeitsrhythmus, aber auch von Gewohnheiten bestimmt werden, und nicht mehr dann, wenn Hunger auftritt. Die äußere Gestaltung des Tages und die Fixierung auf Uhrzeiten ist wichtiger geworden als der innere Rhythmus des Körpers. Das Gleiche gilt für den Schlafrhythmus. Wir schlafen, wenn die Arbeit getan und das Fernsehen gesehen ist oder wenn die Kneipen geschlossen sind.

Auch die stimulierende Wirkung von sensorischen Wahrnehmungen wie Bildern, Geräuschen und anderen Sinneseindrücken spielt in der Entwicklung des Kindes eine zunehmende Rolle. Sie befriedigt Interesse und Neugier und unterstützt die Schulung der Wahrnehmungsfähigkeit. Eine Reizüberflutung kann zum Abschalten bis hin zur Dissoziation oder aber zur Entwicklung eines suchtartigen Konsums von Reizen führen. Dann ist das Gefühl für Befriedigung und für Dosierung gestört oder dissoziiert. Ein zu geringes

Reizangebot kann zum Desinteresse und in den Rückzug führen, aber auch das Gefühl unstillbarer Bedürftigkeit zur Folge haben.

Zur frühen Entwicklung gehört auch die Entdeckung des eigenen Körpers, der Hände und Füße und damit der Handlungsfähigkeit, und auch die Entdeckung der Geschlechtsorgane. Alles wird erforscht, in Besitz genommen und libidinös besetzt. Hat ein Kind die Möglichkeit, ungestört den eigenen Körper und auch die eigenen Geschlechtsorgane zu entdecken, und erlebt es positiv gewähren lassende Anteilnahme bei den Bezugspersonen, so wird sich sein Gefühl für den eigenen Körper positiv entwickeln. Nichtachtung, Ablehnung, Verbote, Grenzverletzungen, Übergriffe und Gewalterfahrungen beeinträchtigen die Entwicklung der psychosexuellen Identität maßgeblich.

So sind die Erfahrungen mit den Bezugspersonen und deren Verhalten entscheidend für die Entwicklung des Körperbildes, den Bezug zum eigenen Körper und zur eigenen Sexualität.[2]

Bei früh traumatisierten Kindern finden wir demzufolge in der weiteren Entwicklung regelhaft bestimmte charakteristische Auffälligkeiten, die abhängig sind von Zeitpunkt, Art und Dauer der Traumatisierungen. *Die* Gewalt gibt es ohnehin nicht, außerdem sind verschiedene Formen von Gewalt oft kombiniert und wirken damit in ihren Auswirkungen verstärkt und verstärkend. Wichtig ist auch, in welcher Lebens- und Entwicklungsphase die Über- oder Unterstimulierung in welchen Körper- oder Lebensbereich einwirkt. Wenn der Körper der Ort von Traumatisierungen ist, wie dies bei Misshandlungen und insbesondere bei sexualisierter Gewalt meist erfahren wird, dann kann die Entwicklung des Körperbildes und der körperlichen Funktionen nicht ungestört ablaufen, wie sich aus dem Vorangegangenen ergibt.

Werden Reizschranken ständig durchbrochen, kommt es durch die übermäßige Reizzufuhr durch Gewalt und Trauma zur Überstimulierung. Dann kann sich ein Gefühl für Grenzen nicht angemessen entwickeln. Hinzu kommt nicht selten eine Unterstimulierung durch Vernachlässigung und Defizite, die zu einem quälenden Mangel an angemessener Reizzufuhr und positiven Körpergefühlen führt. Beides ist unerträglich und wird meist mit Hilfe der Dissoziation als Fähigkeit, nur teilweise etwas oder nichts mehr zu spüren, bewältigt und überlebt. Hinzu kommt, dass der Körper eines traumatisierten Mädchens nicht ihm selbst gehört, es darf nicht darüber verfügen, es darf nicht bestimmen, was ihm wann und wie geschieht. Abwehr oder Flucht sind meist nicht möglich, sei es, weil das Kind noch zu klein ist, um zu begreifen, was geschieht, um sich angemessen zu wehren, sei es, dass das Kind mit Drohungen oder Gewalt gefügig und über die Angst handlungsunfähig gemacht wird.

Das Gefühl, dies ist nicht mein Körper, ich bestimme nicht darüber, wird durch die Dissoziation scheinbar bestätigt. Zusätzlich kommt es zu einer weiteren Entfremdung: Der Körper wird oft in einer Entwicklungsphase, in der sich die Beziehung zu ihm erst ausbildet, ohne eigene Beteiligung, gegen das eigene Gefühl und den eigenen Willen benutzt, verletzt, beschmutzt. Die Kontrolle über den eigenen Körper, die Körperwahrnehmungen und meist auch die Körperfunktionen können sich nicht entwickeln oder werden enteignet, je nach Lebensalter, und gehen damit in der traumatischen Situation völlig verloren. Der Körper des Mädchens dient der Macht- und Triebbefriedigung von anderen, oft des Vaters oder anderer Familienmitglieder – die meisten Traumatisierungen finden im nahen sozialen Umfeld statt –, er dient nicht dem eigenen Erleben, dem ungestörten Kennenlernen und Nutzen der eigenen Möglichkeit, eigene Erfahrungen zu machen. Das bedeutet auch Rechtlosigkeit, Ohnmacht, Entwürdigung und Erniedrigung. Diese Entfremdung geht weit über die Störung der Abgrenzungsfähigkeit und der Selbstverfügung hinaus. Letztlich wird der Körper, der ja vorhanden ist und der sich trotz der Dissoziation immer wieder in Erinnerung bringt, aber nicht wahrgenommen oder gar genutzt werden darf, zur Quelle von Angst, Anspannung, Verletzung, Schmerz und Leiden, auf ihn kann alles Negative und Feindliche projiziert werden, er ist der latente Feind, der in der Vorstellung des Kindes die Gewalterfahrungen und das Trauma auslösen. Ohnehin wird jedes Trauma im Körper als Körpererinnerung gespeichert, auch wenn altersmäßig die Erinnerungsfähigkeit noch nicht entwickelt werden konnte oder die Dissoziationsfähigkeit vor entsprechenden Erinnerungen schützt. Der Körper als Speicher enthält also das Trauma. Deshalb wird er mit Ablehnung und Hass verfolgt. Die Entfremdungserlebnisse von Körperzonen führen zusätzlich zu einem fragmentierten Körperbild, es kann gefühllose oder «tote» Zonen geben, zugleich kann eine Aktiv-Passiv-Spaltung auftreten. Aktive Bereiche können einerseits hilfreich und schützend, andererseits möglicherweise böse sein, weil sie an der – verbotenen, tabuisierten, bösen – Tat beteiligt sind. Passive Bereiche werden oft dem Täter als Ort der Verletzung, der Gewalt und der Überwältigung zur Verfügung gestellt – um den Preis dieses Opfers werden andere Stellen des Körpers gerettet oder der seelische Bereich geschützt. Oft wird der Körper durch die Dissoziation als fremdes Objekt, als Nicht-Selbst erlebt, und dennoch ist er vorhanden, so nahe wie nichts sonst. Durch diese Phänomene, dissoziativen Mechanismen und Fragmentierungen kann sich kein zusammenhängendes Körper-Selbst, Körperbild und Körpergefühl entwickeln. Der Körper ist nur noch als Feind wichtig, alle negativen Gefühle können auf ihn verschoben werden, er ist der Böse, nicht der Täter, der in der Vorstellung das Leid und das Leiden verursacht hat und – bei chronischen Traumatisierungen – immer wieder neu verursachen wird. Er wird durch sein Leiden zur Grenzzone zwischen Leben und Tod. Hinzu kommt das durch die vertiefte Leib-Seele-Spaltung von Traumaopfern verstärkte Gefühl, dass der Körper sie im Stich lässt, nicht fühlbar und wahrnehmbar oder nur Ort von Schmerz und Leid ist. Dies wird besonders deutlich bei der Wendung gegen den eigenen Körper im autoaggressiven, selbstschädigenden Verhalten. Der Täter ist nicht erreichbar, immer zur Verfügung steht aber der eigene Körper, zu dem die Beziehung ohnehin schwierig geworden ist, wenn er zum Nicht-Selbst und zum Feind geworden ist. Daher besteht die große Gefahr selbstschädigender Handlungen.

Anhaltende Auslieferungs- und Ohnmachtserfahrungen wie bei der sexualisierten Gewalt in der Kindheit bewirken zudem chronische Stressreaktionen. Wenn Stress über längere Zeit einwirkt, entsteht Dauerstress mit emotionaler Anspannung. Ein Opfer andauernder oder wiederholter Gewalt befindet sich ständig in einem Zustand, der keine normale Entspannung und Ruhe zulässt und nach irgendeiner Form von Entladung, Entlastung oder Entspannung sucht. Dies wird einerseits durch die Angst vor neuer Gewalt verhindert, andererseits durch die ständig latent vorhandene ohnmächtige Wut. Autoaggressive Mechanismen können momentane Abhilfe schaffen.

Bei selbstschädigendem Verhalten finden wir, wie bei der Aggression insgesamt, direkte und indirekte, aktive und passive, offene und verdeckte Formen. Autodestruktive Handlungen betreffen meist den Körper. Sie treten gewöhnlich in Situationen auf, die subjektiv als bedrohlich erlebt werden. Dabei sind die Motive für autodestruktives Handeln oft sehr komplex und vielfältig. Von der Motivation her unterscheiden wir zwei Arten von Autodestruktionen, nämlich diejenigen, die gegen den eigenen Körper und das eigene Selbst gerichtet sind, mit dem Ziel zu zerstören, von denjenigen, die zwar gegen den eigenen Körper gerichtet zu sein scheinen, die von Intention und Wirkung her aber Selbstschutz oder sogar Selbstheilungsversuch auf einer anderen Ebene darstellen. Diese sind in einem paradoxen Sinn konstruktiv, denn sie stellen nicht selten den Versuch dar, sich zu schützen vor unerträglicher Spannung, Ängsten, Schmerz und sozialer Isolation. So sind Selbstverletzungen fast nie Zeichen suizidaler Absicht, sondern zeigen oft den Wunsch nach einer besseren Lebensqualität auf. Autoaggressionen können also sowohl destruktiv wie auch konstruktiv und lebensrettend sein. Diese Unterscheidung und das Verstehen sind wichtig für eine spätere therapeutische Arbeit. Denn auch absurde oder paradoxe Selbstsorge und Selbstschutz dürfen nicht einfach infrage gestellt oder verboten werden, ohne die Überlebensmuster und den Überlebenswunsch selbst infrage zu stellen. Dann nämlich kann es sehr rasch zu einem Umkippen von «konstruktiver Autodestruktivität» in destruktive selbstzerstörerische Handlungen kommen. Von außen her lassen sich allerdings beide Formen nicht sicher unterscheiden, daher ist es wichtig, Hintergründe und Bedeutung von autoaggressivem Handeln verstehen zu wollen.

Zum autodestruktiven Handeln gehören:
• selbstverletzendes Verhalten
• Suchterkrankungen
• Prostitution
• körperliche Symptome verschiedenster Art
• Selbstmordgefährdung und Suizid.

Am häufigsten sind die Selbstverletzungen. Vor der selbstverletzenden Handlung finden subjektiv belastende Erfahrungen statt mit starken Gefühlen, die durchaus auch positiv sein können, starke Gefühle werden aber meist als gefährlich erlebt. Dies löst Angst und Panik, Verzweiflung, Wutgefühle, vitale Leeregefühle und Gefühle von Hilflosigkeit und Hoffnungslosigkeit aus. Die Bewältigung der starken und widersprüchlichen Affekte misslingt, das Selbst dissoziiert in einen «abgeschalteten» und einen handelnden Anteil. Direkte Selbstverletzungen, die als solche gut erkennbar sind und die auch in der Regel nicht geleugnet werden, sind meist Schnitt- oder Kratzverletzungen, aber auch Verletzungen mit Zigaretten und andere Verbrennungen sind nicht selten, ebenso das Schlagen mit dem Kopf gegen die Wand.

Selbstverletzungen und deren Funktionen

Kommunikationssignale, Regulierung intrapsychischer und interpersoneller Konflikte, Möglichkeit der Selbstfürsorge
* Autoaggressivität: Innenfeind statt Außenfeind
    lenkt Affekte ab, dient dem Überleben und dem Erhalt der Objekte
* Selbstbestrafung
    Reduktion von Schuldgefühlen
* Selbstmissachtung und Abwertung
    Selbstbestrafung statt «Bestrafung»
* Bestrafung des sozialen Umfeldes, der Therapeutin
    Grenzsetzung; Entmachtung, Machtdemonstration
* Hinweis auf drohende Fragmentierung
    Kommunikationssignal, Ventil für Druck, Suizidprophylaxe
* Reorientierung
    Selbstkontrolle; Aufheben von dissoziativen Zuständen
* Gegen das Gefühl von Einsamkeit, Objektlosigkeit, Hoffnungslosigkeit und Grauen
    «Antidepressivum»
* Mitteilung von Zwiespalt, Druck, Not, Leiden
    Kommunikationssignal (missverständlich), mobilisiert Affekte
* Flucht aus Belastungssituationen, aus Wohlbefinden und Nähe
    Sicherheit, Selbstsorge
* Selbstbestimmung, Beweis der Stärke, Unempfindlichkeit
    Autonomiegefühl, narzisstisches Regulativ, narzisstische Reparation
* Körperlicher Schmerz statt seelischem Leid
    Selbstsorge; Verschiebung
* Reinigungsvorstellungen
    Reinigung, Neuwerden
* Selbstwahrnehmung, Körperwahrnehmung
    Grenzfindung, Überwindung von Spaltung, «Lebendigkeit»

Bei Selbstverletzungen werden, wie inzwischen bekannt ist, Endorphine, also Glückshormone, produziert. Das bedeutet auch, dass selbstverletzendes Verhalten süchtig machen kann. Denn auch Suchtverhalten zählt zu den autodestruktiven Mechanismen. Auch hier finden wir den Aspekt des Überleben-Wollens, notfalls mit Hilfe von Suchtmitteln, die im Augenblick ein Wohlbefinden auslösen oder die anders nicht erträgliche Realität ausblenden lassen. Drogensüchtige sind sehr häufig früh traumatisiert, bei früheren Traumata ist das Risiko späterer Suchterkrankungen erheblich erhöht. So ist nach einer Studie aus dem Jahre 1998[3] die Häufigkeit der Alkohohlabhängigkeit nach vier oder mehr frühen Stresserfahrungen um das 7,4fache erhöht und der Konsum von harten Drogen 10,3-mal wahrscheinlicher. Abhängige Frauen sollen nach Schätzungen zu etwa 80 % in ihrer Kindheit sexualisierte Gewalt erfahren haben. Infolge der hohen Dunkelziffer können die Angaben nicht genau sein. Für viele Frauen ist eine Sucht der Versuch, Konflikte zu lösen, die sich aus den Erfahrungen mit personaler oder struktureller Gewalt, aus Widersprüchen, Belastungen und Grenzen weiblicher Lebensrealität ergeben.

Auch die Prostitution gehört zu den autoaggressiven Verhaltensweisen. Bei der Befragung einer Beratungsstelle für Prostituierte berichteten 95 % der Frauen über sexualisierte Gewalt in der Kindheit, 80 % waren drogenabhängig.[4] Prostituierte oder Sexarbeiterinnen selbst berichten, dass es für sie eine gewisse Genugtuung bedeutet, Männer für das bezahlen zu lassen, was sie von frühester Kindheit an umsonst hatten tun müssen, Macht und Kontrollmöglichkeit über die finanzielle Ausbeutung von Männern und ihre Abwertung als Dummköpfe und schwache, ihrer Sexualität ausgelieferte Wesen auszuüben. Gleichzeitig bedeutet Prostitution für sie auch Kontrolle über den eigenen Körper, ihn aktiv zur Verfügung zu stellen, weil er das Einzige ist, das sie zu Geld machen können, um für sich selbst zu sorgen. Aggressivität und Autoaggressivität gehen hier ebenfalls, wie meistens, ineinander über.

Auch Gewaltbeziehungen, die viele Frauen eingehen, weil sie den chaotischen desorganisierten Beziehungsmustern der Primärfamilie und damit dem, was sie kennen, entsprechen, gehören zu den selbstschädigenden Mechanismen. Auch hier wieder: Das Bekannte, Berechenbare, früh Erlernte ist erst einmal weniger beängstigend als unbekannte Nähe und Wärme und damit unberechenbares Verhalten in anderen Beziehungsmustern. Dass sich auf Dauer wieder die gleichen Schädigungen und Gewalterfahrungen einstellen, zeigt, dass solche an sich paradoxen, konstruktiven Autodestruktionen nur zum Überleben, aber nicht letztlich zur Heilung und zum Leben führen können.

Davon in ihrer Bedeutung unterschieden werden müssen Krankheitssymptome körperlicher, seelischer oder kombinierter Art, die durch Vortäuschung dargestellt oder selbst hervorgerufen werden. Dazu gehören auch selbst verursachte Wundheilungsstörungen, wenn sich dafür keine organischen Gründe finden lassen. Die Symptome, die Anlass zur Behandlung sind, werden selbst aktiv verursacht, und die Behandlung der Symptome wird aktiv behindert. Beides geschieht jedoch im Wesentlichen meist heimlich, selten demonstrativ. Diese selbst induzierten Phänomene werden unter dem Begriff der artifiziellen Störungen zusammengefasst. Eine Sonderform ist das so genannte Münchhausen-Syndrom, bei dem zusätzlich zwanghaftes Lügen oder eine Mischung aus Wahrheit und Unwahrheit vorliegen kann. Dazu gehören falsche anamnestische Angaben, die bei oft guten medizinischen Kenntnissen der Betroffenen überzeugend wirken, ebenso wie die präsentierten Symptome. Diese werden zum Teil nur geklagt, wie etwa Schmerzen oder Fieber bei manipulierten Fieberthermometern, das ist heute bei digitaler Temperaturmessung allerdings nicht mehr so einfach. Andere erzeugen leichtere oder schwerere Symptome selbst, wie etwa Blutarmut durch selbst verursachten Blutverlust, Entzündungen durch die Injektion mit infiziertem Material oder auch Insulinschocks durch Insulininjektionen.

Neben aktiven autoaggressiven Handlungen finden wir in der Vorgeschichte oft medizinische Eingriffe und Operationen, zu denen die Betroffenen immer wieder verführen oder die sie, manchmal manipulativ oder erpresserisch, erzwingen. Behandlungen und Eingriffe führen in der Regel nicht zu einer Heilung, häufig kommt es zu einer Symptomverschiebung. Der Leidensdruck ist dabei sehr hoch. Die Krankheit wird zum Lebenssinn, das Medizinsystem zur Heimat.

Zu den passiven Formen der Autoaggressivität gehört allerdings auch, notwendige Behandlungen nicht aufzusuchen oder aktiv zu verhindern.

Eine weitere, oft übersehene Form von Autodestruktivität kann die Entwicklung von körperlichen Symptomen, von psychosomatischen oder somatischen Erkrankungen sein. Wir finden bei Frauen, die in der Kindheit sexualisierte Gewalt erlebt haben, eine Fülle von körperlichen Symptomen. Hierbei erfolgt die Somatisierung nicht ungezielt, sondern als Körpererinnerung und Wiederholung, als Erinnerungsspur im Körper. Selbst wenn das Trauma nicht erinnert wird, so erinnert sich der Körper häufig, indem er Symptome, insbesondere auch Schmerzen, produziert. Denn es gibt so etwas wie ein Körpergedächtnis. Starke Reize, insbesondere Schmerzreize, können Veränderungen im Nervensystem, vor allem im Rückenmark, hinterlassen.[5] Die Folge sind eine gesteigerte Schmerzempfindlichkeit und das Auftreten spontaner Schmerzen – beides ist Traumatisierten wohl bekannt.

Es gibt drei typische Symptombereiche, die häufig bei früh traumatisierten Frauen zu finden sind:
• Unterleibsbeschwerden, -erkrankungen, -operationen
• Atemstörungen
• Essstörungen.

Dazu gehören Störungen des weiblichen Zyklus wie Ausbleiben der Periode, schmerzhafte Menstruationen, unklare, teilweise heftige zyklische oder azyklische Unterbauchbeschwerden (Pelipathie), Sexualstörungen, häufige Fehlgeburten, Störungen des Geburtverlaufs, manchmal völlige Gefühllosigkeit im Bereich des Unterleibs und eine Alibidinie, das Fehlen von sexuellen Bedürfnissen und Gefühlen. Die Folgen sind nicht selten gynäkologische Operationen, deren Gründe medizinisch oft nicht nachvollziehbar sind und auf denen oft die Frauen selbst bestehen. Hier finden wir die vielfach operierten Frauen. Hinter den Unterleibsbeschwerden stehen häufig real erlebte Verletzungen und deren Folgen. Die mit Gewalt durchgeführten sexualisierten Handlungen treffen auf ein Kind, dessen sexuelle Entwicklung noch nicht eingesetzt hat oder nicht abgeschlossen ist. So kann es nur mit sprachlosem Entsetzen auf die Körperverletzung, die seelische Verletzung und die Tabuverletzung reagieren und sie später in den Symptomen erinnernd wiederholen.

Die Atemstörungen zeigen sich oft als Druckgefühl auf der Brust beim Atmen, häufig als Bronchitiden, aber auch die Ausbildung einer Hyperventilationstetanie ist nichts Seltenes, gelegentlich entwickelt sich auch eine Asthmaerkrankung. Frauen berichteten in der Therapie beim Auftreten von Inzesterinnerungen, wie sie die Ein-

engung des als riesengroß erlebten Erwachsenen als Erstickungs-
und Todesangst erlebten. Viele Frauen wurden zudem als sehr kleine Kinder oral vergewaltigt, viele wurden auch gewürgt, oder der
Mund wurde ihnen zugehalten. Hinzu kommt das unbedingte
Schweigegebot, das in der Regel gefordert wurde.

Die Essstörungen reichen von Erbrechen, Übelkeit, Luftschlu-
cken und einem Kloßgefühl im Hals bis hin zur manifesten Anorexie oder Bulimie. Hinter dem Erbrechen finden wir häufig unerträglichen Ekel als Folge oraler Vergewaltigungen. Zudem wurden viele
Mädchen für das Erbrechen danach oft noch bestraft. Wie eine solche Erinnerung sich subjektiv anfühlt und wie sie erlebt wird, geht
aus der folgenden Schilderung einer früh traumatisierten Frau mit
einer Essstörung in der Vorgeschichte hervor:

*Gestern kam mir die Erinnerung des Gefühls hoch – nach intensivem
Nachdenken, warum ich immer wieder von einem Kaugummi träume, das
in meinem Mund größer und größer wird, mich zu ersticken droht, das ich
immer wieder versuche, aus meinem Mund zu bekommen. Aber es ist im
Traum ein sinnloser Kampf, es wird immer größer und größer und klebt
überall in meinem Mund, und je mehr ich davon herausziehe, um so mehr
kommt immer wieder nach. Manchmal kommt es als stinkende Substanz
aus meinem Bauchnabel. Ist es nicht widerlich, so etwas zu beschreiben
oder zu lesen? Noch viel widerlicher ist es, davon zu träumen.*

Körpererinnerungen schließen immer auch den Verlust der Handlungsfähigkeit und die Unmöglichkeit, dem Trauma zu entkommen,
ein. Wir können also die Essstörungen bei aller Destruktivität auch
als Versuch verstehen, eine minimale Verfügungsmöglichkeit über
den eigenen Körper zu erreichen. Oft war zudem die Nahrungsaufnahme in der Kindheit durch Spannungen bei Tisch und durch
Schweigegebote beeinträchtigt, oft wurden sie zum Essen gezwungen, oder Essen wurde zur Wiedergutmachung oder zum Beweis der
Fürsorge missbraucht.

Weitere häufige Symptome sind Kopfschmerzen, Rückenschmerzen und Schlafstörungen. Früheres Leiden wird so zur körperlich
ausgedrückten Krankheit, die aktuelles Leiden verursacht. Das ist
eine Wiederholung, die autodestruktiv und gleichzeitig völlig unbewusst ist. Sie wiederholt letztlich das Handeln der Täter, das fortge-
führt und damit bestätigt wird. Andererseits sind sie unbewusste
Signale und Hinweise auf das Trauma – ein Kommunikationssignal,

das leicht missverstanden werden kann und das Medizinsystem zur Wiederholung traumatischer Erfahrungen, beispielsweise durch nicht indizierte eingreifende Behandlungen und Operationen und damit zur realen Retraumatisierung veranlasst.

Der ultimativ selbstzerstörende Akt ist der Suizid, der Selbst-Mord. Suizidalität, Suizidversuche und Suizid sind menschliche Verhaltensweisen, die aktives Handeln und eine Reflexion der Hintergründe ihres Wunsches, der Auslöschung der eigenen Existenz, erfordern. Deutlich unterschieden werden müssen Suizidgedanken, Suizidversuche und der vollendete Selbstmord. Suizidalität ist die Summe aller Denk- und Verhaltensweisen, die durch aktive Handlungen, durch das Zulassen schädigender Handlungen anderer oder durch das Unterlassen einer Handlung den eigenen Tod anstreben oder ihn als mögliche Folge in Kauf nehmen. Das schließt den selbstschädigenden Charakter von Freizeitrisikoverhalten und Extremsportarten ebenso ein wie Sucht, Prostitution und Essstörungen.

Das Risiko eines Suizidversuches ist bei früh Traumatisierten um das 12,2-fache erhöht.[6] Dabei sind Selbstmordversuche nicht einfach misslungene oder unvollständige Suizide, es gibt aber auch unscharfe Grenzen. Suizide können misslingen, Suizidversuche ungewollt tödlich enden. Andererseits ist Suizidalität als letzter möglicher Ausweg eine Ressource, aber auch ein Signal und ein Appell, der das Überleben manchmal erst möglich macht.

Subtilere Formen von autodestruktivem Verhalten sind weit verbreitet und werden in Reaktionen wie Helfersyndrom oder Leistungsüberforderung und workaholischen Zuständen bis hin zur völligen Erschöpfung gefunden. Aber auch die Entwicklung von starken Schuldgefühlen, die die Lebensqualität erheblich einschränken und die bei Überlebenden von Gewalt nach früher Traumatisierung ebenso gefunden werden wie bei Holocaust-Überlebenden und Folteropfern, sind letztlich selbstschädigend, auch wenn sie einen Selbstheilungsaspekt enthalten. Hinzu kommt, dass die Adoleszenz generell eine sensible Entwicklungsphase ist, in der Selbstbeschädigungen, zum Teil auch als Experiment mit dem eigenen Körper, wie die harmlosen Formen von Piercing und Tattoos zeigen, durchgeführt werden. Die subtilen Formen der Selbstschädigung mindern meist die Lebensqualität, mit Ausnahme des offenbar lustvoll besetzten Freizeitrisikoverhaltens und der Extremsportarten, die die Lebensqualität verbessern sollen. Aber meistens steht die Selbstschädigung im Zusammenhang mit Selbstbestrafung – direkt oder indirekt, hier wird auch wieder die Relativität sichtbar –, und damit dienen sie auch dem Überleben durch die Vorstellung, über den eigenen Körper zu verfügen und entscheidungs- und handlungsfähig gewesen zu sein und nicht hilflos ausgeliefert.

Am Beispiel von Sabine V. fanden wir die typischen Traumafolgen wieder. Sie litt unter Unterleibsbeschwerden, Essstörungen und häufiger Bronchitis. Sie verletzte sich selbst durch Schnitte in die Arme und den Bauch. Im 14. Lebensjahr nach den jahrelangen Übergriffen durch den Nachbarn unternahm sie ihren ersten Selbstmordversuch, mit 34 Jahren, als ihre Beeinträchtigungen deutlicher und ihre körperlichen Symptome mehr wurden, ihren zweiten Selbstmordversuch. Dazu kamen Schlafstörungen, Kopfschmerzen, Rückenschmerzen und eine chronische Verstopfung. Sie fühlte sich körperlich krank, erschöpft, war von Schmerzen geplagt und betrachtete daher zusätzlich zu allen anderen Erfahrungen ihren Körper als ihren größten Feind. Damit waren ihr die Täter, aber auch die defizitäre Beziehung zu beiden Eltern aus dem Blickfeld gerückt und spielten kaum noch eine Rolle. So wirksam ist der Abwehrmechanismus der Abspaltung und der Betrachtung des eigenen Körpers als Feind.

Auch bei Ulrike K. wird der eigene Körper, der bei Dissoziativen Identitätsstörungen vom Gefühl her allen und damit niemandem gehört, abgelehnt, niemand im System will so recht Verantwortung übernehmen, für niemanden ist er vertraut und positiv besetzt, zumal er Schmerzen produziert. Alle weiblichen Persönlichkeitsanteile haben Körpergefühle, der Körper wird eindeutig als weiblich wahrgenommen. Es bestehen Hemmungen gegenüber allem Körperlichen und Körperlichkeit, insbesondere bei allen Scham, diffuses Unbehagen, nicht erklärbare und konkretisierbare negative Erwartungen, Erwartungsangst und Gänsehaut. Die männlichen Teilpersönlichkeiten, ob Kinder, Helfer oder Täterintrojekte, haben keinen Anteil an Körpergefühlen. Sie leben vom Gefühl her körperunabhängig, sie haben als einzigen Zugang Angst vor Schmerzen.

Das Körpergefühl von «Ulla», der praktischen Teilpersönlichkeit, die hauptsächlich die Alltagspersönlichkeit (Host) prägt, wird bestimmt durch Ekelgefühle, die abhängig sind von der Nähe zu äußeren Personen, Schamgefühle, auch der Narben von Verletzungen und Selbstverletzungen wegen, von Trauer wegen des Fehlens von Kraft, Gesundheit und Unversehrtheit, Berührungsangst und Schmerzen.

«Ulrike», die Ursprungspersönlichkeit, hat die gleichen Gefühle, nur we-

sentlich intensiver und existenzieller. Bei ihr dominiert das Schwäche- und Ohnmachtsgefühl. «Ulli», die an Psychotherapie interessierte, informierte und kreative Teilpersönlichkeit, fühlt sich – neben «Ulla» – am meisten als Frau und nimmt die Körpergefühle von «Ulla» und «Ulrike» ebenfalls intensiv wahr, allerdings unbefangener und mit weniger Hemmungen. Sie kann als einzige im System auch Kraft, Ausdauer, Wertschätzung des Körpers und so etwas wie «Lebenssinn» spüren. Vom Körperkontakt mit den Töchtern profitieren «Ulla», «Ulrike», «Ulli» und die sensible «Rike», sie empfinden ihn als nicht bedrohlich, sie können Wärme und Vertrauen spüren.

Bei den traumatisierten Kindanteilen herrschen der Ekel und die Angst vor, bei den Nichttraumatisierten auch Freude an Bewegung, an der Natur und am Draußensein und sportlicher Ehrgeiz.

Belastend ist es für alle, sich nicht alleine im Körper zu fühlen, die «anderen» wahrzunehmen, beispielsweise deren Stimmen zu hören, ohne das Reden oder Handeln beeinflussen zu können. Zeit und Kontrolle gehen unmittelbar verloren, es kommt zu Zeitverlusten und Gedächtnislücken. Hinzu kommt aber die Dynamik, die einige Persönlichkeitsanteile, insbesondere Täter- oder Mutterintrojekte, zu Selbstschädigungen, Selbstverletzungen und Selbstmordversuchen innerhalb des Systems an anderen Teilpersönlichkeiten veranlasst. Der eigene Wille und die konstruktiven Gefühle und Kräfte werden überformt vom gefühlsmäßig fremden Willen der Täterintrojekte, die wie eine Gewalt oder Macht von außen erlebt werden, der gegenüber Opfergefühle und Ohnmacht vorherrschen, ganz nach dem Muster der Kindheitserfahrungen. Das macht die Situation begrifflich und gefühlsmäßig noch schwieriger. Denn ist es eine «Selbst»-Verletzung oder ein «Selbst»-Mord, wenn eine Täter-Teilpersönlichkeit einen Kindanteil verletzen oder umbringen will, ganz nach dem Muster der frühen Kindheitserfahrungen mit den äußeren Personen? Lediglich die hilfreichen Anteile können die «Selbst»-Schädigungen verhindern, aber nicht die Autoaggressivität insgesamt vermindern, die, ganz nach der Dynamik der äußeren Beziehungen in der Kindheit, nicht als das «Selbst» betreffend wahrgenommen und erlebt werden. Denn ein einheitliches, zusammenhängendes Selbst ist in einem dissoziativen System nicht entwickelt worden, es ist daher nicht wahrnehmbar und nicht vorhanden.

Es nachtet schon
der Schnee fällt dünn
aus leeren Sternen
zitternd
frierend
sehr allein
Wo willst du hin
den fremden fernen
Weg im Winter

Der Schnee fällt dünn
auf meine dunkeln Spuren
Wo will ich hin?
Wie Eisesfunkeln
Worte wie Sterne
scharf und kalt
und sehr
allein

4. Frühe Traumatisierung und seelische und soziale Entwicklung

Die sexualisierte Gewalt in der Kindheit trifft auf unentwickelte, leicht verwundbare seelische Strukturen. Die Ich-Funktionen, Abwehrmechanismen, Affekte, Bewältigungs- und sozialen Kompetenzen sind noch nicht hinreichend ausgebildet, so dass die ohnehin überwältigende, Handlungsunfähigkeit erzeugende Situation der Traumatisierung in der Kindheit noch wesentlich schwerwiegendere Folgen hat. Durch die traumatische Situation wird die Entwicklung außergewöhnlicher Fähigkeiten erzwungen, um das Überleben zu sichern, die sowohl kreativ wie auch konstruktiv in einem absurden Sinne sind, weil sie üblicherweise als destruktiv angesehen werden. In jedem Fall finden wir in der weiteren Entwicklung bestimmte charakteristische Auffälligkeiten, die insbesondere die seelische und soziale Entwicklung wie auch die seelische Organisation betreffen.

Grenzverletzende Übergriffe durch eine vertraute, nahe Bezugsperson bedeuten immer eine starke gefühlsmäßige Verunsicherung. Das Ausmaß der Schädigung ist noch gravierender, wenn der Vater, der eigentlich Schutz und Sicherheit vermitteln soll, der Täter ist. Die Realität wird zudem infrage gestellt, denn vor dem bösen fremden Onkel werden Mädchen gewarnt. Eine Warnung vor dem Vater hat niemand ausgesprochen – also kann es doch wohl nicht wahr sein, was die Mädchen erleben. Sie verstehen auch oft das veränderte Verhalten des Vaters nicht, empfinden seine Handlungen als Ekel erregend, scheußlich und Angst auslösend. Wenn der sonst «liebe» Vater solche Gefühle weckt, dann können diese Gefühle wohl nicht richtig sein. Selbstzweifel entstehen zusätzlich. Oft geben sich die Täter sogar Mühe und wollen, dass die Mädchen ihre Manipulationen schön finden und mögen. Und die Mädchen strengen sich an, um es richtig zu machen – ganz nach dem Muster ihrer Erziehung zu Kommunikation und Rücksichtnahme. Infolge der völligen Überforderung – meist ist die sexuelle Entwicklung noch nicht abgeschlossen, Inzesthandlungen sind tabuisiert, dazu kommt die gefühlsmäßige Überforderung – halten sie sich in der Regel selbst für unfähig und wertlos. Selbstzweifel und Gefühle des Ungenügens entstehen. Sexualisierte Gewalt findet sehr häufig auch nachts statt. Tagsüber verhalten sich die Väter so, als sei nichts geschehen. Zweifel an der eigenen Wahrnehmung der Realität sind die Folge. Die Mädchen spüren sehr wohl, dass etwas nicht stimmt. Sie können aber die Handlungen nicht in ihren Alltag einordnen und sehen auch keinen Bezug zu den vermittelten erzieherischen Werten und Normen, die gerade in Traumafamilien häufig sehr restriktiv sind und Sexualität und sexuelle Handlungen, aber auch Aggressivität und Gewalt tabuisieren. So sind viele der Mädchen in Bezug auf Sexualität und später auch ihre Menstruation nicht aufgeklärt. Dadurch ergeben sich zwei zusätzliche unüberbrückbare Gegensätze: die Sexualfeindlichkeit oder Tabuisierung in der Familie und die sexualisierten Handlungen des Vaters. Es entsteht eine innere Spannung, die nicht zu überwinden ist. Viele der Täter gelten als rechtschaffende Männer und gläubige Christen. Sie vertreten in ihren Ansichten nach außen hin ein Bild, das im völligen Widerspruch zu ihren Taten steht. Eine weitere Verwirrung des Mädchens ist daher die Folge. Oft wird später in der Therapie das Gefühl geschildert, verrückt zu sein oder zu werden, gerade wenn der Vater auch eine Vertrauensperson ist. Die Täter gehören allen Schichten an, Arbeiter sind genauso vertreten wie Lehrer, Pfarrer, Ärzte, Juristen und

Hochschulprofessoren. Die Vorstellung, dass sexualisierte Gewalt ein Problem von weniger privilegierten Schichten sei, trifft nicht zu.

In den Familien wird über sexualisierte Gewalt und Ausbeutung nicht gesprochen, das Thema bleibt tabu. Der Täter tut auch üblicherweise seinerseits alles, um vor der Mutter und den Geschwistern des betroffenen Mädchens seine Übergriffe geheim zu halten. So bemerken diese häufig tatsächlich nichts davon. Damit glauben die Mädchen, ihrer Wahrnehmung noch weniger trauen zu können, sie deuten das Geschehen um und verharmlosen es. Der blinde Fleck in unserer Gesellschaft im Hinblick auf Gewalt von Männern wirkt auch in ihnen, obwohl sie es besser wissen. Damit zusammenhängende Gefühle von Wut und Hass werden abgespalten oder autoaggressiv gegen das eigene Selbst gewandt. Mädchen fühlen sich grundsätzlich schuldig, dem Vater gegenüber, weil sie sein Tun ablehnen und ekelhaft finden und weil sie glauben, sie hätten sein Verhalten provoziert oder gefördert. Oder sie nehmen an, sie hätten es gleich abwehren müssen, obwohl sie real als Abhängige und Unterlegene keine Chance dazu haben. Der Mutter gegenüber bestehen Schuldgefühle, weil sie meinen, sie hätten es ihr erzählen müssen, gleich beim ersten Mal, auch weil sie mit ihr zu konkurrieren meinen, falls der Vater sich mit ihnen gegen die Mutter verbündet hat. Zusätzlich entwickeln betroffene Mädchen oft Verhaltensstörungen, die an sich unverständlich sind, das Zusammenleben erschweren und von der Mutter daher abgelehnt werden oder die ihr zusätzlich Sorgen machen. Oft richtet sich die Wut der Tochter auch gegen die Mutter, die doch merken müsste, schützen müsste, und auch wegen dieser Wut erlebt sie sich häufig als schuldig. Aber Schuldgefühle haben noch den Aspekt, dass Schuld auch Handlungsfähigkeit heißt, wie später noch ausgeführt werden wird.

Inzest geschieht oft in einer vorher schon emotional gestörten Familienstruktur, in der es wenig Sicherheit und Vertrauen, wenig Mitteilung und Gemeinsamkeit, aber viel Distanz und Tabus gibt. Sexualisierte Handlungen, vor allem wenn sie mit Schmusen und Streicheln einhergehen, können auch zärtliche Gefühle in Mädchen auslösen, besonders wenn sonst ein wenig zärtliches Verhalten in der Familie üblich ist und die Bedürfnisse nach Nähe und Zärtlichkeit nicht erfüllt wurden. Deshalb binden sich manche Mädchen auch an den Vater, merken aber bald, dass sie damit sein Verhalten bestärken und intensivieren und dass sie keine Möglichkeit haben, über sich selbst zu bestimmen und ihre Grenzen zu wahren. Schließlich stellen sie ihre ständig missachteten Grenzen selbst in Frage.

Angst ist in Traumafamilien immer vorhanden, Angst vor der Entdeckung und der Strafe, vor den Drohungen des Täters, vor Schuldgefühlen, vor der möglichen Schuld, andere, insbesondere die Mutter, zu kränken, sie traurig oder gar krank zu machen. Immer besteht die Angst vor der Wiederholung. Angst vor Dunkelheit, Angst vor der Nacht, vor dem Schlafen, vor dem Alleinsein und dem Ausgeliefertsein sind häufig. Es handelt sich dabei um existenzielle Ängste bis hin zur Panik, verstärkt durch unkontrollierbare Angstanfälle im Sinne von Flash-backs und Alpträumen.

Eine besondere Rolle spielt die unbewusste Angst vor der eigenen Wut, vor dem Hass auf den Täter, die Angst vor den Affekten und vor der Gefühlsstärke, die zur Dissoziation von Gefühlen überhaupt oder aber zur Verschiebung der Wut auf die Mutter oder andere Personen führt oder sich autoaggressiv gegen die eigene Person richtet. Die Folgen für die weitere Entwicklung sind immer gravierend.

Die in der defizitorientierten Sichtweise der Psychotherapie als Persönlichkeitsstörungen beschriebenen Entwicklungsauffälligkeiten und Reaktionen sind altersabhängig unterschiedlich. Bei Mädchen bis drei Jahren finden wir Angst und Verwirrung, Schlaf- und Essstörungen. Diese Symptome scheinen nicht besonders spektakulär zu sein, die Störungen kumulieren jedoch im Verlauf der weiteren Entwicklung und können zu grundlegenden Problemen und zu erheblichen Einschränkungen der späteren Lebensqualität führen, auch oder gerade weil keine Erinnerungen an das frühe Trauma abrufbar sind, besonders wenn sie in der vorsprachlichen Entwicklung stattfanden.

Im Vorschulalter werden Angst und Verwirrung und bereits Scham- und Schuldgefühle sowie eine Zunahme der Aggressivität beobachtet, ebenso ein Gefühl von Schutz- und Hilflosigkeit. Das äußert sich in regressivem Verhalten, eventuell wieder auftretendem Einnässen oder Einkoten, Daumenlutschen, Nägelkauen, Unruhe, Jucken der Scheide und Masturbieren, Essstörungen, Kopfschmerzen, Bauchschmerzen, Schlafstörungen und Alpträumen. Das Spielniveau kann sich verändern, sprachliche Fähigkeiten können wieder verloren gehen.

Zwischen dem 6. und 9. Lebensjahr kommen Misstrauen hinzu, Zwangshandlungen wie Waschzwang oder exzessives Baden, gelegentlich schon Suizidalität und soziale Probleme im Umgang mit Gleichaltrigen, aggressives oder sexualisiertes provozierendes Verhalten, sozialer Rückzug, Beziehungsprobleme und Schulversagen mit Aufmerksamkeitsdefiziten und Hyperaktivität.

Zwischen dem 9. bis 13. Lebensjahr treten zusätzlich bereits Depressionen auf, Selbstwert- und Identitätsprobleme, Probleme mit dem Rollenverhalten, Selbstverletzungen, die Suizidalität wird deutlicher, die sozialen Probleme ausgeprägter, Schulschwänzen, Aufmerksamkeitsdefizite, Hyperaktivität, Rauchen, Alkohol- und Drogenkonsum, promiskuöses Verhalten sowie sozialer Rückzug sind zu beobachten. Kinder mit Gewalterfahrungen sind spätestens jetzt schwierige, auffällige Kinder, die dadurch zusätzliche Probleme haben, abgelehnt oder sanktioniert werden und dadurch weitere Schwierigkeiten bekommen.

In der Adoleszenz schließlich wird das aggressive und autoaggressive Verhalten noch deutlicher, zu den bereits bekannten Symptomen können manifeste Essstörungen im Sinne von Anorexie und Bulimie kommen, Verwahrlosung, Promiskuität, verschiedene Abhängigkeitserkrankungen, Jugendkriminalität sowie massive Beziehungs- und Entwicklungsstörungen.[1] Zusätzlich zu dieser eher diffusen Symptomatik können sich eigenständige Krankheitsbilder wie die Posttraumatische Belastungsstörung, Dissoziative Identitätsstörungen oder Psychosen ausbilden.

Insgesamt treten Störungen und Probleme wie Depressivität, Suizidalität und autoaggressive Handlungen, Schuldgefühle, Zwangsphänomene und Essstörungen bei Traumatisierten altersmäßig viel früher auf als bei nicht traumatisierten Kindern. Denn die Bewältigung und das Überleben eines Traumas kann auf unterschiedliche Weise erfolgen, und zwar

• durch die Entwicklung einer Psychose
• durch die Entwicklung einer Dissoziativen Identitätsstörung
• durch die Konstruktion eines komplizierten Sinnsystems.

Die Entwicklung einer Psychose als – sehr verkürzt gesagt – Ausstieg aus einer unerträglichen Realität ist noch relativ wenig bekannt. Beobachtungen und Untersuchungen zeigen aber, dass viele der psychiatrisch behandelten und hospitalisierten Psychosepatientinnen und -patienten frühe Traumata erfahren haben.

Die Dissoziative Identitätsstörung entwickelt sich aus der Tatsache, dass bei Frühtraumatisierten der wichtigste und häufigste Abwehrmechanismus die Dissoziation ist. Die Synchronizität von Denken, Fühlen und Handeln ist bei allen Traumatisierten mehr oder weniger gestört.[2] Das Trauma wird in einer anderen Hirnregion als das biographische Gedächtnis gespeichert, und damit ist diese Form der Dissoziation auch ein organisches Phänomen. Die verschiedenen sensorischen und Gefühlsqualitäten des Traumas, insbesondere Angst und Entsetzen, werden dissoziiert gespeichert. Damit ist die Dissoziation nicht mehr nur ein Abwehrmechanismus, sondern in der Gehirnstruktur verankert und wird ein wesentliches Merkmal der Persönlichkeit, das sich verselbständigen und zu einem Symptom entwickeln kann. Alle Traumatisierten dissoziieren also, aber in unterschiedlichem Ausmaß. Bei traumatisierten Kindern können Teile des Selbst abgespalten werden, bevor sich ein zusammenhängendes Selbst durch kontinuierliche und verlässliche Selbst- und Objekterfahrungen im Verlauf der Kindheit entwickeln kann. Verselbständigen sich die entstandenen Persönlichkeitsanteile, dann entwickelt sich eine Dissoziative Identitätsstörung. Für Traumatisierte jeden Alters, am gravierendsten verständlicherweise beim Kind, das noch keine kohärenten und stabilen seelischen Strukturen entwickelt hat, ist die Dissoziation also eine körperlich verankerte Eigenschaft und eine Tatsache, die jedoch auch eine Möglichkeit des Überlebens und der Anpassung an den Alltag – trotz der Traumaerfahrung – darstellt. Denn die Chance, die eine Dissoziative Identitätsstörung bedeutet, darf in den Überlegungen nicht vernachlässigt werden. Es werden nur Teile der Persönlichkeit vom Trauma und damit auch von späteren Retraumatisierungen und Krisen betroffen, andere Anteile sind nicht betroffen oder können in Sicherheit gebracht werden.

Bei Ulrike K. bedeutete die Dissoziation verschiedener Persönlichkeitsanteile und die Unkontrollierbarkeit der Dissoziationen eine zusätzliche Verunsicherung. Hinzu kamen die Zeitverluste, dazu die Frage, was sie in der fehlenden Zeit vielleicht angestellt oder erlebt haben könnte. Hatte wieder ein Trauma stattgefunden? Hatte sie sich unangemessen verhalten, indem Kindanteile oder Täterintrojekte in dieser Zeit die Handlungen bestimmten? Hatte sich «Rosa» vielleicht prostituiert, oder hatte «die Eisige» andere schwer gekränkt? Hatte ihr der Innenanteil «E.» Medikamente eingeflößt wie vor der Traumatisierung durch den Freund des Stiefvaters, oder hatte ein Täterintrojekt Selbstverletzungen induziert?

Diese extreme Unsicherheit besteht bei Dissoziativen Störungen immer, solange die Dissoziationen völlig unbeeinflussbar und ohne Kontrolle erfolgen.

Die Konstruktion eines komplizierten Sinnsystems ist allerdings der häufigste Bewältigungsversuch. Hier wird mit Hilfe früher Abwehrmechanismen wie primitive Idealisierung, Projektion und projektive Identifizierung beziehungsweise Identifikation mit dem Aggressor, sowie Verschiebung und Verleugnung ein Sinnsystem konstruiert, das die Tat rechtfertigt. Das Böse ist das Kind selbst, und das rechtfertigt alles, was mit ihm geschieht. Das befriedigt das Kausalitätsbedürfnis. Wenn das Kind böse ist, kann der Täter in der Phantasie des Mädchens gut bleiben. Sie kann den Täter sogar «lieben» – Liebe zum Täter ist ein Schutzmechanismus, der auch das seelische Überleben in der Familie ermöglicht, weil dadurch Angst und Wut überdeckt und nicht wahrnehmbar werden. Dieses an sich paradoxe Phänomen finden wir auch bei Erwachsenen, zum Beispiel als so genanntes Stockholm-Syndrom, wenn Geiseln sich auf die Seite der Geiselnehmer schlagen und diese vor der – helfenden – Polizei warnen oder sie schützen: Solidarisierung mit dem Täter als paradoxe, vor allem auch intrapsychische Überlebenshilfe. Dieser Mechanismus ermöglicht, dass das Kind im Familienverbund verbleiben kann, schließlich ist es existenziell auf Sicherung seiner Versorgung angewiesen. Es muss jedoch versuchen, nicht mehr «böse» zu sein, sondern besser oder gar gut zu werden. Sonst empfindet es unerträgliche Schuldgefühle und oft unerträgliche Dankbarkeit, dass die Familie ein so «böses» Kind versorgt und seine Existenz sichert. Darüber hinaus kann jedoch das Kind auch den Glauben an einen Sinn, Hoffnungen auf ein besseres Leben und den Glauben an eine phantasierte Handlungsfähigkeit, die der Ohnmacht entgegenwirkt, aufrechterhalten. Wenn es nur «gut» genug wird, wenn es sich nur genügend anstrengt, dann würde auch das Trauma aufhören, das es durch seine Existenz ausgelöst hat. Da aber die Verknüpfung und die Voraussetzungen nicht zutreffen, nutzt alle Anstrengung nichts, das Mädchen selbst kann die Traumatisierung nicht kontrollieren oder beeinflussen. Seine Anstrengungen führen nicht zum Erfolg, es macht also immer wieder die Erfahrung, dass es nie genügt. Das hat erhebliche Auswirkungen auf die Entwicklung des Selbstwertgefühls.

In jedem Fall bleibt auch diese Schuld – neben allen anderen phantasierten Schuldmöglichkeiten – beim Kind selbst. Selbstbeschuldigungen sind typisch für das Gefühl und die Denkweise von traumatisierten Menschen jeden Alters. Es wäre verständlicher, auf den Täter mit Wut zu reagieren. Schmerzhafte und traumatische Erfahrungen, ob körperlich oder psychisch, die von Menschen und insbesondere von nahen Menschen zugefügt werden, lösen in jedem Fall Wut aus, die der Grundaffekt der Aggressivität ist. Wut ist zuerst einmal ein Signal, dass etwas quälend, schmerzvoll, defizitär, jedenfalls schädlich ist und verändert werden müsste.[3] Das Verletzende, Zerstörende, das Schädliche soll aufhören. Aggressionen sind not-wendig im eigentlichen wörtlichen Sinn.

An sich ist eine Aggression vom Wortsinn her erst einmal ein Antrieb zum Handeln: adgredi, aggredi heißt «herangehen». Das Aggressionspotenzial ist ein unabdingbarer Bestandteil nicht nur der menschlichen Natur. Aggressionen sind vielseitig, sie sind Reaktionen auf Frustrationen, Enttäuschungen, Versagungen, Verletzungen. Gleichzeitig haben sie einen spannungsreduzierenden und triebenergieverzehrenden Effekt. Sie sind aber auch Zeichen von Vitalität, Selbstbehauptung und Kommunikationsfähigkeit. In jedem Fall haben sie sowohl konstruktive, oft lebensrettende als auch destruktive zerstörerische Aspekte. Beim Umgang mit Aggressionen spielen instrumentelles und soziales Lernen, aber auch moralische und ethische Dimensionen eine Rolle.

Aggressionen setzen Handlungsfähigkeit voraus: Sie müssen, um wirksam zu sein, umgesetzt werden. Aber in der Phantasie von Traumaopfern, die in der traumatisierenden Situation handlungsunfähig sind – dies ist ja geradezu ein Kennzeichen des Traumas –, wird die Handlungsfähigkeit mit «Täterschaft» gleichgesetzt: Der Täter war handlungsfähig, das Opfer nicht. Die Nähe von Aggressivität zu Grenzverletzung und Gewalt macht zusätzlich Angst. Die Unterscheidung von gesunder Aggression, die dem Selbstschutz dient und die Situation verändert, und destruktiver Aggressivität, die zerstörend nach außen und innen ist, kann nicht mehr gemacht werden. Zerstörende Aggressivität, bei der es nur um eigene Vorteile, Ideologien, Machtansprüche und Zerstörung geht, erscheint als die einzig mögliche Form von Aggressivität. Denn genau das ist im Kontakt mit dem Täter erlebt worden. Diese dysfunktionale Aggressivität kann zudem in keinen realistischen Bedeutungszusammenhang gestellt werden. So verunsichert das Gefühl von Wut und Ärger zusätzlich.

Zu jeder aktiv ausgeübten destruktiven Aggression gehören ein schädigendes Subjekt und ein geschädigtes Objekt. Beide können verkürzt als Täter und Opfer bezeichnet werden. Beide stehen in einem klaren hierarchischen Verhältnis zueinander. Dabei erfährt das Opfer Verletzung und Übergriffe, Auslieferung und Ohnmacht, ohne sich angemessen wehren zu können. Dem angreifenden, Macht und Gewalt ausübenden Täter steht das handlungsunfähige Opfer gegenüber. Der Impuls, der Antrieb, sich zu wehren, ist erst einmal vorhanden, bei jedem Lebewesen. Kann er nicht umgesetzt werden, führt dies zu ohnmächtiger Wut, die ohne Entlastungs- und Entladungsmöglichkeiten anwächst und daher grenzenlos und mörderisch wird. Sie bedeutet existenzielle Bedrohung, real oder in der Vorstellung des Opfers, und sie führt zu Rachegefühlen und -phantasien, aber sie bleibt ohnmächtig, ohne Macht. Es entwickelt sich das Opfergefühl als grundlegendes Lebensgefühl, das auch später in alle Beziehungen hineinwirkt und die Täter-Opfer-Dynamik immer wieder neu konstelliert. Das Opfergefühl entsteht an einem Punkt, an dem Handeln grundsätzlich nicht mehr für möglich gehalten wird, abhängig von Dauer, Häufigkeit und Stärke der Traumata sowie vom Lebensalter bei Beginn. Es wird als ein Gefühl von Auslieferung, von Aussichtslosigkeit, von völliger Handlungsunfähigkeit beschrieben, das nicht mit der Antriebslosigkeit und Resignation der Depression verwechselt werden sollte, besonders nicht in Therapien, aber nach außen hin sehr ähnlich wirkt. Es wird als viel existenzieller beschrieben, gerade von Frauen, die auch Depressionen kennen, nämlich als ein Gefühl, als ob kein Recht mehr vorhanden sei, zu existieren oder gar zu leben, als ob das Recht auf jede

Form von Handeln fehle. Hier macht sich der frühe Abwehrmechanismus der Umkehrung der Realität, der das Mädchen zur Schuldigen macht, wohl ebenfalls bemerkbar. Wenn zusätzlich zum Gefühl fehlender Handlungsfähigkeit, auch in nicht traumatischen Situationen, das grundsätzliche Recht zum Handeln fehlt, ist das Ohnmachtsgefühl überwältigend und kann nur noch von ohnmächtiger narzisstischer Wut durchbrochen werden auf alles und jeden, was wiederum als Täterschaft und Identifikation mit dem Täter erlebt wird. Denn diese Wut ist völlig unverhältnismäßig und verstärkt die soziale Vereinsamung. Das wird wiederum als Bestätigung der eigenen Wertlosigkeit und Selbstablehnung erlebt, ein unendlicher Teufelskreis des Leidens. Es ist das Gefühl, nicht wirklich auf der Welt zu sein, nicht wirklich in der Zeit, im Hier und Heute, sondern, wie viele Frauen sagen, ein «Alien» zu sein, ohne Lebensberechtigung oder gar Recht auf Genuss und Lebensfreude.

Wie ein solches Opfergefühl für sie entsteht, fasste eine Frau in folgende Worte:

Da ist etwas ganz tief in mir drinnen, das ist wie ein Kern. Da kann keiner dran, wenn ich es nicht zulasse. Das kann keiner zerstören, wenn ich ihn nicht lasse. Manchmal ist es zu schlimm, manchmal bin ich müde oder schwach oder bin es leid zu kämpfen. Und dann geht es an den Kern. Da verliere ich mich. Dann kommt dieses Gefühl von totaler Hilflosigkeit, dann geht nichts mehr. Das ist schrecklich, dann kommt die Panik, ich bin dann nur noch ausgeliefert. Dann kann ich nur noch zusehen, dass ich die Panik überlebe. Oft fühle ich mich dann aber so, als hätte ich selbst etwas Schlimmes getan. Deshalb fühle ich mich nicht gut, wenn es vorbei ist und ich es geschafft habe. Und deshalb gibt mir das auch keine Kraft.

Vielleicht ist dies ein Bild, das nachvollziehbar und verstehbar schildert, was es bedeutet, sich als Opfer zu fühlen, und welche Kraft erforderlich ist, um dies Gefühl zu verändern und aus der völligen Auslieferung wieder herauszukommen.

Dem aggressiv handelnden Täter steht das von ohnmächtigen mörderischen Aggressionen erfüllte Opfer gegenüber. Seine aggressiven meist unbewussten Handlungen bleiben auf die Phantasie beschränkt und unterbleiben, zumal sie entsprechend der mörderischen und damit unkontrollierbaren Wut sehr destruktiv sind. Es verändert sich infolgedessen nichts. Da die Aggression nicht zum Handeln führt, bleibt sie auch nach dem Trauma weiterhin bestehen. Sie nimmt bei wiederholten Traumatisierungen – und sexualisierte Gewalt an Kindern sind Wiederholungstaten – weiter zu. Irgendwo muss sie bleiben, sie ist quälend, zerstörerisch und selbstzerstörend. Infolgedessen muss auch die – möglicherweise sonst schützende, verteidigende – Wut erst einmal dissoziiert werden. Hinzu kommt, dass die eigene Aggressivität dem Kind zusätzlich oder erneut die Grundannahme bestätigt, dass das Kind selbst böse ist. Außerdem wird einem Mädchen dadurch, dass es an verbotenen und tabuisierten sexuellen Handlungen beteiligt ist,[4] zusätzlich bestätigt, dass seine Existenz an sich «gute» Menschen dazu bringt, schuldig zu werden. Die Schuldgefühle haben aber noch eine andere Dimension. Schuldig zu sein, heißt auch, entscheidungs- oder handlungsfähig gewesen zu sein, wenigstens in der Phantasie. Vielleicht wäre es ja doch möglich gewesen, sich zu wehren, fortzulaufen oder Hilfe zu suchen. Vielleicht wäre dann alles anders gekommen. Das Gefühl phantasierter Handlungsfähigkeit wirkt den unerträglichen Ohnmachtsgefühlen entgegen. Schuldgefühle sind, so schwierig und einschränkend sie sind, leichter zu ertragen als das Gefühl völliger Ohnmacht und Auslieferung.

Häufig ist die Identifikation mit dem Täter ein möglicher Abwehrmechanismus, der hinter der oft beobachteten späteren Gewalttätigkeit von früheren Opfern steht – insbesondere männliche Opfer reagieren häufig auf ihren Opferstatus, indem sie ihrerseits zu Tätern werden: Abwehr der Ohnmacht durch eigene Täterschaft. Aber gerade bei Frauen führt dieser Abwehrmechanismus zu zusätzlichen Schuldgefühlen, die wiederum das «Böse» bestätigen. Dann besser Täterschaft gegen den eigenen Körper – die narzisstische Wut gegen den Täter kippt. Letztlich ist der Suizid die perfekte Synthese der Täter-Opfer-Dynamik: Täter gegen den eigenen Körper, der Opfer der aggressiven Handlungen ist. Suizid entsteht aus einem Opfergefühl und bedeutet das Auslöschen des Opfers durch Täterschaft. Täter wie Opfer sind in der gleichen Person vorhanden.[5] Diese Dynamik ist paradox, wirklich existenziell und mörderisch. Aber Frühtraumatisierte sind nicht nur Opfer, sie entwickeln auch besondere Fähigkeiten. Eine einseitige Sichtweise wird ihrer Entwicklung nicht gerecht.

Die Schuld des Opfers ohne Stabilisierung infrage zu stellen, hieße erst einmal, ihm diese Überlebenshilfe und dieses Sinnsystem zu rauben. Der Glaube an das «böse Selbst» ist im Verlauf der Entwicklung fester Bestandteil der Persönlichkeitsstruktur geworden. Die Schuld für eine überwältigende Tat auf sich zu nehmen, bedeutet immer auch die Entwicklung eines negativen Größenselbst – ich bin die schlechteste, diejenige, die am meisten Schuld auf sich geladen hat –, insbesondere wenn damit Einzigartigkeit im Familiensystem durch den Schutz von Mutter oder Geschwistern oder die Vorstellung verbunden waren, als Einzige den – vielleicht alkoholisierten – Vater durch das Opfer des eigenen Körpers beruhigen zu können, die Familie dadurch zu erhalten, alles für den Familienfrieden auszuhalten und für das Wohlbefinden und die Existenz der anderen zuständig zu sein. Diese Größenvorstellungen werden immer sofort wieder von Ohnmachtsgefühlen abgelöst, von dem Gefühl, keine Kontrolle zu haben, ausgeliefert zu sein, ein ständiges seelisches Wechselbad, das kein Wohlbefinden und insbesondere auch keine seelische Entwicklung mehr zulässt. Ohnehin entwickeln viele Traumatisierte reaktiv auf die gestörte Selbstentwicklung oder die Störung, Zerstörung oder Zerstückelung des Selbst durch die traumatisierenden Handlungen ein Gefühl für die Einzigartigkeit ihres Schicksals als Größenvorstellung, mit der gleichzeitig das Gefühl tiefster existenzieller Einsamkeit und Isolation verbunden ist. Viele Frauen sind in der Therapie trotz aller Medienaufmerksamkeit, trotz aller Literatur zum Thema überrascht, dass es anderen Mädchen und Frauen genauso ergangen ist und dass ihr Schicksal nicht einzigartig ist.

In der Therapie darf jedoch auch die Existenz dieses Größenselbst nicht ohne vorangegangene Stabilisierung und Entwicklung eines tragfähigen Selbst infrage gestellt werden. Dies würde das ohnehin fragile, oft fragmentierte und unstrukturierte Selbst von früh traumatisierten Frauen zusätzlich stören oder zerstören.

Jedenfalls wird jede Entwicklung durch sexualisierte Gewalt erst einmal unterbrochen. Bereits entwickelte Fähigkeiten können wieder verloren werden. Nun haben Kinder ein hohes Regenerationspotenzial, so dass die Schädigungen kompensiert oder regeneriert werden, jedenfalls nach außen erst einmal nicht sichtbar werden. Bei Wiederholungen allerdings – und sexualisierte Gewalt in der Kindheit sind nun einmal Wiederholungstaten – ist die Entwicklungsstörung dauerhaft. Allerdings zeigen die Reaktionen der Kinder auch nach einem isolierten einmaligen Trauma durch Fremdtäter, wie eingreifend die Störung sich auswirkt.

Verschiedene Entwicklungsbereiche sind besonders gestört:[6]

1. Sicherheit
2. Vertrauen
3. Kontrolle und Grenzen
4. Selbstwertgefühl
5. Beziehungsfähigkeit

Diese Aufteilung ist mehr oder weniger willkürlich wie alles in lebendigen Bezügen, da enge Wechselwirkungen zwischen den einzelnen Bereichen bestehen und da zusätzlich bestimmte Funktionen nicht oder nur ungenügend entwickelt werden können.

1. Ein Sicherheitsgefühl kann sich nur entwickeln, wenn Sicherheit erlebt wurde. In den üblichen Familienbezügen soll nach unserem gesellschaftlichen Verständnis gerade die Vaterfigur Schutz und Sicherheit bieten, besonders auch gegenüber dem in der Psychotherapie immer noch verbreiteten Bild der «bösen Mutter», wie die Theoriebildung es hergibt. Diese Person nun, die in den früheren Lebensphasen vor dem Trauma vielleicht tatsächlich als schützend erlebt wurde, wird nun plötzlich selbst zur schlimmsten Bedrohung. Wo ist da noch Sicherheit möglich? Das führt zum Gefühl des ohnmächtigen Ausgeliefertseins, gegen das es keine Abwehr gibt. Dieses Gefühl bleibt oft das ganze weitere Leben bestehen und führt in der Wiederholung zu weiteren Ohnmachtserfahrungen, ein Grund für die häufige Victimisierung und ein Anlass, die «Überlebenssucht» zu entwickeln. Zwar werden bedrohliche Situationen so weit wie möglich vermieden, das Vermeidungsverhalten der Posttraumatischen Belastungsstörung macht sich auch hier bemerkbar, aber dort, wo sie unvermeidbar sind, tritt wieder das Gefühl des Ausgeliefertseins und der totalen Unsicherheit ein. Sicher ist nur, dass weitere Verletzungen folgen – eine negative Sicherheit, die sich im realen Erleben oft erfüllt. Die Folge ist ohnmächtige Angst.

2. Vertrauen bildet sich aus der Erfahrung der Zuverlässigkeit der nahen Bezugspersonen, aber auch in Bezug auf die Verlässlichkeit der eigenen Wahrnehmungen und Einschätzungen von Situationen. Mädchen mit sexualisierten Gewalterfahrungen können dem Vater oder anderen Bezugspersonen nicht mehr trauen,

sie erleben aber auch die Mutter nicht mehr als zuverlässig und schützend, ganz gleich, wie die Realität ist. Auch das führt letztlich zu Angst, aber auch zu Beziehungsunfähigkeit und zum Rückzug. Das wirkt sich in späteren Beziehungserfahrungen und Bindungsstrategien aus, aber auch in der Therapie. Hinzu kommt das Gebot der Geheimhaltung, dem die betroffenen Mädchen, oft mit Todesdrohungen, unterworfen waren und das selbst bei erwachsenen Frauen noch sehr tief sitzen kann. Und auch da wird Therapie gefährlich: Das Geheimnis muss nun aufgedeckt werden.

3. Das Gefühl für Kontrolle und für Grenzen entwickelt sich aus der Erfahrung, dass Grenzen geachtet wurden und kontrollierbar sind. Dem Gefühl, die eigenen Reaktionen und Emotionen kontrollieren zu können, steht die Erfahrung der Auslieferung und der Missachtung, des Chaos, des Zusammenbruchs aller Orientierungsmöglichkeiten und des Überschwemmtwerdens entgegen. Zudem ist die Erfahrung sexualisierter Gewalt unbewusst auch mit unkontrollierbarer Wut und Angst verbunden. Als Gegenreaktionen werden oft Zwänge entwickelt, so treten nicht selten Waschzwänge und Duschzwänge auf, mit denen erlebter Ekel und Schmutz abgewaschen werden sollen: «Ich möchte mich zur chemischen Reinigung abgeben oder besser noch, ganz neu werden», sagte eine Patientin mit Waschzwang. Aber auch Ordnungszwänge können kompensatorisch entwickelt werden, die jedoch das erfahrene Chaos auch nicht zu ordnen vermögen. Die Folge sind Angst, Rückzug, Vermeidung von Erlebensmöglichkeiten und damit von unkontrollierbaren Affekten, wie aus der Posttraumatischen Belastungsstörung bekannt.

4. Ein sicheres Selbstwertgefühl entsteht durch das Gefühl, für wert gehalten zu werden. Mädchen erleben sexualisierte Gewalt als Beweis dafür, dass sie nichts Besseres verdient haben, als benutzt zu werden. Denn sie werden zum Objekt männlicher Bedürfnisbefriedigung gemacht, statt im Rahmen ihrer Möglichkeiten ein gleichwertiges Gegenüber in einer Beziehung zu sein. «Ich war wie ein Klo, er hat sein Zeugs oben oder unten in mich reingespritzt», sagte eine Frau. «Ich war austauschbar, es konnten auch meine Schwestern sein oder eine Freundin meiner jüngeren Schwester, die hat er auch dazu benutzt.» Hinter solchen Bemer-

kungen wird auch die ganze Aggressivität und Autoaggressivität deutlich, die sich aus solchen Erfahrungen entwickelt. Dass sich damit kein Selbstwertgefühl aufbauen lässt, ist ohne weiteres verständlich. Neben dem Gefühl der Abwertung führt die mögliche Entwicklung eines Größenselbst zu weiterer Labilisierung. Wenn das Mädchen infolge des Traumas das Gefühl hatte, für den Familienfrieden, für den Weiterbestand der Familie, für das Wohlbefinden des Vaters, der Mutter und möglicherweise auch der Geschwister verantwortlich zu sein, dann genoss sie für Augenblicke das trügerische Gefühl, wichtiger zu sein als alle anderen und damit unentbehrlich. Der Realitätsprüfung hält ein Größenselbst niemals stand. Die Folge sind schwere Störungen des Selbstwertgefühls mit Selbstwertkrisen, Selbstverachtung und Autoaggressionen bis hin zum Selbstmord.

5. Die Entwicklung der Beziehungsfähigkeit setzt Bezugspersonen voraus, die als sicher, zuverlässig und vertrauenswürdig erlebt wurden. Aber auch die Beziehungsfähigkeit zu sich selbst ist gestört, wenn die Selbstachtung und das Selbstwertgefühl fehlen. Nähe kann nicht mehr zugelassen werden, weil sie als absolute Bedrohung erlebt wird, Begegnung führt zu Verfügung und Auslieferung. Ein Kind ist nicht in der Lage, bevor es seine eigenen sexuellen Gefühle entwickelt hat, Sexualität als Geschehen zwischen Personen zu begreifen. Es erlebt sie auf sich selbst bezogen, intrapersonal, nicht interpersonell. Zudem geht es, obwohl es vordergründig so aussieht, bei der sexualisierten Gewalt nicht um Sexualität. Durch die Dissoziation der Gefühle wird auch der Zugang zu sich selbst erschwert, statt innerer Ruhe und Zufriedenheit werden innere Anspannung und innere Leere erlebt, der Weg in depressive Erlebens- und Verhaltensweisen ist nicht weit.

Letztlich werden durch die genannten Erfahrungen die Ich-Funktionen verständlicherweise defizitär entwickelt, da die gesamte seelische Entwicklung von den Erfahrungen geprägt wird, die mit den Bezugspersonen und mit deren Umgang mit der eigenen Person und dem eigenen Körper sowie aus Erfahrungen der eigenen Affekte, Triebe und Gefühle gemacht wurden, mitgeprägt von gesellschaftlichen, strukturellen, moralischen, ethischen und oft auch kirchlichen Normen.

Unter Ich-Funktionen werden bestimmte Fähigkeiten verstanden, die den Umgang mit der Außenwelt, den sozialen Beziehungen und der äußeren Realität sowie mit der Innenwelt, dem Selbstbild und den eigenen Gefühlen und Wünschen regeln.

Eine wichtige Ich-Funktion ist eine ausgewogene Abgrenzungsfähigkeit, die Distanz und Nähe zu anderen regelt und dazu verhilft, das richtige Maß zu finden. Zu wenig macht ausnutzbar und manipulierbar, zu viel davon führt zur Ausgrenzung und in die soziale Isolation. Infolge der Nichtachtung von Grenzen und den massiven und oft gewalttätigen Grenzverletzungen konnte diese Ich-Funktion meist wenig oder nicht entwickelt werden. Die Erfahrungen, dass Grenzen «richtig» sind, dass sie geachtet werden und dass sie geschützt werden können und dürfen, dass dies ein elementares Recht jedes Lebewesens ist, kann von Frühtraumatisierten nicht gemacht werden. Hinzu kommt die Erfahrung, dass Abgrenzung nicht erlaubt war, sondern dass allein der Versuch, Übergriffe abzuwehren, «verboten» und «böse» war; dies bestätigt den Glauben an das eigene «böse Selbst». Dahinter stehen wieder die chronischen Aggressionen, die bei früher Traumatisierung unweigerlich ein erhebliches Ausmaß haben. Hier ergibt sich ein unlösbarer Konflikt, eine Double-Bind-Erfahrung: An sexualisierter Gewalt teilzuhaben, ohne sich zu wehren, ist unerlaubt und daher böse – sich dagegen zur Wehr zu setzen, aber auch. Es gibt keine Gefühle für das Recht, sich abzugrenzen. Schon der Versuch löst Schuldgefühle aus. Also grenzen sich die betroffenen Frauen nicht ab. Die früh geübte Aufopferung bis hin zur Selbstaufgabe in der Kindheit wird weitergeführt und führt später zu Leistungsbereitschaft und Pflichterfüllung, auch zu sozialen Ambitionen und insgesamt zur Ausnutzbarkeit bei Fehlen der Wahrnehmung körperlicher und seelischer Leistungsgrenzen – denn auch diese Grenzwahrnehmung und damit Abgrenzungsmöglichkeiten fehlen sehr häufig – bis zur völligen Erschöpfung und Burn-out-Symptomen bei vielen betroffenen Frauen. Aufopferung wird zum Lebensmuster. Im Vordergrund steht oft das unstillbare Verlangen aus der Kindheit zu beweisen, doch gut zu sein, bestätigt zu werden in der eigenen Lebensberechtigung, im einfachen So-sein-Dürfen, in der Liebens-Würdigkeit, im «Richtig»-Sein. Diese Wünsche sind meist unbewusst, sie haben sich verselbständigt und sind Teil der Persönlichkeitsstruktur geworden. Aber wie in der

Kindheit genügt die eigene Leistung nie, und so können positive Rückmeldung, Achtung und Liebe nicht geglaubt und nicht angenommen werden, obwohl sie existenziell gewünscht und gebraucht werden, aber es reicht nie. Der Wunsch, «gut» und richtig zu sein, bleibt erhalten, aber auch die Selbstheilungskräfte.

Weitere Ich-Funktionen sind ebenfalls beeinträchtigt.[7] Die Selbstkonstanz, das sichere Bild vom eigenen Selbst, kann sich durch die Traumabedingungen, insbesondere durch die chronisch unbewältigten Aggressionen, nicht entwickeln. Die Selbstkonstanz könnte es ermöglichen, Spannungen und Konfrontationen mit anderen auszuhalten, ohne sich wertlos zu fühlen oder gar Schuldgefühle zu entwickeln. Die Überzeugung des «bösen» Selbst, aber auch die Entwicklung eines Größenselbst sind unrealistisch und letztlich nicht tragfähig, helfen aber als Überlebensmechanismen.

Auch die Objektkonstanz ist beeinträchtigt. Damit ist die Fähigkeit gemeint, andere Menschen so zu sehen, wie sie realistischerweise sind, sie haben gute wie böse Eigenschaften gleichzeitig. Das bedeutet, sie nicht zu überschätzen oder zu idealisieren und dann total enttäuscht zu reagieren, wenn sie sich auch einmal als «böse» erweisen. Sie wird durch das widersprüchliche Verhalten der Bezugspersonen, insbesondere wenn nahe Angehörige die Täter waren, ebenfalls unzureichend entwickelt. Hinzu kommen oft die existenziell wichtigen, aber fehlenden Schutz- und Hilfeleistungen des sozialen Umfeldes, deren Ablehnung, Abwertungen und Isolation, die ebenfalls meist zu erheblichen unbewussten Aggressionen führen. Die Gefühle des Alleingelassenwerdens durch das soziale Umfeld werden einerseits als Zeichen von Verrat, von eigener Minderwertigkeit und Mittäterschaft gedeutet. Andererseits verschiebt sich oft die Wut auf weniger «gefährliche» Personen: Es ist leichter, etwa auf die Mutter, die nichts gemerkt hat, wütend zu sein als auf den Täter, denn das wäre gefährlicher für das Überleben. Hinzu kommen pathologische Beziehungsmuster zum Täter, die Opfer-Täter-Dynamik, die Identifikation und die Verkehrung ins Gegenteil, Symbiosewünsche oder -ängste. Das Fehlen von Objektkonstanz kann auch in anderen Beziehungen dazu führen, dass Kontakte kompromisslos abgebrochen werden, ohne Konflikte auszutragen und Verständigung zu suchen. Damit bleibt eine weitere wichtige Fähigkeit auf der Strecke, nämlich die Kommunikations- und Beziehungsfähigkeit, die den Umgang mit den Menschen der äußeren Umgebung regelt. Auch die Überwachung der sozialen Kontakte in der Kindheit, damit nichts nach außen dringt, führt oft in die soziale Isolation. Die Notwendigkeit, den Schein zu wahren, kann zu dem Gefühl führen, dass soziale Kontakte immer unecht seien. Es kommt zur Entwicklung chaotischer und desorganisierter Bindungsmuster. Bei chronisch Traumatisierten werden schließlich alle Bezugspersonen als beängstigend und bedrohlich erlebt. Gleichzeitig bietet diese Entwicklung einen gewissen Schutz vor neuen Verletzungen, macht aber gleichzeitig sehr einsam.

Realitätswahrnehmungen sind ebenfalls unsicher, da das Kind nicht weiß, was eigentlich die Wirklichkeit ist. Das Trauma und die Widersprüchlichkeit der traumatisierenden Personen durften nie angesprochen und damit nicht geklärt werden. Hinzu kommen die Abwehrmechanismen, die teilweise die innere Realität umkehren und in Widerspruch zur äußeren Realität setzen. So bleibt auch unklar und unsicher, was innen und was außen ist, und damit ist die Binnenwahrnehmung gestört. Das führt zusätzlich zu einer extremen Unsicherheit im Umgang mit Gefühlen, Affekten und Bedürfnissen.

Eine weitere Fähigkeit der Ich-Entwicklung betrifft den angemessenen Umgang mit Trieben und Affekten. Reizüberflutungen, defizitäre Erfahrungen, Versagungen und extreme Unsicherheit, fehlendes Gefühl von Handlungsfähigkeit und Kontrollmöglichkeiten waren die üblichen Erfahrungen. So ist die Angst vor starken Gefühlen und heftigen Reaktionen sehr groß, weil die Erfahrungen und die Übung, mit Affekten umgehen zu können, ohne sich auszuliefern oder abhängig zu werden, nicht möglich waren. Aber dieses Vermeidungsverhalten schützt auch. Genauso wenig konnte sich die Frustrationstoleranz entwickeln; Frustrationen werden nicht mehr als solche wahrgenommen, sondern entweder als Katastrophen oder als nicht vorhanden. Damit ist ein realistischer Umgang nicht möglich.

Letztlich wird die emotionale Regulation massiv beeinträchtigt, es kommt zum Ausfall von Lernerfahrungen, insbesondere im zwischenmenschlichen und sozialen Bereich. Dafür gibt es die oft bewusstseinsmäßig nicht zugängliche Erfahrung, dass selbst schlimmste Situationen überlebt werden können.

Die körperliche und seelische Entwicklung von Frühtraumatisierten und damit die Persönlichkeit sind zudem gekennzeichnet durch Spaltungen. Diese gehen weit über die gesellschaftlich übliche Leib-Seele- und Intellekt-Gefühls-Spaltung hinaus. Allerdings scheint das auf Spaltung beruhende Funktionieren der heutigen westlichen Gesellschaft die traumabedingten Spaltungsphänomene zu begünstigen, Spaltungen sind gesellschaftlich akzeptiert, sie prägen das Bild des Menschen und der Welt – gut-böse, hell-dunkel, männlich-weiblich, Ost-West oder christlich-islamisch und viele andere mehr sind spaltende Kategorien, die das Erleben färben und Vorurteile bewirken, dass alles entweder – oder sei.

Die Spaltungsphänomene und Polarisierungen betreffen neben der üblichen Leib-Seele-Spaltung bei Frühtraumatisierten den körperlichen Bereich. Die Aktiv-Passiv-Spaltung im Körperbild, gute und böse Zonen, fühlbare und nichtfühlbare Bereiche schaffen ein fragmentiertes Körperbild. Dabei muss gesagt werden, dass es sich auch hierbei um Überlebensmechanismen und -möglichkeiten handelt.

Die Dissoziation zwischen biographischen und traumatischen Erinnerungen, die unterschiedlich gespeichert werden, sind eine hirnbiologische Tatsache. Hinzu kommt die Speicherung als Wortrepräsentanz im biographischen Gedächtnis und als sensorische oder Gefühlsrepräsentanz im Traumagedächtnis, die eine weitere Spaltung schafft. Biographische Erinnerungen können bewusst gemacht und in Worte gefasst werden, Traumaerinnerungen können nur getriggert werden, sie sind damit weniger kontrollierbar und äußern sich in sensorischen Eindrücken, Körpererinnerungen und Symptomen. Es gibt, überspitzt gesagt, zwei ganz unterschiedliche Formen des Unbewussten, die unterschiedlich funktionieren und unterschiedlich erreichbar sind.

Im seelischen Bereich entwickelt sich ein Größenselbst, das meist negativ, selten positiv ist. Auch dieses ist polarisiert. Schuldig oder nichtschuldig sind die Kategorien, die das Erleben bestimmen, Aggressionen sind unerlaubt und böse, sich wehren, darüber sprechen ebenso. Aber Autoaggressionen tun erst einmal gut. Nur leider sind sie auch nicht erlaubt, sie beunruhigen das soziale Umfeld und sollen nicht stattfinden. Der Begriff davon, was «gut» ist, wird so maximal eingeengt. Das Böse wird überwertig, es gibt kaum «Gutes» als Gegengewicht – später in einer möglichen Therapie wird die Arbeit an Ressourcen erst einmal sehr schwierig. Die Täter-Opfer-Dynamik spaltet ebenfalls die Wahrnehmung, auch dahinter steht die Gut-Böse-Spaltung. Dazu kommen ständig die Zweifel in Kontakten: Was darf gesagt und was muss verschwiegen werden und geheim bleiben. Auch hier zwei Kategorien, die gegensätzlich sind.

Auch die sozialen Beziehungen sind von Spaltungsphänomenen geprägt, die Bezugspersonen werden überidealisiert und mit unrealistischen Erwartungen überfrachtet, der unausweichlichen Enttäuschung folgt die Abwertung. Das Täter-Opfer-Gefühl bestimmt meist die sozialen Erfahrungen. Von frühen Traumatisierungen Betroffene erleben sich zudem als nicht normal gegenüber den «Normalen». Sie erfahren so die Spaltung ganz direkt in der sozialen Isolation und Ausgrenzung und erleben sich selbst als nicht zugehörig und abgespalten. Letztlich führt die Spaltung neben einem zum Teil extrem fragmentierten Körperbild zu polarisierten und dissoziativen seelischen Phänomenen und zu einem polarisierenden Umgang mit dem sozialen Umfeld. Das spaltende Gut – Böse und Richtig – Falsch wird zum Maßstab für alle Lebensbereiche.

Was erst einmal nicht möglich ist, ist die Erfahrung von Unterscheidung und Dualität im Unterschied zur Spaltung: Was ist real und was nicht? Was ist außen, was wird von anderen äußeren Personen veranlasst, und was ist die innere Realität? Was sind daher Ich und Nicht-Ich, Selbst und Nicht-Selbst? Was sind Grenzen – wo sind sie, wozu dienen sie, was bewirken sie? Grenzen werden entweder als nicht vorhanden oder höchst fragil erlebt oder als undurchdringliche Mauern. Auch hier wieder die Wahrnehmungsspaltung. Zudem gibt es kein Recht auf Abgrenzung, hier machen sich die defizitären Ich-Funktionen ganz praktisch bemerkbar. Wo keine Grenzen wahrgenommen werden, die an den Übergängen wären, da ersetzt die Spaltung geradezu die Grenzen und kompensiert die Grenzenlosigkeit, auch das hilft zum Überleben.

Insgesamt sind sowohl das Selbstbild wie auch das Bild der anderen und das Bild der Welt verändert, eine umfassende, weit greifende Veränderung also, die gravierende Folgen hat. Das Selbstbild früh traumatisierter Frauen umfasst Vorstellungen wie: Ich bin schwach, hilflos, machtlos, ohnmächtig, Opfer, schuldig, schlecht, anders, isoliert, ausgestoßen. Es gibt wenig oder kaum positive Vorstellungen. Das Bild anderer ist durch die Traumaerfahrungen ebenfalls geprägt: Sie sind stärker, mächtiger, unzuverlässig, versagend, oft auch (Verkehrung ins Gegenteil oder Idealisierung) besser, fähiger und lebenstüchtiger.

Das Bild der Welt: Sie ist unsicher, gefährlich, abweisend und angefüllt von Schmerz, Leid und Gewalt.

Es kommt regelhaft zur Ausbildung verschiedener Symptome, die im Vordergrund der Befindlichkeit stehen. Sie können aber auch auf eine paradoxe Weise Kommunikationssignale oder Selbstheilungsversuche sein. Immer treten auf:

- Angst und Panik
- autoaggressive Reaktionen bis hin zum Suizid
- Beziehungs- und Kommunikationsstörungen, soziale Störungen, Sprach-/Sprechstörungen.

Die starken Ängste und Panikattacken treten überwiegend nachts auf. Traumaopfer reagieren bereits auf kleine Anlässe, und dazu können Dunkelheit und Rücknahme sozialer Kontakte gehören, mit extremer Erregung. Hinzu kommen die häufigen Alpträume. Zudem ist Todesangst allgegenwärtig, Gewalt- und Morddrohungen, Todesdrohungen, oft auch gegen Mutter und Geschwister, falls die Opfer nicht schweigen, sind eine übliche Erfahrung. Hinzu kommt meist das überwältigende Gefühl von Hilflosigkeit, das einerseits aus der traumatischen Situation mit realer Handlungsunfähigkeit herrührt, andererseits aber auch aus der eigenen chronischen Aggressivität, die Handeln als «böse» ansieht, mit Täterschaft verknüpft und es verbietet und so die realen Handlungsmöglichkeiten zusätzlich erheblich einschränkt. Außerdem können die häufigen Flash-backs nicht von gegenwärtigen Ereignissen unterschieden werden – eine Folge der Speicherung von Traumata. Dies führt zu Problemen mit der Realität und zum Gefühl des Kontrollverlustes, der noch ausgeprägter empfunden wird, wenn eine Dissoziative Identitätsstörung vorliegt und es zu unkontrollierbaren Dissoziationen kommt. Diese unterschiedlichen Ängste sind mitverantwortlich für die praktisch immer bestehende Schlafstörung, sie sind durch Medikamente wenig beeinflussbar.

Die Autoaggressionen dienen der Abwehr aggressiver Impulse, wie bereits beschrieben, sie stehen manchmal im Dienste der Abwehr oder der Autonomiebestrebungen oder sind Kommunikationsversuche. Nicht selten kommt es auch zur Entwicklung von Alkohol- oder Drogenabhängigkeit, die oft bereits in der Herkunftsfamilie bestanden, sowie zu Prostitution. In der Vorgeschichte finden wir fast immer einen oder mehrere Suizidversuche.

Die Beziehungsstörungen sind ebenfalls unmittelbar verständlich. Die Mechanismen von Überidealisierung und Abwertung entwickeln sich aus der Spaltung. Die Geheimhaltung der sexuellen Ausbeutung und die soziale Isolation der betroffenen Kinder führen zu dem Gefühl, dass Kontakte immer unecht sind, die Erfahrung, dass das Verhalten naher Menschen widersprüchlich ist und nicht geklärt werden darf, trägt dazu ebenfalls bei. Die fehlende Verlässlichkeit und das widersprüchliche Kommunikationsverhalten wird auch in anderen Beziehungen erwartet. Die Abgrenzungsproblematik führt zur Manipulierbarkeit oder zu weiteren Traumaerfahrungen, und diese lösen weiter gehendes Misstrauen, zusätzlich Ängste und zudem frühe Abwehrmechanismen aus sowie das Gefühl, dass der eigene Einsatz nie ausreicht. Damit kommt es immer wieder, fast unausweichlich, zu Ausnutzbarkeit und Überforderung. Daher bestimmen chaotische oder destruktive Bindungsmuster auch alle weiteren Beziehungen.

So ist auch meistens die Beziehung zur Mutter problematisch, sei es aus realen Gründen oder deshalb, weil die destruktiven Bindungsstrategien des Kindes auch diese Beziehung prägen. Es gibt Idealbilder und Traumvorstellungen, wie Mütter zu sein haben, die höchst unrealistisch sind, an denen das Verhalten von Müttern aber gemessen wird.

Die Mutter, die in unserem gesellschaftlichen System der Kleinfamilie meist die früheste, wichtigste oder einzige nahe Bezugsperson ist und der deshalb ein unverhältnismäßiger Einfluss und weitgehend alleinige Verantwortung zugeschrieben wird, hat oft die Tochter nicht oder nicht ausreichend vor dem Täter schützen können.

Nun ist die Situation der Mütter in unserer Gesellschaft in Bezug auf frühe Traumatisierungen äußerst schwierig. Wenn sie nichts wahrgenommen haben, dann wird ihnen mangelnde Sensibilität vorgeworfen oder aber ein geheimes oder unbewusstes Einverständnis mit dem Täter, vielleicht auch, dass sie die Tochter, möglicherweise, so sei entschuldigend gesagt, unbewusst, dazu instrumentalisiert haben sollen, dass sie, die Töchter, die erwachsenen Frauen, die Mütter, vor den sexuellen Angriffen des Täters schützen, indem sie stellvertretend ihren Körper zur Verfügung stellen. Jedenfalls werden solche Vorstellungen von manchen therapeutischen Richtungen vertreten. Oder aber, wenn Mütter sexualisierte Gewalt vermuten oder einen Verdacht aussprechen, wenn sie versuchen, ihre Töchter ganz gezielt zu schützen, dann sind sie emotional, hysterisch oder männerfeindlich, dann heißt es, sie nutzen ihren Verdacht oder ihre Anschuldigungen, um das Kind dem Vater zu entziehen. Bei Trennungen und Scheidungen heißt es, dass sie das Kind dem Vater entfremden oder sogar den Mann vernichten wollen. Wenn Frauen ihren Mann deshalb verlassen, sind sie böswillig und gemein, wenn sie ihn nicht verlassen, dann sind sie schwach und unfähig, als Mütter völlige Versagerinnen. Hinzu kommt aber auch, dass nicht selten die Mutter selbst Opfer sexualisierter Gewalt in ihrer eigenen Kindheit war mit allen Folgen für Abgrenzungsfähigkeit, Aggressivität, dissoziierte Erinnerungen und eigene chaotische Bindungsstrategien. Paradoxer und auswegsloser kann die Situation für Mütter nicht mehr sein,[8] sie geraten in einen ausweglosen Double-Bind, der unauflösbar ist. Schuldig sind sie in jedem Fall.

In der Realität sucht der Täter sorgfältig ungestörte Situationen aus und bringt das Mädchen mit allen Mitteln zum Schweigen, so dass es oft überhaupt nicht möglich ist, dass die betroffenen Mütter etwas bemerken. Die Töchter wiederum können nicht glauben, dass die als allmächtig phantasierten Mütter wirklich nichts gemerkt haben.

Nun ist eine phantasierte totale Verantwortung nichts Reales, zudem entspricht ihr nicht eine angemessene Handlungs- und Entscheidungskompetenz. Die Mutter soll die Verantwortung für etwas übernehmen, das in ihrer Abwesenheit unter peinlicher Geheimhaltung mit allen Mitteln und ohne ihr Wissen ihrer Tochter angetan wurde. In ihren Verantwortungsbereich gehört es allerdings realistischerweise, dass sie ein Vertrauensverhältnis zu ihrem Kind herstellt und dass sie die Signale der Tochter versteht und ihr glaubt.[9] Denn das Kind reagiert abhängig davon, ob es Unterstützung erwarten kann und ob es der Mutter die Belastung zumuten kann,[10] also abhängig von Vertrauen und Sicherheit.

In der älteren Fachliteratur finden sich Beschreibungen der Mütter traumatisierter Töchter als passiv, abhängig und unterwürfig, als chronisch depressiv und überlastet, als unliebende, zurückweisende und sexuell frigide Frauen. Die Aussagen über die Mütter erscheinen meist negativer als die über die Täter.[11]

In der neueren Literatur werden die Mütter entweder als sexuell uninteressierte Ehefrauen beschrieben, die sexualisierte Gewalt an den Töchtern zu ihrer eigenen Entlastung unbewusst zulassen, oder es wird die symbiotische Mutter-Tochter-Beziehung dargestellt, bei der die Mutter selbst ihre Tochter als Stellvertreterin unbewusst und indirekt dem Vater zuführt. Oft ist sie auch selbst sexuell traumatisiert worden und wählt deshalb unbewusst Täter als Partner, oder sie rächt sich durch das Wegschauen an Mann und Tochter, bringt sie vielleicht dadurch sogar dazu, sich aus der Not heraus zu verbünden.[12]

Die feministische Literatur beschreibt häufig Mütter wie Töchter als Opfer sexueller Gewalt. Aber weder die These von der Mittäterschaft noch von der Mitopferschaft begreift die tatsächliche Situation,[13] beide Vorstellungen führen nicht weiter, denn sie delegieren die Verantwortung nicht eindeutig an die Täter als erwachsene Personen. Sie dienen damit direkt oder indirekt dem Täterschutz, genauso wie die Vorstellung, dass Täter perverse Sexmonster oder Sexgangster seien, also abartig, leicht erkennbar und die Ausnahme. Überhaupt dient die Sprache oft dem Täterschutz, wie beschönigende und verharmlosende Bezeichnungen, die durchaus üblich sind, zeigen: Pädophile sind «Kinderfreunde» – die um der Machtausübung willen Kinder zerstören –, oder «Kinderschänder» – wo liegt die Schande eigentlich, beim Täter oder beim Kind? Die verdeckende Wirkung von Sprache wird hier besonders deutlich. Vergewaltigungen oder sexualisierte Kindesmisshandlung sind kein Sexualakt. Diese Bezeichnung rückt das Verbrechen in die Nähe der Normalität. Misshandelte Kinder sind daher keine *Sexopfer*, die Täter sind keine *Sexmonster*, Kindermord ist kein *Sexualmord*, der von *Sexgangstern* durchgeführt wird. Kinder- und Frauenmorde sind auch keine *Lustmorde*, sondern Morde nach vorangegangener sexualisierter Folter aus Machtlust und Mordlust. Hier wird zusätzlich sprachlich der an sich positiv besetzte Lustbegriff pervertiert und missbraucht. Ganz klar: Sexualisierte Gewalt ist ein Vehikel für Macht- und Zerstörungswünsche von Tätern, die Sexualität als Vorwand benutzen, um Menschen am tiefsten zu treffen, am nachhaltigsten zu verletzen und gezielt zu vernichten, seelisch wie körperlich und sozial. Sie stellt eine besonders schwere Menschenrechtsverletzung dar.[14] Auch Sprache kann eine Form der Gewalt darstellen, wenn sie strukturelle Gewalt transportiert.

Zum Täterschutz gehört aber auch die ihn entlastende und von der Verantwortung teilweise freisprechende Vorstellung, dass irgendjemand es dem Täter leicht gemacht haben muss, und das sind dann zumeist wieder die Mütter,[15] die damit in diesen gesellschaftlich tradierten Vorstellungen oft als schuldiger angesehen werden als die Täter selbst.

Für eine Mutter ist die Erkenntnis, dass das eigene Kind von seinem Vater, dem eigenen Partner oder einer anderen Person aus dem sozialen Nahbereich sexualisierte Gewalt erfahren hat, erst einmal ein Schock. Fassungslosigkeit, Schrecken und Entsetzen dominieren, die starken Gefühle bedeuten eine erhebliche Stresssituation. Die erste Reaktion ist meist, das Unfassbare für unmöglich zu halten, zu verleugnen und abzuwehren. Langsam steigen aber auch massive Schuldgefühle auf, die Mutter macht sich Vorwürfe, dass sie nicht früher etwas gemerkt und dass sie es nicht verhindert hat. Sie sucht die Schuld für die Tat bei sich, besonders wenn sich ihr Kind ihr nicht gleich anvertraut hat. Mütter übernehmen damit die gesellschaftlichen Vorstellungen von der idealisierten Mutter, die in jedem Fall die Verantwortung für ihr Kind trägt und es schützt, um jeden Preis, ob dies real möglich ist oder nicht. Sie fühlt sich als Versagerin.[16] Die Tochter ist auf die gleichen Erwartungen programmiert, sie bestätigt durch die meist nicht ausgesprochene, aber meistens vorhandene Schuldverschiebung vom Täter auf die Mutter die Schuldgefühle der Mutter: die Mutter als Sündenbock, ganz gleich, wo Realschuld und Realverantwortung liegen. Auch diese völlig unbewussten Mechanismen dienen dem Täterschutz.

Hinzu kommt die Erkenntnis, dass der eigene Partner, das eigene Familienmitglied, der nahe Mensch, dem sie zu irgendeinem Zeitpunkt ihres Lebens wahrscheinlich sehr vertraut hat oder dem sie noch vertraut, sie hintergangen hat, sie betrogen und ihre Tochter existenziell geschädigt hat. Das ist eine maximal belastende Situation, die meistens bereits ein erhebliches Trauma für die Mutter bedeutet. Die Scham kommt hinzu, die Reaktionen der Nachbarn und schließlich das Gerichtsverfahren. Hier bekommen ihre ohnehin massiven Schuldgefühle neue Nahrung: Bildet sie es sich nur ein? Hat sie weggesehen, wollte sie es nicht wahrhaben, hat sie es dem Täter nicht sogar leicht gemacht? Ist sie mitschuldig? In jedem Fall werden ihre Angaben und ihre Glaubwürdigkeit in Zweifel gezogen. Außer in ganz eindeutigen, klar bewiesenen Fällen wird ihr üblicherweise mit mehr Unglauben begegnet als dem realen Täter.

Und dazu kommt die Nichtachtung ihrer eigenen Probleme, ihres Traumas, ihrer Verzweiflung. Das Mitleid gilt dem Kind oder dem vielleicht zu Unrecht beschuldigten Vater[17] oder anderen nahen Angehörigen. Will sie ihn vielleicht schädigen, übt sie Rache, oder hat sie ihn so frustriert, dass ihm nichts anderes übrig blieb?

Natürlich gibt es, allerdings eher selten, auch die Mütter, die sich nicht gekümmert haben und die tatsächlich versagt oder eine Mitschuld haben. Es gibt auch die Mütter, die selbst Täterinnen sind und sexualisierte Gewalt aktiv ausüben. Etwa 80–90 % der Täter sind jedoch Männer. Mütter als Versagerinnen oder Täterinnen sind, wie bereits gesagt, eher der Ausnahmefall, nicht die übliche Regel, entgegen den Vorstellungen der Gesellschaft, die sich unhinterfragt oft selbst in der Fachliteratur wiederfinden.

Die Mütter früh traumatisierter Kinder werden in jedem Fall als die Versagerinnen gesehen, ob sie es sind oder nicht, und sie sehen sich auch selbst so, als eine, die ihre Pflicht, ihr Kind um jeden Preis zu schützen, nicht erfüllt hat. Wie soll sie weiter leben mit dieser Schuld? Viele Frauen werden in dieser extremen Bedrängnis suizidal, sie wissen nicht weiter, sie haben Zukunftsängste. Sie müssen mit dieser Hypothek ein neues Leben anfangen. Mütter in dieser Situation entwickeln zudem häufig nach dem Schock und der akuten Stressreaktion eine Posttraumatische Belastungsstörung mit allen Anzeichen und Symptomen. Diese Erkrankung erschwert die Bewältigung dieser existenziellen Krise, in der sie neben der eigenen desolaten Situation auch für ein oder mehrere Kinder, die existenziell geschädigt wurden, Ansprechpartnerin sein müssen, sie sollen Sicherheit schaffen und einen Neuanfang, oft in erheblich verschlechterter ökonomischer Situation durch wirtschaftliche Abhängigkeiten. Dazu kommt die vergiftete Mutter-Kind-Beziehung, in der weitere Beschuldigungen durch das Kind oder dessen Sprachlosigkeit nicht selten sind. Denn für ein traumatisiertes Kind ist es nicht wichtig, wie viel die Mutter wusste oder nicht. Es fühlt sich in jedem Fall von ihr im Stich gelassen. Zudem wird keine Mutter in ihrer Erziehung darauf vorbereitet, dass ihr Partner oder naher Angehöriger ihrem Kind sexualisierte Gewalt antut. Erschwert wird diese Situation zusätzlich, wenn die Mutter selbst in ihrer Kindheit traumatisiert wurde und nun der gleichen entsetzlichen Situation im Sinne einer Retraumatisierung wieder ausgesetzt ist.

Eine 48-jährige Frau mit vielfältigen psychosomatischen Symptomen, insbesondere Kopfschmerzen, Rücken- und Gelenkbeschwerden, schweren Schlafstörungen, Panikanfällen, Suizidalität und Depression, schilderte ihre Situation. Ihre Tochter ist jetzt 16 Jahre alt, leidet unter einer inzwischen bedrohlichen Anorexie und war bereits mehrmals wegen eines Waschzwangs und mehreren Suizidversuchen stationär in verschiedenen psychiatrischen Einrichtungen. Als Neugeborene besah sie der Vater, er habe mit dem Finger über den Körper des Säuglings gestrichen und gesagt: «Was für süße kleine Titten sie hat.» Sie habe dabei ein unangenehmes, sehr seltsames Gefühl gehabt und seine Hände vom Körper des Kindes genommen, als er die kleinen Mamillen gerieben habe. Sie habe ihn damals noch sehr geliebt und sich nichts Schlimmes vorstellen können. Sie habe ihr ungutes Gefühl abgeschüttelt und als «hysterisch» abgewertet. Der Mann wurde bald danach arbeitslos, und sie musste die Familie finanziell versorgen, da sie eine Stelle hatte. Der Vater versorgte den Haushalt und vor allem die kleine Tochter, wobei die Mutter ein ungutes Gefühl, aber keine konkreten Hinweise auf Übergriffe und Grenzverletzungen hatte. Sie organisierte so früh wie möglich einen Platz in einer Kinderkrippe, später in einer Kindertagesstätte. Die Tochter war sehr früh auffällig, schrie häufig, war unruhig, hatte Essprobleme und entwickelte ein überzogenes Reinlichkeitsbedürfnis, aber auch einen Zählzwang. Mit acht Jahren war sie aggressiv, schwierig, auch unbeliebt und abgelehnt in der Schule, wo sie massive Schulprobleme entwickelte. Als die Mutter sie sehr eindringlich – wie schon viele Male vorher – fragte, was denn los sei, schrie sie, der Vater sei ein «Arschloch», er fasse sie an und in sie rein und tue ihr dauernd weh. Zur Rede gestellt, stritt der Vater alles ab und beschuldigte Mutter und Tochter, hysterische Ziegen zu sein, für die er alles tue, aber nur Undank ernte. Die Frau entwickelte in der Folge starke Schuldgefühle der Tochter, die immer schwieriger wurde, und dem Partner gegenüber, der gekränkt reagierte und zunehmend außer Haus war, mit Freunden in Kneipen, wie sie vermutete. Er gab ihr die Schuld, ihn aus dem Haus getrieben zu haben mit ihren absurden Beschuldigungen. Bald schon merkte sie, wie ihr Bekannte aus dem Weg gingen, bis ihr eine Freundin erzählte, dass er sie als hysterische Ziege und krank und verrückt darstelle. Sie ließ sich nicht scheiden, weil sie Angst hatte, dass der Mann dann das Recht zugesprochen bekäme, seine Tochter allein zu treffen. Sie zog aber aus, um für sich und die Tochter eine Trennung und Beendigung der vergifteten Familienatmosphäre zu erreichen. Das Zusammenleben mit der Tochter sei mehr als schwierig gewesen, hinzu kam die Angst, aus der Wohnung zu gehen, denn die Tochter machte mehrere Suizidversuche mit Tabletten oder schnitt sich die Pulsadern auf und wurde jedes Mal von der Mutter gefunden. Derzeit ist sie wieder in einer stationären psychiatrischen Behandlung, vor allem bekommt sie Medikamente und hasst die Mutter noch zusätzlich dafür, dass sie sie «wegsperren» lässt. Der Vater hat sich inzwischen suizidiert mit einem «Abschiedsschreiben», dass ihn die Krankheit seiner Frau und der Verlust der geliebten Familie in den Tod getrieben habe.

Nach wie vor wird die Situation der Mütter in der Gesellschaft, im Rechtssystem oder auch in der Therapie noch nicht angemessen berücksichtigt. Auch dafür, dass diese Frauen nun selbst Traumatisierte sind, gibt es nur im Ausnahmefall ein Bewusstsein, genauso wenig wie es hinreichende wirklich tragfähige Therapiekonzepte und insgesamt Therapiemöglichkeiten für sie gibt.

Das Mädchen hat neben dem Trauma auch die vorgegebene Enttäuschung durch die Mutter zu bewältigen, und das ist mit den durch das frühe Trauma unzureichend entwickelten Bewältigungskompetenzen und seelischen Strukturen eine enorme Schwierigkeit oder gar Unmöglichkeit. Aber sie kann in dieser Situation kompensatorisch besondere Fähigkeiten entwickeln, die als Ressourcen bezeichnet werden, die überleben helfen, und die später in einer ressourcenorientierten Therapie hilfreich und heilsam genutzt werden können.

Die Verantwortung erwachsener Männer spielt in der Diskussion um Gewalt an Kindern keine angemessene und realistische Rolle, weder diejenige des Täters selbst noch auch die Verantwortung der Väter bei anderen Tätern, insbesondere bei sexualisierter Gewalt innerhalb der Familie und dem sozialen Nahbereich. Väter werden eher selten für verantwortlich gehalten, wenn ihre Töchter Gewalterfahrungen mit anderen Männern machen. In unserer Gesellschaft wird insgesamt das Problem der väterlichen Verantwortung vernachlässigt, meist stellt es sich überhaupt nicht – dies ist umso seltsamer, als der Vater in der traditionellen Familie noch häufig als «Beschützer» betrachtet wird. An sich sind beide Eltern und im – jahrhundertelang bewährten – Modell der Großfamilie auch andere Familienangehörige verantwortlich für Erziehung und Entwicklung des Kindes, wobei das Wohl des Kindes im Idealfall im Vordergrund stehen sollte. Je mehr erwachsene Personen sich für ein Kind wirklich verantwortlich fühlen, je mehr Vertrauenspersonen vorhanden sind, desto größer ist die Sicherheit des Kindes und desto eher kann sich ein Gefühl von Vertrauen, ein Gefühl für den Schutz und für den eigenen Wert, also auch ein Selbstwertgefühl entwickeln.

Väter sind damit auch für die emotionale Entwicklung ihrer Kinder, besonders auch der Töchter, von nicht zu unterschätzender Bedeutung. Die wachsende Vaterlosigkeit in dieser Gesellschaft durch Väter, die abtauchen, durch Scheidungen, durch zu beschäftigte und damit abwesende Väter, ob durch Karriere oder Hobbys, inzwischen auch durch reine «Zeugungsväter» oder Samenbankväter, wobei der Vater anonym bleibt, führt zu Entwicklungsproblemen, die früher in den Großfamilien eher kompensiert werden konnten. Dazu kommt der Vater-«Verlust» als Folge von dessen Gewaltausübung, die in ihren Auswirkungen die Folgen von Vaterlosigkeit weit übersteigt.

Die Erkenntnis ist nicht neu, dass die fehlende Vaterbeziehung bei «Schulversagern», bei Ausbildungsabbrechern, Drogen- und Alkoholabhängigen, Gewalttätern und Gefängnisinsassen besonders häufig vorhanden ist. Bislang werden die Fehlentwicklungen von Kindern und später Erwachsenen in der Regel jedoch dem Versagen oder den Fehlern der Mutter angelastet. Inzwischen kommt aber die Vaterlosigkeit mit Verantwortungslosigkeit, Beziehungsverweigerung und Gewaltausübung als Ursache späterer Schwierigkeiten immer mehr ins Blickfeld, auch unter dem Aspekt der Überforderung und Zusatzbelastung für die Mütter.[18]

Ein verstorbener Vater kann dabei als weniger fehlend und weniger destruktiv erlebt werden, denn er kann als Bild, oft ganz konkret als Foto, als Vorstellung, oft auch weniger konstruktiv als Ideal weiter vorhanden sein und wirken. Sein Fehlen wird nicht als Verweigerung, als Bestätigung der eigenen Wertlosigkeit des Kindes oder als Verantwortungslosigkeit erlebt und interpretiert, sein Bild bleibt meist positiv besetzt, seine Wertvorstellungen werden von der Mutter oft weitergegeben, sein Verlust kann betrauert und bewältigt werden. Das kann manchmal selbst für Väter gelten, die viel beschäftigt und daher nicht verfügbar sind und die ihre Verantwortung in der Familie und für die Beziehungen und die Erziehung nicht übernehmen. Aber immerhin kann die Vorstellung aufrechterhalten werden, dass sie so viel arbeiten, damit es der Familie gut geht. Die Vorstellung der eigenen Wertlosigkeit beim Kind wird damit weniger häufig entwickelt, und das hat weniger negative Folgen für das Selbstwertgefühl.

Der geschiedene Vater ist jedoch selten positiv besetzt, weder von der Mutter noch auch oft von den Kindern, es sei denn als Besuchs- und Sonntagsvater, der verwöhnt und bei dem alles erlaubt ist. Aber auch dabei fehlt die Übernahme von Verantwortung im Sinne angemessener emotionaler Entwicklungsmöglichkeiten für das Kind, das hilflos zwischen Vater-Sehnsucht und Vater-Enttäuschung hin- und hergerissen ist.

Die emotionale Vaterlosigkeit von Mädchen mit frühen Gewalterfahrungen ist allerdings von anderer Qualität. Der Vater ist körperlich anwesend, aber er stellt eine Bedrohung dar. Manchmal ist er für alle bedrohlich, sein Kommen, seine Anwesenheit ist für die ganze Familie bedrückend und beängstigend. Dann ist die Situation klar, die anderen Familienangehörigen sind alle mitbetroffen, sie können sich wenigstens in ihrer Angst solidarisieren und erleben damit eine gewisse, eng begrenzte und oft real wenig Schutz gebende Gemeinschaft. Aber es ist klar, wer der Böse ist, woher die Gefahr kommt.

Schwieriger wird es, wenn Väter nur in bestimmten Situationen übergriffig und gewalttätig werden oder nur beispielsweise der Tochter gegenüber. Dann kommt die Unsicherheit hinzu, was ist wirklich, und was ist Ursache und was Wirkung, wo liegt die Schuld an den Übergriffen? Was ist die Wirklichkeit, der scheinbar liebevolle und zärtliche Vater, der auch schützen kann, oder aber der Täter?

Noch schwieriger gestaltet sich dieser Konflikt, wenn der Inzest selbst mit scheinbar liebevollem und zärtlichem Verhalten einhergeht und als Liebe zur Tochter deklariert wird. Dieser Täuschungsversuch, dieser Missbrauch zärtlicher Gefühle führt zu tiefsten

Selbstzweifeln, zu massiven Schamgefühlen und zur zusätzlichen Verstärkung der ohnehin vorhandenen Schuldgefühle wegen der Beteiligung, der Tabuverletzung und des Hintergehens der Mutter. Hinzu kommen besonders starke Schamgefühle, insbesondere wenn eigene sexuelle Gefühle oder Lust erlebt wurden. Als Liebe verkleidete Gewalt ist am schwierigsten für die Betroffenen zu erkennen und zu benennen, auch später in Therapien, und sie beschädigt am stärksten das Selbstwertgefühl, steht in besonderer Weise einer adäquaten Sexualentwicklung und der Selbstentwicklung entgegen, macht eine spätere Unterscheidung von Beziehung, Zärtlichkeit und Sexualität unmöglich und führt daher meist zu einer generalisierten Sexualisierung von Gefühlen. Zudem wird die vorhandene reale Grenzverletzung weniger deutlich als Gewalt empfunden, und die Unsicherheit in Bezug auf Grenzen ist enorm. Vielleicht bildet sich keine Posttraumatische Belastungsstörung aus. Die Entwicklungsstörungen und die Folgen für das weitere Leben sind etwas anders, aber nicht weniger gravierend.

Ein früh traumatisiertes Mädchen hat zwar einen Vater, der in der Familie anwesend ist. Sein Verhalten allerdings ist immer unbegreiflich und flößt Angst, Entsetzen oder extreme Unsicherheit ein. Es kann zudem nichts geklärt werden, die Situation bleibt unbeeinflussbar und unkontrollierbar. Damit führt die Situation zusätzlich zu weiterer Verunsicherung, zumal die oft brutalen Schweigegebote andere Hilfsmöglichkeiten, zum Beispiel durch die Mutter oder durch andere Bezugspersonen, unmöglich und unerreichbar machen. Das Vertrauen insgesamt, das Gefühl für Sicherheit und Hilfe, für Gemeinsamkeit, für Problemlösungsmöglichkeiten wird gestört und oft zerstört. Das bedeutet eine zusätzliche Spaltung und stellt in späteren Therapien eine gravierende Schwierigkeit dar.

Wenn der Vater nicht der Täter ist, sondern andere Männer aus dem sozialen Nahbereich, dann wäre bei einer gut etablierten Vaterbeziehung der Vater der Beschützer, der als Vertrauensperson angesprochen werden könnte. Er könnte als stärker phantasiert werden als die oft selbst eingeschüchterte oder abweisende Mutter und auch als stärker als der Täter. Er könnte daher eher die Gewalt verhindern. Aber wenn der Vater keine Vertrauensperson ist, aus welchem Grund auch immer, dann kann er auch keine Verantwortung übernehmen, denn er bedeutet keine Hilfsmöglichkeit, keine Sicherheit für das Kind. Wenn hingegen ein Vater als vertrauenswürdig, solidarisch, stark und am Wohl des Kindes orientiert erlebt wird, wenn die Erfahrung gemacht werden konnte, dass er Verantwortung übernimmt und dem gewachsen ist, dann erst wird er einer positiven Vaterrolle gerecht, die für die Entwicklung der Tochter eine wichtige Chance darstellt.

Die tiefe existenzielle Einsamkeit, die aus dem Gefühl resultiert, von den Eltern, von allen Hilfsmöglichkeiten, «von Gott und der Welt» verlassen zu sein, ausgeliefert, ohnmächtig, ganz auf sich gestellt, dabei aber kontroll- und handlungsunfähig, bestimmt später meist das gesamte Lebensgefühl und die Beziehungen früh traumatisierter Frauen.

Wie das gesamte Erleben und Verhalten traumatisierter Mädchen sich verändert, wird beispielhaft in dem Roman von Sylvie Germain «Das Medusenkind»[19] geschildert. Hier wird dargestellt, wie die fröhliche und phantasievolle achtjährige Lucie von ihrem 17 Jahre älteren Halbbruder sexualisierte Gewalt erfährt, wie sie sich völlig verändert und wie ihre Umgebung darauf reagiert.

Ihr Geheimnis – eine finstere Magie, die das vordem so fröhliche Kind auf einmal verwandelt hat. Es entstellt hat. Lucie … ist nicht mehr das sonnige Gemüt, der liebenswerte, hübsche Wildfang. Sie hat jegliche Anmut verloren. Statt des offenen, zutraulichen Blicks hat sie nun argwöhnisch lauernde Augen, statt des hellen, unbändigen Lachens ein böses, trockenes Kichern. Sie ist nicht mehr zierlich, sondern mager, und ihre graziöse, behände Art, sich zu bewegen, gleicht jetzt eher dem Schlängeln einer Blindschleiche oder dem Heranpirschen einer hungrigen Füchsin. Ihre Mutter sagt nicht mehr: «Meine Tochter ist ein richtiger Frühlingswind, man kann sich einen Schnupfen holen, wenn man ihr zusieht, wie sie herumwirbelt und herumsaust!» Enttäuscht sagt sie nur noch: «Meine Tochter ist eine kleine Giftschlange, die immer nur weghuscht oder beißt, wenn man ihr zu nahe kommt. Ich weiß wirklich nicht mehr, wie ich ihr beikommen soll. Sie macht einem nur Sorgen, und von Anhänglichkeit keine Spur.» … Von ihrem einstigen Spielgefährten und Mitträumer hat sie sich losgesagt, sie hat ihn verstoßen … sie hat auch mit allen ihren Freundinnen gebrochen, und die Zuneigung der Erwachsenen weist sie zurück. Gerade zu ihnen geht sie auf Distanz. Sie will allein sein. Sie hat es auch erreicht, es herrscht völlige Leere um sie. Sie ist Lucie und sonst nichts, jede Vertraulichkeit wird strikt unterbunden.

*Und keiner soll sich unterstehen, die streng abgeschirmte Ödnis zu be-
treten, die sie um sich geschaffen hat. Jeder Schritt auf sie zu, um sie wieder
zutraulicher zu machen, ist eine schwere Verfehlung, die Zorn und Abscheu
in ihr aufwallen lässt. «Weg da!», schreit sie jedem mit der ganzen Wut
ihrer kindlichen Verzweiflung an. Doch der, dem dieser hasserfüllte Schrei
eigentlich gilt, der ihn allein verschuldet hat, er schert sich keinen Deut um
das Verbot und setzt sich fortwährend darüber hinweg.*

*Das Geheimnis zerfrisst sie von innen her. Lucie hat den Appetit verlo-
ren, alles Essen ist ihr zuwider. ... Sie lebt nur noch von Früchten, Gemüse
und Brot. Selbst vor Milchprodukten ekelt sie sich. Mit krankhafter Emp-
findlichkeit reagiert sie auf bestimmte Geschmäcke und Gerüche. Alles,
was sie an den Körpergeruch ihres Peinigers erinnert, alles, was sie mit
diesem Körper und seinen Ausscheidungen verbindet, ruft bei ihr augen-
blicklich heftigste Abscheu hervor. So jeder süßliche und zugleich saure Geruch ... sie wittert ihn überall, diesen abstoßenden Geruch nach Männer-
haut, Schweiß und Alkohol. Dieser Schweißgeruch des vom Verlangen
erhitzten und von der Lust verschwitzten Mannes. Sie hat eine Abscheu gegen alle Körperflüssigkeiten – gegen den Schweiß, den Speichel, das Blut
und vor allem gegen diesen sonderbaren weißlichen Ausfluss, der, lau und
glibberig wie ein geronnener Milchrest in einer ausgetrunkenen Tasse, aus
dem Unterleib des Mannes austritt ...*

*Ja sie ist wirklich mager. Wenn es ginge, wäre sie noch magerer. Sie
möchte abmagern, bis man sie nicht mehr sehen und anfassen kann, damit
dem Wolf die Lust auf sie vergeht ...*

*Natürlich sind ihr die Bemerkungen unangenehm und lästig, die sie von
allen Seiten zu hören bekommt ... und erst die Tanten mit ihrem Gerede!
«Ach, Lucie! Was für ein Jammer! Du bestehst ja nur noch aus Haut und
Knochen! Das kann man nicht mit ansehen! Keine verwilderte Katze ist so
ausgemergelt wie du. Und du warst so ein hübsches Pummelchen, als du
klein warst. Ach, wie du dich verändert hast!»*

*Ja, sie hat sich verändert. Auch ihre Art zu sehen hat sich verändert. Ihre
netten Großtanten sieht sie nun anders als bisher. Sie nimmt vor allem ihre
wabbeligen Fleischmassen und ihr hohles Gegurre und Gejammer war:
zwei alte Waschweiber, die sich mit Kuchen voll stopfen ... und ihren ranzi-
gen Kummer in der Schlagsahne ersäufen. ...*

*Es gibt indessen auch Menschen, die das abgemagerte, menschenscheue
und kratzbürstige Kind mit besorgtem Blick anschauen, statt an ihm he-
rumzumäkeln. Einige verstehen den finsteren und schon verstörten Blick
der Kleinen als beunruhigendes Zeichen; sie spüren, dass dieses Kind un-
glücklich sein und leiden muss, wenn es sich dermaßen den Menschen entzieht. ...*

Ihr Geheimnis: Ihrem Körper wurde das Schlimmste angetan. Ein Akt

der Besudelung, des Verrats und der Brutalität wurde gegen ihren kind-
lichen Leib verübt. ... Wenn man Lucie ihre extreme Magerkeit vorhält
und sie dazu bewegen will, ein wenig zuzunehmen, antwortet sie gereizt ...

Sie ist bitter von dem vielen Schweiß, von diesen Ausflüssen, die sie auf
ihrer Haut ertragen musste; sie ist bitter von den ständigen Besudelungen
mit diesem Eiter aus dem Unterleib des Mannes. Eines Mannes, der einmal
ihr großer Bruder war, blond und bildschön; der einst ihr Held war, ihr Kin-
derstolz, ihr Hausgott. ... Ihr Held ist zum gemeinen Traumdieb herabge-
sunken, zu einem nach Alkohol und Schweiß stinkenden Grobian, ihr
Hausgott hat sich als böser Zauberer entpuppt, der nachts in ihr Zimmer
eindringt, um sich keuchend und stöhnend auf ihr zu wälzen. ...

So ekelt sie sich nun vor dem eigenen Körper. Zu ihrer Magersucht ge-
sellt sich ein Waschzwang. Doch sie wäscht sich nicht, sie scheuert sich.
Morgens und abends seift sie sich ein und reibt sich fast wund dabei. Noch
aus der letzten Pore ihrer Haut soll der Geruch des Ogers verscheucht und
die Flüssigkeit vertrieben werden, die er auf sie verspritzt hat ... Könnte sie
es, so würde Lucie sich mit Desinfektionsmittel waschen, mit Stahlwolle
abreiben, mit Schwefelsäure und Äther behandeln, nur um die Ogermasse
des Bruders abzuschrecken ...

Schließlich wollte Lucie hässlich sein. Nachdem die eigene Mutter sie
dem Oger ausgeliefert hatte, nachdem sie sich niemandem anvertrauen
konnte, nachdem sie über keine Waffe verfügte, mit der sie sich hätte weh-
ren können, sah sie nur noch den einen Ausweg: so mager und so dürr zu
werden wie ein abgestorbener Ast und so hässlich, dass jede Lust auf sie ab-
getötet würde. «Ein erbärmliches Klappergestell ist meine Tochter gewor-
den ... und wie süß war sie, als sie klein war!»

... Denn er herrscht über sie mit den Mitteln des Schmerzes und der
Angst. Unablässig demonstriert er seine Macht über sie. Er tut ihr weh, ver-
dreht ihr das Handgelenk und zieht sie an den Haaren, um sie sich gefügig
zu machen; er schüchtert sie ein, indem er ihr mit dem Tode droht, sollte sie
jemals schreien ...

Bisweilen versucht er, nachdem er sie missbraucht hat, sie zu besänftigen,
ihr Vertrauen zu gewinnen und sie für sich einzunehmen. Er säuselt dann,
er meine es doch gut mit ihr. «Meine kleine Lucie, es ist doch schön mit mir,
nicht wahr? Du magst es doch, wenn ich dich streichele, es ist doch ange-
nehm, ja? Weißt du, wir tun nichts Böses. Es ist sehr schön, sich so zu lie-
ben, wie wir es tun, wirklich! Aber die anderen sind böse, sie sind eifersüch-
tig, darum darf man ihnen nichts verraten. Nichts, gar nie! Du schwörst mir
doch, dass du nie jemandem etwas erzählst? Es ist unser Geheimnis, unser
großes Geheimnis, das ganz zwischen uns bleibt. Du darfst es nie verraten.»

... Meistens aber droht er ihr, und damit hat er sie in seiner Gewalt. ...

Jeden Abend geht sie mit der Angst im Bauch und der Wut im Herzen zu

Bett. Jede Nacht schreckt sie mehrmals aus dem Schlaf auf, beim geringsten Geräusch dreht sie sich zum Fenster. Dort kommt er herein. ...

Lucie ist zum Schweigen verurteilt, ja sie muss sich sogar zur Komplizin ihres Peinigers machen ...

Sie weint nicht, sie hat gar kein Bedürfnis zu weinen. Es ist so lange her, dass sie nicht mehr weiß, wie weinen geht. Der Oger hat ihr alles geraubt – selbst die Tränen.

In diesem Roman wird eindringlich beschrieben, wie sich das Kind Lucie verändert, wie sie sich ekelt vor Schweiß und Sperma, die sie auf Lebensmittel generalisiert und überträgt, und wie sie den eigenen Körper hassen lernt, sich wünscht, er möge so abstoßend wie möglich werden, damit das Trauma aufhöre, wie sie einen Waschzwang und eine Anorexie entwickelt und die Rückmeldungen darüber bekommt, wie hässlich sie geworden ist. Ihr Vermeidungsverhalten erstreckt sich auf alle Menschen, sie wird kratzbürstig und menschenscheu, eine Außenseiterin, die ihre Aggressionen nach außen – sie bricht mit ihren Freundinnen, verstößt ihren Spielgefährten – und nach innen gegen das eigene Selbst, besonders gegen den eigenen Körper, richtet. Ihre Umgebung reagiert darauf verständnislos und mit Ablehnung. Die ganze Hilflosigkeit und der ganze – letztlich autoaggressive – Erfolg ihrer Versuche, sich zu wehren und abzugrenzen, werden deutlich geschildert, wie auch die Durchsetzung des Schweigegebotes in den Wechselbädern der Tricks des Täters zwischen «Liebe» und Todesdrohung deutlich dargestellt wird, die dann zur Dissoziation selbst der Tränen führt. Hier wird exemplarisch in großer Deutlichkeit das subjektive Erleben und die Entwicklung früh traumatisierter Mädchen am Beispiel des Kindes Lucie eindrücklich geschildert.

Erwartungslos
hörst du Worte
spürst die Widerhaken
von tausend kleinen Schmerzen
ein paar mehr oder weniger
mögen es sein
überall
Nicht der Rede wert

Und jede Kränkung
hinterlässt
einen kleinen Schmerz
einen Splitter scharfkantig
eine schwarze Kette
aus
spitzen zerstörten
schmerzhaften schmerzenden
gesplitterten Steinen

Ein paar mehr oder weniger
mögen es sein
Nicht der Rede wert

5. Die Folgen für die erwachsene Frau

Wenn traumatisierte Mädchen erwachsen werden, wirken sich ihre Gewalterfahrungen auf ihr weiteres Leben aus, diese prägen ihr weiteres Schicksal und ihre vielfachen Beziehungen in allen Lebensbereichen. Die Mädchen nehmen aber auch ihre Fähigkeit mit, Traumata zu überleben, ihre vielfachen Bewältigungsmechanismen und die durch die Traumatisierungen entwickelten Gegenkräfte und Gegenfähigkeiten, ihre Ressourcen, mit deren Hilfe sie oft unüberlebbar scheinende Situationen überlebt haben.

Der Begriff «Ressourcen» stammt ursprünglich aus der Wirtschaft, dort bedeutet er Produktionsfaktoren, Hilfsmittel und Reserven. Unter Ressourcen verstehen wir in der Psychotherapie alle Kräfte, auch scheinbar destruktive, mit deren Hilfe das Überleben gesichert und heilende Kräfte zum Leben entwickelt werden können. So sind verschiedene Affekte, Gefühle und Eigenschaften bei früh Traumatisierten in besonderem Maße entwickelt und ausgeprägt. Das betrifft das allgemeine «Lebensgefühl» genauso wie Aggressivität, Schuldgefühle, Schamgefühle, Neidgefühle, aber auch Sensibilität und Kreativität. Die besondere Ausprägung von Affekten sichert letztlich einerseits das Überleben und schützt vor der Überwältigung durch andere, noch weniger aushaltbare Gefühle. Andererseits prägen sie sämtliche Lebensbereiche.

Traumatisierte bezeichnen sich oft als «Überlebende». Überleben heißt, trotz der Bedrohung, trotz der erfahrenen Defizite, trotz der Gefahren weiterhin zu leben, und es heißt auch, trotzdem leben zu wollen. Überleben wird zur eigentlichen Lebensleistung, es wirkt in alle Lebensbereiche hinein, es entsteht aber dabei das Gefühl, dass das eigentliche Leben nur bei anderen stattfindet. Überleben ist ein Kampf ums Leben, der Kraft und Energie kostet, Lebenszeit beansprucht und der für viele zur Gewohnheit geworden ist. Die Fähigkeit, trotzdem überleben zu können, dient zum Beweis der eigenen Existenzberechtigung. Die Erfahrung, dass existenzbedrohende Situationen überlebbar sind, trotz realer oder phantasierter Todesnähe, kann für die Betroffen das Gefühl einer Lebensberechtigung bedeuten, eines existenziellen Rechtes zu überleben an Stelle einer selbstverständlichen Sicherheit zu leben. Das heißt dann noch nicht, dass das Recht auf ein «normales Leben», was immer das heißen mag, wahrgenommen und gespürt wird.

Die Existenzberechtigung, die durch das Faktum des Überlebens von lebensbedrohlichen oder die Identität bedrohenden traumatischen Situationen bestätigt wird, erscheint deshalb unsicher und verletzlich. Dahinter können Zweifel stehen, viele Traumatisierte haben weiterhin erhebliche Zweifel an ihrer Lebensberechtigung. Sie können sie nicht wirklich spüren und wahrnehmen. Es fällt auf, dass sie häufig suizidal sind. Suizidalität wiederholt oft die frühere Lebensbedrohung, sie kann die Opfer-Täter-Dynamik bestätigen, wiederholen oder umkehren. Letztlich stellt die eigene Autoaggressivität eine neue Gefahr für das Leben dar, sie wiederholt das aggressive Handeln des Täters und gibt ihm in dieser Wiederholung gleichzeitig Recht. Indem es wiederholt wird, auch in Selbstverletzungen und anderen Formen der Selbstbeschädigung, ist es «normal» und gehört zum Leben. Hinter der Suizidalität steht oft, aber bei weitem nicht immer ein Todeswunsch, oft ist es aber auch der

Wunsch nach einem Ausweg, einer Flucht, einer Hintertür und letztlich nach Frieden und dem Aufhören von Gewalt und Leiden, es kann sich paradoxerweise dahinter der Wunsch zu leben verbergen. Im Grunde ist Suizidalität ein Lösungsversuch und die Reaktion auf die existenzbedrohende oder unerträgliche Situation, die in der Vergangenheit überlebt wurde und die mit Kontrollverlust, Auslieferung, Gewalterfahrungen und der Existenzbedrohungen, oft hin bis zur phantasierten oder realen Todesnähe, einherging. Der Selbstmord erscheint oft als die einzige noch mögliche Handlungsfähigkeit und zeigt damit paradoxerweise auf, dass der Wunsch zu handeln, weg von Auslieferung und Kontrollverlust, durchaus vorhanden ist. Damit zeigt Suizidalität, so widersinnig das erscheint, oft den Willen zum Überleben oder sogar zum Leben auf. Den Überlebenswillen aufzugeben, hieße, sich dem Kontrollverlust, der Existenzbedrohung und der Todesbedrohung völlig auszuliefern – eine völlig paradoxe Situation. Denn die Suizidalität sichert den Überlebenswillen. Der Überlebenswille unterdrückt die Todesnähe und die Bedrohlichkeit, oft auch den Todeswunsch, kostet aber viel an Lebenskraft und Lebensqualität. Der Kampf ums Überleben wird zur Lebenshaltung, die Existenz und die Existenzberechtigung müssen immer wieder neu bestätigt werden, in diesem Kampf wird das «Leben» verpasst. Es ist ein Merkmal dieser Form des Überlebens, dass es hochambivalent ist. Zudem steht hinter dem Überleben auch die Überlebensschuld,[1] wie bei allen Traumatisierten. Für das Faktum, überlebt zu haben, wird die Bestrafung erwartet. Und dennoch war und ist das Überleben existenziell.

Daraus kann letztlich eine Sucht werden, mit allen Mitteln sich selbst zu beweisen, dass Überleben möglich ist. Eine Sucht wird bestimmt durch die qualvolle Abhängigkeit von einem Suchtmittel, die fehlende Befriedigung und die Maßlosigkeit, weil das Suchtmittel nur ein Ersatz für etwas Anderes, Existenzielleres, Unerreichbares ist. Hinter jeder Sucht stehen unerträgliche innere Spannungen, Leere und Bedürftigkeit. Eine Befriedigung der Sucht bewirkt nur eine kurzzeitige Bedürfnislosigkeit, die oft von Selbstvorwürfen und Schuldgefühlen begleitet ist. Meist folgt eine Steigerung der Bedürfnisintensität, von Spannung, Leere und Schuldgefühlen.[2] In diesem Sinne handelt es sich bei der Überlebenssucht wirklich um ein

Suchtverhalten. An sich wäre es logisch, bedrohliche Situationen zu vermeiden und sich zu schützen, wenn aus der frühen Traumaerfahrung gelernt werden könnte. Das allerdings ist durch die hirnbiologischen Besonderheiten der Traumaspeicherung kaum möglich. Hinzu kommen das zur Posttraumatischen Belastungsstörung gehörende Symptom des Vermeidungsverhaltens und die durch die vielfachen Bedrohungen meist als Ressource entwickelte große Wahrnehmungsfähigkeit für das Anwachsen von Stress und die hohe Sensibilität für Spannungen und Gewalt. Das wären alles Voraussetzungen, die gegen die Entwicklung einer Victimisierung, also der Erfahrung, dass Traumatisierte häufig wieder in Traumasituationen geraten, sprechen und neue Gewalterfahrungen im Grunde eher unwahrscheinlich machen könnte. Da sie sich aber entwickelt, muss sie eine andere, lebenswichtige Funktion im Sinne einer Ressource haben.

Die Überlebenssucht ist die übersteigerte dysfunktionale Form des Willens, zu überleben und zu leben. Das Recht zu leben, das Recht, sich zu wehren, einen eigenen Willen zu haben und eine Existenzberechtigung, konnte durch das Trauma nicht entwickelt werden oder wurde dadurch verloren, so dass es nichts Selbstverständliches ist. Das Bedürfnis, ohne Leiden und ohne Bedrohung zu leben, wurde nicht befriedigt, das Gefühl dafür nicht erfahren, und damit kann es auch nicht zur Selbstverständlichkeit werden. In der Überlebenssucht steckt der Wunsch, etwas zu bekommen, das selbstverständlich erscheint und für andere offenbar nicht so schwierig ist. Das bestätigt die eigene Unfähigkeit und Unzulänglichkeit. Aber überleben heißt nicht leben, und so bringt ein Mehr vom Falschen, wie bei jeder Sucht, zwar das momentane Gefühl, etwas erreicht zu haben; aber dieses Gefühl trägt nicht, das Bedürfnis besteht weiter und möchte suchtartig weiter gestillt werden. Denn die Lebensmöglichkeiten, die geahnt und existenziell gewünscht werden, sind Bestandteil eines nicht bedrohten Lebens, nicht des Überlebens. Sie sind für viele früh Traumatisierte erst einmal weitgehend unerreichbar. Die Unerreichbarkeit von «normalem» unbedrohtem Leben kann vom Gefühl her zusätzlich die Lebensberechtigung infrage stellen: Ich habe kein Recht, diese Lebensmöglichkeiten zu erwarten und zu erreichen, ich bin ein Mensch, dem sie nicht zustehen, denn ich bin nicht normal. Sie zementiert zusätzlich den Glauben an das «böse Selbst».

Außerdem bedeutet der Kampf um das Leben jenseits des Überlebens Stress, Dauerstress, chronischen Stress, der die Lebensqualität zusätzlich reduziert. Dies führt dazu, dass es keine Zeit der Ruhe, kein Gefühl von Frieden und Zufriedenheit geben kann, und das wiederum beweist zusätzlich die Unnormalität, das Anders-Sein und die fehlende Lebensberechtigung. Ein Teufelskreis kommt in Gang, der die Überlebenssucht zusätzlich steigert. Nicht leben zu dürfen, keine Existenzberechtigung zu haben außer durch Leistung oder in einer Funktion, das ist ein grundlegendes dauerhaftes Lebensgefühl vieler Traumatisierter und knüpft direkt an die frühen Erfahrungen an. Ein Teil der Schuldgefühle der meisten Überlebenden hat hier ebenfalls seine Ursache, denn trotz fehlender, nicht erlebter und nicht bestätigter oder gar abgesprochener Existenzberechtigung zu leben dennoch zu leben, das macht ein Gefühl von Schuld. Schuldgefühle haben viele Facetten.

Also muss die Existenzberechtigung immer wieder neu bewiesen werden. Alles wird zu ihrer Bestätigung herangezogen, alles Mögliche wird überlebt, statt es zu leben und zu bewältigen: Krisen, Krankheiten, Selbstbeschädigungen jeder Art, Suizidversuche, berufliche Engpässe, ökonomische Not, Überlastung, Überforderung in jeder Form. Die Sucht führt zu einer Art Wiederholungszwang, immer wieder in Situationen zu kommen, die überlebt werden müssen. Spontane Wiederholungstendenzen sind sehr häufig, der Opferstatus in der Kindheit erhöht die Wahrscheinlichkeit, später wieder zum Opfer zu werden. Dies wird üblicherweise als «Victimisierung» bezeichnet. Dahinter wird häufig der Wunsch beschrieben, die Gewalterfahrung oder das Trauma zu vollenden, Traumatisierte sind stets in der Erwartung der erneuten Katastrophe oder des Todes. Sie haben aber auch immer den Wunsch, dass es diesmal vielleicht anders ausgeht, besser, dass das Trauma entweder überhaupt nicht stattfindet oder aber dass sie dieses Mal vielleicht ihre Lebensberechtigung wirklich spüren können und dass sie möglicherweise sogar von anderen anerkannt wird. Diese Anerkennung kommt aber erst wirklich und wirksam an, wenn sie von der traumatisierten Frau selbst erlebbar ist.

Es wäre eigentlich nachvollziehbarer, wenn Gefahrensituationen durch Vermeidungsverhalten und Selbstschutz vermieden würden. Aber das Bekannte, die Gewalt erscheint ungefährlicher als das Unbekannte, der selbstsorgende und selbstschützende Umgang mit sich selbst. Hinzu kommt noch ein anderes Phänomen: Gewalterfahrungen lösen intensivste existenzielle Gefühle aus wie Todesangst, ohnmächtige Wut, Leid, Schmerz, aber auch den Überlebenswillen bis hin zur Überlebenssucht. Starke Gefühle bedeuten Gefahr, sind aber als Gefühle wahrnehmbar. Schwächere, leise Gefühle werden oft kaum oder nicht wahrgenommen. Gefühle insgesamt bedeuten Lebendigkeit, Überleben, damit werden starke Gefühle als das Bekannte, als Muster wieder aufgesucht, weil sie die Lebendigkeit, das Überlebt-Haben wiederholen und bestätigen.

Die *passive* Wiederholungstendenz wiederholt die Auslieferungssituation durch Gewalterfahrungen, die zum Teil selbst aufgesucht oder gar provoziert werden, zum Beispiel bei Gewaltbeziehungen oder das scheinbar angstfreie Aufsuchen objektiv gefährlicher Situationen, Unvorsichtigkeit oder die Unterschätzung von Gefahren, aber auch etwa Operationen oder invasive oder schmerzhafte Diagnostik im Medizinsystem. Und auch dies ist wiederum paradox, Gefahren bewirken das Schreckliche, nicht Vorstellbare, das einerseits gemieden wird, Gefahren sind aber auch das Bekannte, das gleichzeitig aufgesucht wird. Spätere Vergewaltigungen, auch in Therapien, sind gerade bei früh traumatisierten Frauen nichts Seltenes, die Victimisierung insgesamt ist ein häufiges Phänomen. Die *aktive* Wiederholungstendenz führt zur Täterschaft, indem sie andere zu Opfern macht und so Entlastung sucht, aber unbewusst auch die Bestätigung, dass Traumata auch von anderen überlebt werden können.

In Krankheit, Schmerzen, Sucht, Krisen, Selbstbeschädigungen und Suizidversuchen wird eine Art «russisches Roulette» provoziert, mit dem der Beweis der Lebensberechtigung geführt wird, der immer wieder bestätigt werden muss. Ein Beispiel ist die früh traumatisierte Lyrikerin Sylvia Plath, die regelmäßig Suizidversuche unternahm, bis sie am letzten starb. Überlebende sind ständig in der Gefahr, an ihrem Überleben zu scheitern.

Wird die Bedrohung überlebt, dann bestätigt dies kurzzeitig die Existenzberechtigung, das Recht weiterzuleben. Dieses Gefühl geht aber meist rasch wieder verloren, deshalb muss es immer wiederholt werden. Insgesamt bedeutet dies Dauerstress, der ebenfalls überlebt werden muss: ein Teufelskreis ohne Ende, ein Gewaltzyklus, der unabsehbar weitergeht.

Unter der Überlebenssucht, die sehr quälend ist, leidet nicht nur die Lebensqualität, es werden später meist auch die Beziehungen und alle Lebensbereiche, nicht selten gerade das Gesundheitssystem oder die Therapie, in den Überlebenskampf integriert und für die Überlebenssucht instrumentalisiert.

Aber auch andere Gefühle spielen eine besondere Rolle. Besonders entwickelt ist bei früh traumatisierten Frauen ein sehr stark ausgeprägtes Schamgefühl, das Gefühl, dass viele oder alle Affekte, Lebensgefühle und Wünsche, insbesondere aber der eigene Körper, Sexualität und Beziehungen, ebenso Aggressionen und Kraft, Leistungen und Fähigkeiten, oft das Überleben selbst, peinlich und beschämend sind.

Scham ist an sich ein Signalgefühl und ein Schutzaffekt,[3] der Intimität und Integrität schützt. Damit hängt sie ebenfalls eng mit dem Gefühl für den eigenen Wert und dem Selbstwertgefühl zusammen. Sie stellt als Signalgefühl eine Ressource dar, wie etwa die Angst, die an sich das Signalgefühl für Gefahren ist. Die Voraussetzung für die Entwicklung des Schamgefühls ist üblicherweise an sich das Bewusstsein von eigenen Fehlern, Mängeln oder Schwächen. Es setzt die Entwicklung von Selbstbeurteilung oder Selbstkritik voraus, also die Entwicklung des Selbst.

Das Selbst bildet sich, verkürzt und in der Wiederholung gesagt, aus den Rückmeldungen des sozialen Umfeldes und besonders der nahen Bezugspersonen aus, die es widerspiegeln.[4] In diesem Spiegel wahrgenommen, werden Rückschlüsse aus den Reaktionen, aus dem Spiegelbild, auf die eigene Wirkung bezogen. Die Reaktionen der anderen werden erwartet und dienen als Bestätigung: Ich werde wahrgenommen, also bin ich. In der Kindheit, aber auch später sind es der Blick anderer Menschen[5] und die Vorstellung der Normen, die sie vertreten und denen die Betroffenen nicht zu genügen glauben. Hinzu kommen die eigene Selbstwahrnehmung und Selbstbeurteilung in Wertkategorien wie richtig – falsch, schön – hässlich, gut – böse. Diese Selbstbeurteilung, die aus dem Spiegelbild und der Selbstwahrnehmung resultiert, ist in einer spaltenden Gesellschaft wie der unseren, ebenfalls spaltend, sie sieht eher die Extreme und ordnet diese moralischen, gesellschaftlichen und politischen Kategorien zu. Das fördert, vor allem auch mit der besonders von Frauen geforderten Bescheidenheit, die durch Religion und Gesellschaft vorgegeben wird («Eigenlob stinkt»), eher die negative Selbstbeurteilung und Selbstkritik, die damit meist nicht wirklich objektiv und zudem, zumindest in Anteilen, ohnehin unbewusst ist. Hinter der Vorstellung der eigenen Unvollkommenheit stehen also immer auch gesellschaftliche oder religiöse Normen. Es kommt zu dem Blick von außen auch der eigene Blick hinzu, die eigenen internalisierten Normen. Und der eigene Blick ist in der Regel gnadenloser als jeder Blick von außen, zumal wenn sich der Glaube an das «böse Selbst», wie bei früh traumatisierten Frauen, etabliert hat. Ohnehin ist Scham eher ein «weibliches» Gefühl, wird doch das weibliche Genitale insgesamt «Scham» genannt. Scham hat also etwas mit dem weiblichen Körper, mit Sexualität und Intimität zu tun, aber auch mit Blamage, Bloßstellung, Zurückweisung und Abwertung. Somit ist die Angst vorgegeben, dass andere die Schwächen, Mängel und Fehler entdecken und die betroffene Person als Ganzes abwerten und ablehnen. Scham ist bei früh traumatisierten Frauen zusätzlich eine Reaktion auf die Normenverstöße und Tabuverletzungen, die die sexualisierte Gewalt in der Kindheit darstellt,[6] geht aber weit darüber hinaus. (Es fällt allerdings auf, dass der Normenverstoß und die Tabuverletzungen des Täters weniger schambesetzt sind.) Schamgefühle haben also auch etwas mit Macht oder Ohnmacht und Unterlegenheit zu tun, die ihrerseits schambesetzt sind. Scham ist auch ein Unterlegenheitsgefühl, das den anderen die Macht der Be- und Verurteilung verleiht.

Das so entstandene Schamgefühl, das Gefühl von Peinlichkeit und Ablehnung ist bei früh traumatisierten Frauen, wie alle Gefühle, meist von existenzieller Stärke, es stellt alles infrage. Zudem führt der einfache Versuch, dem Schamerleben auszuweichen, zu noch größerer Scham.[7] Damit sind Schamgefühle gefährlich und müssen, um das Selbst zu schützen und das Überleben zu sichern, abgewehrt werden. Denn generalisierte Schamgefühle beeinträchtigen das Selbstwertgefühl bis hin zu einer Auflösung des Selbst bei extremer Scham.[8]

Die Abwehr von überwältigenden Schamgefühlen zeigt sich auch hier in der Vermeidung von Gefühlen überhaupt, da sie nur schwer kontrollierbar und kaum zu ertragen sein können. Blickkontakte werden vermieden, andere werden ausgeblendet oder «abgedunkelt».[9] Auch das Gefühl, eine Tarnkappe zu tragen, unsichtbar zu werden, in ein Mauseloch oder in den Boden zu versinken,[10] dienen dem Schutz und der Abwehr. Der eigene Blick auf sich selbst aber bleibt bestehen, außer wenn er dissoziiert wird. So kann sich gegenregulatorisch nach außen hin der Anschein von Arroganz und Überheblichkeit darstellen bis hin zur Entwicklung eines Größenselbst, von Perfektionismus mit dem Vermeiden aller vermeintlichen Fehler und Mängel. Diese Form der Abwehr kann zur Entfremdung und Selbstentfremdung führen, denn dahinter lauert immer die Scham. Überregulatorisch kann der Anschein von Schamlosigkeit auftreten, wie auch dann, wenn die Schamgefühle völlig dissoziiert werden. Hinzu kommen Kontaktvermeidungs- und Isolationsstrategien als Abwehr und Schutz vor Schamgefühlen. Diese stören zusätzlich den Kontakt und das Kommunikationsverhalten bis hin zu Kontaktabbrüchen und zur Isolierung, zum «Im-Boden-Versinken» vor Scham, zum Wunsch, unsichtbar zu werden, dem Blick und der Beurteilung von außen zu entgehen, bis zu einem Gefühl der Selbstauflösung, wenn der Wunsch, sich vor diesen unbewältigten Gefühlen zu schützen, von existenzieller Stärke ist. Schutz um jeden Preis, auch um den Preis der Selbstaufgabe, so dass von «Selbstschutz» kaum noch die Rede sein kann, hat immer Vorrang, denn er sichert das Überleben. Und damit sind sowohl das Schamgefühl als Signalgefühl wie auch der Schutz davor in einer absurd erscheinenden Weise Ressourcen, die dem Überleben dienen. Dieser Paradoxie begegnen wir bei früh traumatisierten Frauen immer wieder.

Dazu kommt das Geheimhaltungsgebot der Kindheit. Ein gemeinsames Geheimnis ist eine Form der Gemeinsamkeit, die andere ausschließt. Damit weckt das schmutzige Geheimnis der sexualisierten Gewalt auch das Gefühl von Komplizenschaft und Mittäterschaft – eine besonders schambesetzte Situation, die wirkungsvoll verhindert, dass das Kind die Geheimhaltung aufgibt und sich Hilfe sucht. Denn an sich stellen Geheimnisse den Versuch dar, etwas vor der Vereinnahmung durch andere zu schützen.[11] Durch das gemeinsame Geheimnis wird das Trauma unsichtbar, hier wird wieder der Täter geschützt. Der Schutz des Geheimnisses macht meist Täuschungen und Lügen notwendig, führt zum Beziehungsabbruch mit den übrigen Familienmitgliedern und in die Einsamkeit, die wiederum oft für diejenigen, die die Veränderungen des Kindes bemerken und helfen wollen, verletzend und schmerzhaft zu beobachten ist. Lügen sind böse, nahe Menschen zu verletzen, ebenfalls. Damit verstärken sich die Schuldgefühle, der Glaube an das «böse Selbst» wird immer wieder bestätigt, und das Schamgefühl wächst. Hinzu kommt ein weiteres Paradoxon. Das meist durch Androhung von beängstigenden Konsequenzen und Gewalt erpresste Geheimhaltungsgebot macht Lügen notwendig, um Schlimmeres abzuwenden. Wer *nicht* lügt, ist nun «böse». Es entsteht eine für ein Kind undurchschaubare ausweglose Gefühlssituation, die im Erwachsenenalter fortbesteht und in der «gut» und «böse» sehr relativ werden und nicht mehr sicher zugeordnet werden können. Das bedeutet eine weitere massive emotionale Verunsicherung, die das Selbst betrifft, aber auch so allgemeine und scheinbar allgemein verbindliche moralische Werte wie «gut» und «böse». Alle scheinen zu wissen, was das ist, was richtig und was falsch ist. Nur das Mädchen und später die Frau sind «wie ausgestoßen» oder «blind», wie Frauen es von sich selbst beschrieben, weil sie nicht so sicher wissen und zuordnen können, was für andere selbstverständlich ist. Das führt häufig zum Gefühl, anders zu sein, ein «Alien», ein «Monster», eine «Außerirdische», wie betroffene Frauen dies oft schildern. Das verstärkt das Gefühl von Ausgestoßensein, Einsamkeit, Mangelhaftigkeit und damit das Schamgefühl.

Auch ein anderer, meist negativ besetzter Affekt spielt hier oft eine Rolle, der Neid. Es ist der Neid auf alle, die es besser haben, die in ihrer Kindheit in einer fürsorglichen und liebevollen Familie leben durften und die nun auch als Erwachsene wissen, was Liebe und Fürsorge ist, die wissen, was richtig und was falsch ist, die in die Gesellschaft und zu anderen Menschen passen, nicht ausgestoßen und nicht «schlecht» sind, die es leichter haben, die einfach nur sein können, die nicht so fremd sind in der Welt, keine «Aliens», keine «Monster». Der Neid ist die Wahrnehmung einer frühen, schmerzhaften Wunde des Andersseins, des existenziellen Defizits.[12] Es entsteht oft das Gefühl, etwas vorenthalten zu bekommen. Zum Gegenstand des Neides führt alles, was leicht und einfach zu sein scheint im Leben anderer. Dahinter steht der Wunsch, es selbst ebenso leicht zu haben. Neid zu haben, ist aber wiederum «böse», er bestätigt das «böse Selbst» – also geschieht es ihnen recht, wenn sie nicht dazugehören, wenn sie das nicht haben können, was anderen selbstverständlich zu sein scheint, denn sie sind ja «böse». Dadurch wird das Neidziel noch unerreichbarer, es bringt also nichts, neidisch zu sein, und so wird oft das Neidziel resigniert aufgegeben. Der Neid als Antrieb, Unterschiede wahrzunehmen und sich einzusetzen, das Ziel zu erreichen oder zu erkämpfen, wird kampflos aufgegeben und damit eine wichtige Ressource, die die Situation verbessern könnte. Aber Kampf ist ja auch «böse» und rückt zudem in der Täter-Opfer-Dynamik in die Nähe des Täters, genauso wie der Neid. Und alles ist sowieso «total egoistisch», was auch negativ besetzt ist. So werden wichtige Ressourcen aufgegeben, die in einer Therapie erst langsam wieder erarbeitet werden müssen. Denn diese Resignation ist existenziell und macht sich auch für die Motivation in Therapien deutlich bemerkbar. Aus dem Neidaffekt wird die Verzweiflung,[13] die zusätzlich in alle Lebensbereiche hineinwirkt.

Aber bei vielen Frauen konnte eine andere Ressource entwickelt werden, nämlich die Kreativität im Umgang, in der partiellen Bewältigung und dem Überleben traumatischer, defizitärer oder konflikthafter Situationen. Diese oft generalisierende Kreativität kann sich auch in Bildern zeigen, in musikalischen Gestaltungen oder in Gedichten traumatisierter Frauen. Sie stellen einerseits eine Möglichkeit dar, unbewusst, verdeckt oder offen Signale in Bezug auf die Traumatisierungen zu geben, also das Geheimhaltungsgebot zu umgehen, und zwar gerade in Bildern, denn verboten wurde vor allem das «Darüber»-Reden – das Malen hingegen wurde nicht verboten, aber oft darf über die Bilder nicht gesprochen werden. Die Kreativität kann zudem eine Quelle narzisstischer Reparation darstellen und gleichzeitig einen Verarbeitungs- und Selbstheilungsversuch. Bei dissoziativen Identitätsstörungen können Bilder oder Gedichte oft auch einzelnen Teilpersönlichkeiten zugeordnet werden. Das erleichtert den therapeutischen Umgang mit dieser Ressource und die Arbeit mit den unterschiedlichen Teilpersönlichkeiten.

Ulrike K. kann ihre Gedichte inzwischen den Teilpersönlichkeiten und dem, was sie erleben, zuordnen. «Ulli», die in besonderer Weise ihre Kreativität lebt und sich für therapeutische Hintergründe interessiert, beschrieb ihre Situation wie folgt:

Vielfältigkeit des Seins

Zerrissen und doch ganz
Unklar und doch klar.
Tränen, Blut und Schmerz
dem Körper eigen war.
Von Wärme umgeben
ans Licht gebracht,
durchströmt von Leben
am Tag und in der Nacht.
Die Nacht ist vorbei,
auch der Zweifel daran,
ob das Chaos in mir
auch ein Ende haben kann.
In Trauer und Schmerz,
in Freude und Leid,
die Vielfalt des Seins
im Leben vereint.
Verletzt, gekränkt und
doch nicht zerstört,
reich beschenkt und nicht allein.
Ich lebe!
Ich darf sein!

Sie hilft sich auch mit kleinen Versen:

Willst Du leben?
Suche was verloren,
befreie was gefangen,
belebe was tot – scheint!

«Ulrike» hingegen, die tief depressive und selbstmordgefährdete Grundpersönlichkeit, schrieb in einer akuten Krise:

Sehnsucht

Am Ende der Insel,
zwischen Wasser und Land
eine neue Dimension,
ich hab sie erkannt.
Ohne Zeit und Raum,
ich sehn mich nach dir.

Ich will dorthin,
getrieben von dem Wunsch
nach Frieden in mir.
Am Ende der Insel,
zwischen Wasser und Land,
es ruft und lockt,
es ist mir bekannt.

Das Rauschen der Wellen
betört mich sanft,
es spielt mir ein Lied,
nimmt mich an die Hand.
Eingetaucht in eine Welt,
die mir gefällt.

Leb wohl Du gnadenloses Sein,
dieses Leben ist nicht mein,
halt fest die mir gereichte Hand,
den Stern der Freiheit ich dort fand.
Am Ende der Insel,
zwischen Wasser und Land!

Und ein anderes Gedicht zeigt die Ratlosigkeit, die Verzweiflung und das existentielle Erfasst-Sein durch das Trauma auf:

Was ist Traum?
Was ist wahr?
Bin ich hier?
Bin ich da?
Phantasien lasst mich los,
reißt mich raus aus Deinem Schoß,
Geister, die ihr mich berührt
und das Monster in mir birgt,
im Blut ertränkt der ganz Schmerz,
zerbricht es mir fast Kopf und Herz.

Und als Erfahrung aus der Begegnung mit der «Eisigen», der internalisierten, gefühlskalten misshandelnden Mutter, beschreibt sie die Situation wie folgt:

Sieg des Eises?

Ich friere
des Lebens müde
das Herz im Glassarg konserviert
es friert
erfriert
zerbricht
erlischt
im Glassarg konserviert
eine Erinnerung an das
was es mal war
Ich erfriere!

Leben

Text und Melodie: Ramona Ranzau 2002-04-07

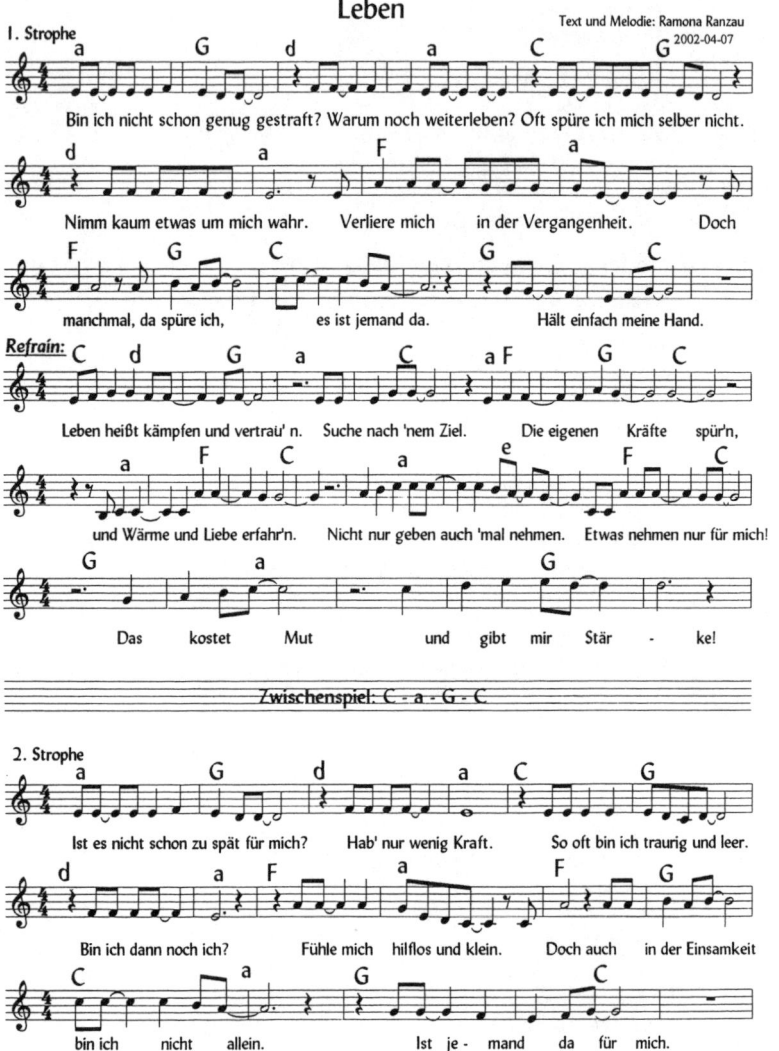

1. Strophe

Bin ich nicht schon genug gestraft? Warum noch weiterleben? Oft spüre ich mich selber nicht.

Nimm kaum etwas um mich wahr. Verliere mich in der Vergangenheit. Doch

manchmal, da spüre ich, es ist jemand da. Hält einfach meine Hand.

Refrain:

Leben heißt kämpfen und vertrau'n. Suche nach 'nem Ziel. Die eigenen Kräfte spür'n,

und Wärme und Liebe erfahr'n. Nicht nur geben auch 'mal nehmen. Etwas nehmen nur für mich!

Das kostet Mut und gibt mir Stär - ke!

Zwischenspiel: C - a - G - C

2. Strophe

Ist es nicht schon zu spät für mich? Hab' nur wenig Kraft. So oft bin ich traurig und leer.

Bin ich dann noch ich? Fühle mich hilflos und klein. Doch auch in der Einsamkeit

bin ich nicht allein. Ist je - mand da für mich.

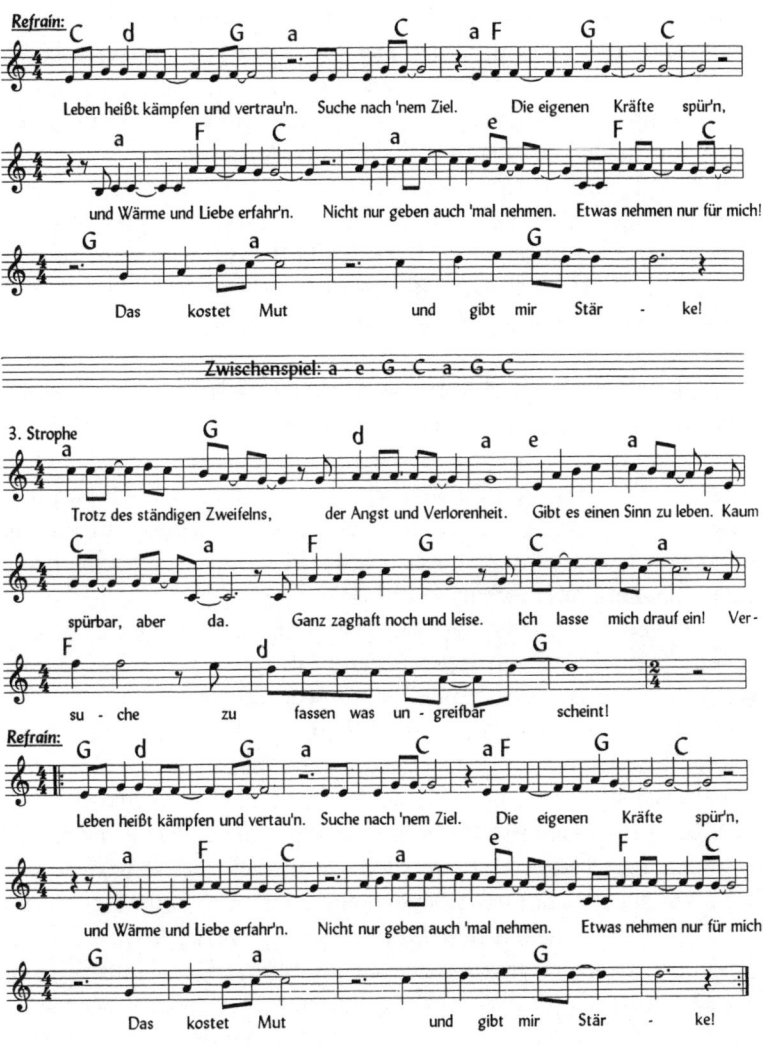

Refrain:

C d G a C a F G C

Leben heißt kämpfen und vertrau'n. Suche nach 'nem Ziel. Die eigenen Kräfte spür'n,

a F C a e F C

und Wärme und Liebe erfahr'n. Nicht nur geben auch 'mal nehmen. Etwas nehmen nur für mich!

G a G

Das kostet Mut und gibt mir Stär - ke!

Zwischenspiel: a - e - G - C - a - G - C

3. Strophe

a G d a e a

Trotz des ständigen Zweifelns, der Angst und Verlorenheit. Gibt es einen Sinn zu leben. Kaum

C a F G C a

spürbar, aber da. Ganz zaghaft noch und leise. Ich lasse mich drauf ein! Ver-

F d G

su - che zu fassen was un - greifbar scheint!

Refrain:

G d G a C a F G C

Leben heißt kämpfen und vertau'n. Suche nach 'nem Ziel. Die eigenen Kräfte spür'n,

a F C a e F C

und Wärme und Liebe erfahr'n. Nicht nur geben auch 'mal nehmen. Etwas nehmen nur für mich!

G a G

Das kostet Mut und gibt mir Stär - ke!

Ausklang: a - e - F - G - C - a - G - C

Auch Musik ist eine kreative Möglichkeit der Verarbeitung und Selbstheilung und kann eine wichtige Ressource darstellen. Das folgende Lied einer schwer traumatisierten Frau zeigt ihr Lebensgefühl auf, das Gefühl einer Überlebenden, die die Traumatisierung und deren Folgen als Strafe empfindet. Dahinter steht völlig unbewusst der Glaube an das «böse» Selbst, wie könnte Gewalt sonst als «Strafe» erlebt werden – und das Gefühl der Dissoziation, des Verlustes des Selbst, Kraftlosigkeit, Traurigkeit, Zweifel, Angst und die Frage nach dem Sinn. Und dann kommt im Refrain, wie ein Mantra, die Suche nach den eigenen Kräften und der eigenen Stärke und nach Wärme, Liebe und Beziehung, aber auch das Recht darauf, sich etwas zu nehmen und zu leben: Der Umschlagpunkt vom Überleben zum Leben ist hier in einer eigenen kreativen Ressource dargestellt.

Die in der Kindheit entwickelten Bewältigungsstrategien der Abwehr, Dissoziationen oder das Konstrukt eines Sinnsystems erweisen sich für die Gestaltung erwachsener Beziehungen oder der Berufstätigkeit nicht nur als nutzlos und hinderlich, sondern als schädlich und destruktiv. Die Angst vor Gefühlen kann zu einem Affektstau führen, die reaktive emotionale Distanz zu Harmonisierungstendenzen. Überanpassung mit mechanischem Gehorsam und Selbstaufgabe wie auch verweigerte Anpassung, unbegrenzte Leistungsbereitschaft und Ausnutzbarkeit erweisen sich nun ebenfalls als Hindernisse, die im späteren Leben zu zusätzlichen Belastungen führen.

Die Beziehungsstrukturen sind häufig instabil, es überwiegen desorganisierte Bindungsstrategien.[14] Die Beziehungsproblematik betrifft zuerst einmal den eigenen Körper, der nicht als Ort von Wohlbefinden, Genuss, Kommunikation oder leidenschaftlichen Gefühlen und Nähe erlebt werden kann, denn er ist besetzt von Ekel, Scham, Ablehnung, Schmerzen, Angst und Panik. Das macht sich gerade in sexuellen Beziehungen deutlich bemerkbar.

Bezugspersonen werden entweder als beängstigend und bedrohlich oder aber als idealisiert erlebt. In den frühen Beziehungen wurden die Eltern oft idealisiert, der traumatisierende Elternteil durch die Abwehrkonstruktionen als «gutes Objekt» etabliert und das Trauma als eine Form von Interesse und Zuwendung phantasiert. Es hat sich eine Opfer-Täter-Retter-Dynamik entwickelt, die in Beziehungen nur diese Extreme kennt. Die aktuellen Beziehungen werden oft nach diesem Muster gestaltet. Ungeheuere Erwartungen richten sich auf die heutigen Bezugspersonen und PartnerInnen, von ihnen wird die frühe Bestätigung der Existenzberechtigung, werden Anerkennung, Bestätigung, Geborgenheit und Sicherheit erwartet, der nie erfahrene gute «Spiegel» und die ideale, nie gekannte, aber existenziell und schmerzlich vermisste Beziehung der Kindheit gesucht. Doch gerade die heutigen realen Erfahrungen können oft nicht integriert werden, da sie in keiner Weise dem bisherigen Muster der Lebenserfahrungen entsprechen, und damit bleiben sie wirkungslos. Die heutigen Bezugspersonen können zudem nicht die Bestätigungen der frühen Bezugspersonen geben, die eigentlich gebraucht wurden, aber eben in einer anderen Lebensphase, und es ist auch nicht mehr die frühe Zeit mit ihren Entwicklungsmöglichkeiten. Die Suche nach dem dringend Benötigten in der falschen Zeit – heute – mit den falschen Menschen – den heutigen Bezugspersonen – kann nicht gelingen. Und damit werden sie nicht selten als «Täter», als versagend und frustrierend erlebt. Auch sie sind nicht «besser», und damit steigt das bekannte Opfergefühl wieder auf, die Beziehung «kippt». Zudem lassen sich mit einer als ideal phantasierten Bezugsperson die real auftretenden Konflikte nicht lösen, zumal wenn die Fähigkeit zu Unterscheidung, Abgrenzung und Binnenwahrnehmung nicht ausreichend entwickelt werden konnte. Jeder Konflikt wird reflexartig auf eigenes Verschulden zurückgeführt oder als Beweis für die eigene Unzulänglichkeit und das «böse Selbst» interpretiert oder aber als «Beweis», dass die heutigen Bezugspersonen auch nur «Täter» sind. Klärende Aggressionen sind nicht möglich, sie werden schuldhaft erlebt und können zu einem Umschlag in Panik, Wut oder Resignation führen. Wir finden hier das Phänomen des dysfunktionalen Ärgers, bei dem Aggressionen nicht in einem realen Bedeutungszusammenhang erlebt werden können, so dass es nicht zu einer Emotionsregelung kommen kann. Beziehungen bedeuten ständige Wechselbäder von Gut und Böse, von Täterschaft und Opfergefühlen, von Hoffnung und Enttäuschung. Diese innere Dynamik spielt sich immer wieder von neuem ab.

Die Neigung zur Selbstverachtung (ich bin böse) und Idealisierung (du bist gut) und die daraus resultierende polarisierende Spannung labilisiert jede Beziehung zusätzlich. Alle Beziehungen sind sehr intensiv und gleichzeitig sehr instabil, das Drama von Suche und Enttäuschung wird ständig wiederholt. Beziehungen müssen überlebt werden, neue Traumata werden erwartet und erfüllen sich, neue defizitäre Erfahrungen sind häufig, das alte Muster läuft immer wieder von neuem ab. In jeder Beziehung kann es zu einer Reinszenierung des Traumas kommen. Frauen, die Opfer waren, werden häufig immer wieder Opfer, nur eine Minderheit wird real zu Täterinnen, während traumatisierte Männer eher selbst gewalttätig werden, wie die Erfahrungen zeigen. Das Trauma verstärkt also zusätzlich geschlechtsspezifische Rollenzuweisungen, auch hier konstellieren sich Spaltungsphänomene.

Trennungen erscheinen existenziell bedrohlich, sie erzeugen eine existenzielle Leere und lebensbedrohliche Verlassenheitsgefühle, die überlebt werden müssen. So kann es immer wieder zu destruktiven Abhängigkeitsverhältnissen kommen, die ebenfalls überlebt werden müssen – ein qualvoller Kreislauf, der immer wieder zwar zum Überleben, aber nicht zur Qualität des Lebens führt.

Hinzu kommt, dass von früh traumatisierten Frauen Männer häufig als gefährlich und als Täter angesehen und beurteilt werden, sie können geradezu Trigger für Flash-backs und traumatische Erinnerungen werden. Das kann zu zwei ganz unterschiedlichen und gegensätzlichen Reaktionen führen. Zum einen werden nun gerade diejenigen kontraphobisch nach dem alten Muster als Partner ausgesucht, die ihrerseits Gewalt ausüben. Die Victimisierung mit all ihren Facetten spielt dabei eine große Rolle. Das bedeutet zusätzlich wenigstens eine minimale Sicherheit, wie die Rollenverteilung ist, wer Täter ist und wer Opfer. Denn die Gefahr des Gefühls, dass das «böse Selbst» der eigentliche Täter ist und der Partner eigentlich «gut», vergrößert durch das ständige «Kippen» die innere Unsicherheit und Zerrissenheit und kann Panik auslösen.

Andererseits werden nicht selten Beziehungen zu männlichen Partnern ganz vermieden, neben den lesbischen Beziehungen, die wirklich auf lesbischen Bedürfnisse gründen, gibt es auch solche Beziehungen, die lediglich aus der Vermeidung heraus entstehen.

Bei Sabine V. ist das Beziehungsverhalten aller traumatisierter Schwestern auffällig. Die Älteste (sieben Jahre älter) hat als einzige studiert, sie ist Laborfachärztin, also ohne direkten Patientenkontakt, sie lebt allein, hat praktisch kaum soziale Kontakte. Die zweite (vier Jahre älter) ist Alkoholikerin, hat keine Berufsausbildung, keine näheren Kontakte. Sabine V. hatte meh-

rere kurze Beziehungen, lebt jetzt seit einiger Zeit mit einer Freundin zusammen, aber in der Beziehung kriselt es schon. Die nächstjüngere Schwester (drei Jahre jünger) ist geschieden, die beiden Kinder sind beim Vater, sie fühlt sich der Erziehungsaufgabe nicht gewachsen. Sie befindet sich derzeit wegen «endogener Depressionen» in stationärer psychiatrischer Behandlung. Alle traumatisierten Schwestern haben entweder keine, wechselnde oder gescheiterte Beziehungen. Nur die jüngste Schwester (zehn Jahre jünger) ist «der Sonnenschein» der Familie. Sie ist die einzige, zu der Sabine V. eine innige emotionale Beziehung aufbauen konnte. Diese Schwester hat es geschafft, den Laden der Mutter zu übernehmen, obwohl sie erst 24 war. Von den anderen Schwestern wird sie beneidet, weil sie von den Eltern anerkannt wird. Sie lebt noch im Elternhaus, wird dort auch bleiben, wenn sie demnächst heiratet, sie ist derzeit schwanger. Sie wurde nicht, wie die vier älteren Schwestern, vom Großvater «in sein Bett genommen». Als sie geboren wurde, kränkelte der Großvater bereits und nahm sich eine Frau ins Haus, die ihn versorgen musste.

Ulrike K. hingegen hatte bislang nur eine einzige sexuelle Beziehung, nämlich die zu ihrem Ehemann, der einfach strukturiert und ihr deutlich intellektuell unterlegen ist. Er ist nicht gewalttätig, auch nicht in betrunkenem Zustand, und bietet ihr zwar keinerlei Verständnis, aber doch eine gewisse äußere Stabilität. Sie selbst meint, dass er vielen Anteilen in ihr die Mutter ersetze, die sie niemals hatte, die sie aber gebraucht hätte. Er rege sich nicht über sie auf, halte sie zwar für psychisch krank, das sei für ihn aber kein Hindernis, für sie und für die beiden gemeinsamen Töchter zu sorgen. Ulrike K. hat sich damit eine äußerlich einigermaßen stabile Beziehung aufgebaut, die distanziert ist. Durch die einfache Strukturierung des Ehemannes findet kaum Kommunikation statt, und so kann er bei allen Schwierigkeiten, bei allen – nicht gefühlten – Missverständnissen als stabiler Partner betrachtet werden, der Sicherheit vermittelt, die Idealisierung muss nicht infrage gestellt werden.

Idealisiert zu werden, mit unrealistischen Erwartungen und Wünschen bedacht, ist für Partner oder Partnerin häufig nicht einfach, denn da die Erwartungen unerreichbar und unrealistisch sind, ist das Scheitern vorprogrammiert. Mit als idealisiert phantasierten Partnern lassen sich keine realen Konflikte lösen, es ist immer klar, wer schuld an den Problemen ist. Viele, gerade auch selbst traumatisierte Partnerinnen oder Partner versuchen, sich den Erwartungen und Bedürfnissen anzunähern, erleichtert wird ihnen das durch die Leistungsbereitschaft und den Überlebenswillen als Folge einer eigenen Traumatisierung. Beziehungen zwischen zwei Traumatisierten sind nicht selten.

In jedem Fall ist die Beziehungssituation für eine Partnerschaft problematisch. Denn der idealisierte Partner oder die idealisierte Partnerin haben als Gegenüber einen Menschen, dessen Selbstwertgefühl nur unzureichend entwickelt ist, der vielleicht ein negatives Größenselbst entwickelt hat und dessen Glauben an das «böse Selbst» und an den eigenen fehlenden Wert unhinterfragbar zu sein scheint, da er das Überlebens-Sinnsystem entwickelt hat, mit dem er in der Lage war weiterzuleben. Aber das Ganze kann auch kippen oder umschlagen, die Verhältnisse und die Zuschreibungen und Erwartungen können sich in ihr Gegenteil verkehren, eine äußerst schwierige Situation auch und gerade dann, wenn der Versuch in der Partnerschaft gemacht wird, Partnerschaftlichkeit herzustellen.

Die sexuelle Entwicklung ist in der Regel schwer gestört, Grenzverletzung, Reizüberflutung, der Bruch von Tabus und die häufige Kopplung mit Gewalttätigkeit, Misshandlungen und Morddrohungen, aber auch der Missbrauch von Sexualität für andere Zwecke führen zu einer Entfremdung und zu Dissoziationen, zu Ablehnung und Ekel. Denn die Erfahrung sexualisierter Gewalt, gleich in welchem Alter, hat immer Auswirkungen auf das Erleben von Sexualität, auch auf Schwangerschaft und Geburtsverlauf, insgesamt auf die Entwicklung und das Erleben weiblicher Funktionen.

Zum positiven Erleben von Sexualität gehört es, den Körper als eigenen, untrennbar zugehörigen Teil des Selbst zu empfinden und eine positive Beziehung und Wertung zu erleben. Dazu gehört auch, dass sexuelle Wünsche und Gefühle sowie Lust ohne Angst und Panik wahrgenommen werden können. Die Auseinandersetzung auch mit starken Schamgefühlen sollte möglich sein. Zusätzlich wichtig sind ein Sicherheitsgefühl, das Gefühl von Grenzen und von Kontrolle.

Das alles ist bei der Ablehnung und dem Ekel vor Körperlichkeit und bei dem häufig fragmentierten Körperbild erst einmal schwierig oder gar nicht möglich. Hinzu kommt die Angst vor sexuellen Gefühlen, meistens sehr starke Schamgefühle, die ihrerseits Angst machen, und nicht selten auch körperliche Beschwerden und Schmerzen im Unterleibs- und Genitalbereich, also im Bereich der «Scham».

Grundsätzlich gibt es zwei gegensätzliche Verhaltensweisen im Umgang mit Sexualität. Häufig wird Sexualität als Trigger ganz vermieden. Wenn Männer als Trigger zu gefährlich sind, wird eine

Beziehung mit ihnen ohnehin nicht möglich sein, da auch die Begegnung mit Männern vermieden wird. Aber auch lesbische Beziehungen sind oft schwierig, wenn Sexualität als schmutzig und Tabubruch und der eigene Körper als Ursache des Traumas ausschließlich negativ erlebt werden. Hinzu kommt die Vermeidung von starken Gefühlen, die als angstbesetzt und gefährlich erlebt werden. Das führt nicht selten zu einer Selbstherabsetzung und zur Verstärkung der Selbstwertproblematik, wenn so etwas «Normales» nicht geleistet oder gar genossen werden kann.[15] Zudem ist die Vermeidung von Sexualität nichts Selbstbestimmtes, sondern sie ergibt sich aus den alten negativen Erfahrungen, teilweise ist dieses Vermeidungsverhalten auch Symptom der Posttraumatischen Belastungsstörung.

Andererseits gibt es den inneren Zwang, Sex aufzusuchen und Sexualität als Ausweg kontraphobisch einzusetzen,[16] um Anerkennung zu bekommen, Kontakte zu haben, «normal» zu sein. Oft ist das die einzige Erfahrung, eigentlich Nähe und Kontakt zu wollen, aber nur Sex zu bekommen. Es ist an sich die gewohnte Situation, der frühere äußere Zwang wird durch einen inneren Zwang ersetzt, in der Identifikation mit dem Aggressor handeln die Betroffenen wie die Täter der Kindheit. Sexualität kann aber auch als Mittel benutzt werden, Dissoziationen hervorzurufen. Insofern ist diese Form von Sexualausübung autoaggressiv und ebenfalls nicht selbstbestimmt, da Sexualität entfremdet und als Mittel benutzt wird.

Eine weitere Entfremdung ist die Prostitution: Sexualität oder das, was sich in diesem Bereich in der Kindheit mit sexualisierten Gewalterfahrungen entwickeln konnte, wird zum Beruf gemacht, der misshandelte, abgespaltene Körper wird zum Werkzeug umfunktionalisiert. Körper und Sexualität gehören den anderen, werden verkauft, da sie für Männer einen gewissen Wert zu besitzen scheinen. Das bedeutet meist auch eine Spaltung von Funktionalität und Intimität, vom heimlichen «privaten» Ich oder Selbst und vom funktionalen Ich.

Oft sind Entwicklungsphasen im Sexualgefühl nicht durchlaufen worden, denn die Bemächtigung des kindlichen Körpers durch die erwachsenen Täter erfolgte meist vor Ablauf einer angemessenen sexuellen Entwicklung.

Am ehesten möglich ist dann die Selbstbefriedigung, die allerdings zur Voraussetzung hat, dass der Körper nicht zu sehr abgelehnt wird und dass dabei nicht gleich Dissoziationen auftreten. Es bedeutet, Autonomie zu erleben und herauszufinden, was sich gut anfühlt und richtig, es bedeutet Selbstkontrolle, den Ablauf selbst zu bestimmen und Anfang und Ende mit innerer Stimmigkeit zu erleben. Bei maximaler Autonomie, Kontrolle und Selbstkontrolle ist daher am ehesten der Beginn lustvoller Körpergefühle wahrnehmbar. Dazu gehört auch die Achtung vor dem eigenen Körper, die zur Selbstachtung werden kann. Hier können auch langsam Gefühle unterschieden werden, Zärtlichkeit ist nicht dasselbe wie Sexualität. Durch die Sexualisierung jeder Beziehung und die sexualisierte Überlagerung von Gefühlen ist die eigentliche Sexualentwicklung unterbunden worden. Wichtig ist es, keine Entwicklungsphase zu überspringen, sondern da zu beginnen, wo ein Anfang möglich ist.

Auch Schwangerschaft und Geburt sind sehr häufig beeinträchtigt. Die Schwangerschaft ist untrennbar mit Sexualität verbunden. Sie ist ohnehin eine Lebensphase besonderer Eindrücklichkeit und Erlebensfähigkeit, damit aber auch besonderer Störbarkeit. Zudem ist die Schwangerschaft einerseits durch Mythenbildung überhöht, andererseits als Dienstleistung, Pflicht oder Last auch abgewertet worden.

Es kommt in der Schwangerschaft zu einem Wechsel der Identität und zu einer Veränderung der Beziehungen im eigenen Umfeld. Häufig kann eine Wiederbelebung der eigenen Elternbeziehung durch Elternschaft erfolgen, die Auseinandersetzung mit der Rolle als Mutter und der Entwicklung der eigenen Familie kann eine Triggerung von Erinnerungen an die eigene Kindheit bedeuten,[17] aber auch eine Umstrukturierung der Partnerschaft und soziale Veränderungen. Auch Rollenerwartungen und Vorbilder verändern sich. Hinzu kommen die körperlichen Veränderungen: das unbeeinflussbare Dickerwerden des Körpers und des Bauches, das als Verlust von Autonomie erlebt werden kann, häufig aber auch das Schwangerschaftserbrechen, das mit Ekel und dem Gefühl von Krankheit assoziiert wird.[18] Durch das unbeeinflussbare Dickwerden und das Erbrechen können alte Erfahrungen mit Essstörungen reaktiviert werden. Schwangerschaft ist nicht kontrollierbar und nicht beeinflussbar. Die Erfahrung, dass der eigene Körper unweigerlich mit jemandem geteilt werden muss, reaktiviert ebenfalls alte Erfahrungen.[19] Hinzu kommen gerade in der

Spätschwangerschaft Unbequemlichkeiten und Beschwerden im Bereich des Rückens und der Gelenke oder auch durch Luftnot, Herz-Kreislauf-Probleme und Stoffwechselveränderungen.[20] Der Körper verändert sich, die Körpergrenzen werden undeutlich.[21] Infolge der Dissoziation des eigenen Körpers werden körperliche Zeichen der Schwangerschaft, erste Anzeichen von Wehentätigkeit, Hinweise auf geburtshilfliche Komplikationen wie Infektionszeichen, reduzierte Kindsbewegungen oder vorzeitige Wehentätigkeit oft nicht wahrgenommen oder fehlgedeutet, so dass keine frühzeitige Hilfe in Anspruch genommen werden kann.[22] Hinzu kommt, dass unter der Geburt, die als Trigger wirken kann, durch die auftretenden Dissoziationen der Kontakt zur Hebamme oder zu Ärztin/Arzt abgebrochen werden kann[23] oder gar die Geburtssituation als Traumasituation völlig verkannt wird, mit möglicherweise gravierenden Folgen für den Geburtsvorgang.

Sexualisierte Gewalterfahrungen in der Kindheit erhöhen außerdem das Risiko, bereits sehr früh schwanger zu werden,[24] oft durch den Täter. Schwangerschaften aus Vergewaltigungen, insbesondere bei Inzesterfahrungen, verlaufen in der Regel traumatisch. Das Eintreten einer Schwangerschaft als Folge der sexualisierten Gewalt wird nicht selten dissoziiert und damit nicht wahrgenommen. Andererseits sind gelegentlich Schwangerschaften bei Jugendlichen der Grund, das Schweigegebot zu brechen und über das Trauma Auskunft geben zu können, soweit das möglich ist.[23] Das Bemerken und Wahrnehmen der Schwangerschaft reaktiviert die Angst und kann zu Gewaltphantasien gegenüber dem Fötus führen, der oft als Teil des Täters empfunden wird und der den Körper nun besitzt. Die Unterscheidung zwischen Täter und Fötus erscheint oft verwischt. Bei traumatisierten Frauen scheinen insgesamt häufiger Schwangerschaftsabbrüche stattzufinden.[24] Leider gibt es zu all diesen Besonderheiten immer noch keine ausreichenden Untersuchungsergebnisse – wie bei den meisten Phänomenen, die die Folgen früher sexualisierter Gewalt betreffen.

Die Geburt kann als Retraumatisierung oder als Reaktualisierung von Gewalt erlebt werden und damit als Trigger, ebenso der Schmerz. Flash-backs während der Geburt treten nicht selten auf. Bei Dissoziativen Identitätsstörungen allerdings ist es möglich, dass die Geburt nicht wahrgenommen wird und Frauen erst einmal ihr Kind nicht als das eigene erkennen können. Wenn ein Mädchen geboren wurde, können rasch Ängste auftreten, das Kind – wie sich selbst – nicht hinreichend schützen zu können. Jungen hingegen reaktivieren eher Erinnerungen an die Täter.[25] Zudem glauben viele früh traumatisierte Frauen nicht, dass ihr Körper überhaupt sinnvoll funktionieren kann,[26] sie können ihm nicht vertrauen. Es kann das Gefühl aufkommen, als ob der Körper als Feind – in der gewohnten Erfahrung – ihnen das Trauma der Geburt zufügt. So ist das Risiko für Wochenbettdepressionen erhöht.[27] Eine positive korrigierende Erfahrung kann es allerdings sein, den misshandelten und abgelehnten Körper in seinen Fähigkeiten zu erleben.

Schon der Aufenthalt in einem Krankenhaus reduziert das Gefühl von Autonomie und wird oft als Kontrollverlust erlebt, weil der Tagesablauf nicht selbst bestimmt werden kann. Hinzu kommen Untersuchungen und mögliche medizinische Eingriffe.[29] Schon das Liegen auf dem Rücken signalisiert Gefahr. Wenn die Beine festgeschnallt werden – das gibt es leider immer noch –, kann das zu Panikattacken führen. Unter der Geburt ist das übliche Vermeidungsverhalten nicht durchzuhalten. Operative Entbindungen scheinen daher bei früh traumatisierten Frauen häufiger zu sein.[30]

Eine als kleines Kind während des Bosnienkrieges schwer durch Misshandlungen und sexualisierte Gewalt mit ständigen Vergewaltigungen durch mehrere Soldaten gleichzeitig traumatisierte Frau, jetzt 22 Jahre alt – sicherlich ist dies kein Einzelfall –, gab an, die Geburt ihres Kindes sei irgendwann einfach nicht mehr weitergegangen, weil sie unkontrollierbar und unbeeinflussbar maximal verspannt gewesen sei. Hier musste ein Kaiserschnitt durchgeführt werden, die Traumaerfahrungen erwiesen sich als unüberwindbares Geburtshindernis. Diese verstärkte Muskelspannung erschwert auch Untersuchungen und den Geburtsablauf.[31]

Aber auch sexualisiertes oder «verführerisches» Verhalten während des Geburtsablaufs ist möglich,[32] wenn es beispielsweise bei scheinbar zärtlichen und liebevollen Vätern beim Mädchen zu eigenen sexuellen Gefühlen gekommen ist und eine Unterscheidung von Beziehung, Zärtlichkeit und Sexualität nicht erlernt werden konnte.

Das Personal, Hebammen, Ärztinnen oder Ärzte oder Krankenschwestern, dem sich die gebärende Frau anvertrauen muss, wird auf seine Vertrauenswürdigkeit hin misstrauisch überprüft, eine Wiederholung der Kindheitssituation, als Autoritätspersonen das Vertrauen des Kindes missbrauchten oder sie scheinbar oder real im Stich ließen.

Frühere Gewalterfahrungen können also durch die Geburt, die ein unbeeinflussbares «gewaltiges», überwältigendes Geschehen ist, reaktiviert werden. Frauen mit Gewalterfahrungen reagieren entweder besonders ängstlich, misstrauisch und kontrollierend oder stoisch und zurückgezogen, zwei gegensätzliche Verhaltensweisen, wie so oft, je nach Ausmaß der Dissoziationsfähigkeit und Triggerung. Es wird auch eine besonders hohe oder besonders geringe Schmerztoleranz unter der Geburt gefunden.[33]

Mögliche Trigger bei Schwangerschaft, Geburt und Neugeborenenzeit[34]

Untersuchungen
- Vaginale und rektale Untersuchungen
- Vaginaler Ultraschall
- Gel zur Sonographie (Ähnlichkeit mit Sperma)
- Tastuntersuchungen im Brust- und Abdominalbereich

Schwangerschaft/Entbindung
- Körperliche Veränderungen während der Schwangerschaft
- Schwangerschaftserbrechen (besonders nach oraler Vergewaltigung)
- Angstgefühle vor unvorhersehbaren Situationen/Belastungsgrenzen
- Wehentätigkeit als Kontrollverlust/Wehenschmerzen
- Einlauf
- Verbale Äußerungen (zum Beispiel «Es ist doch gleich vorbei.» «Ich mach doch gar nichts Schlimmes.»)
- Schamgefühle (durch Nacktheit, lautes Atmen, eigene Hilflosigkeit)
- Atemschwierigkeiten (besonders bei Patientinnen nach oraler Vergewaltigung)
- Lagerung in Steinschnittposition
- Geburtspositionen, die nicht frei gewählt werden können
- Festhalten in Beinhaltern etc.
- Druck auf das Perineum während der Entbindung
- Nahtversorgung (Schmerzen, Ausgeliefertsein)

Neugeborenenzeit/Stillzeit
- Hautkontakt zum Baby
- Milchfluss/Körpergefühl, welches durch Milch auf der Brust oder an den Händen hervorgerufen wird
- Genitalhygiene des Kindes

- Wochenfluss
- Nahtversorgung
- Beschwerden mit Hämorrhoiden (besonders nach analer Traumatisierung)
- Nächtliche plötzliche Störungen
- Verlust der Selbständigkeit

Für Ulrike K. war es wichtig, schwanger werden zu können trotz des vielfach verletzten, verachteten, mit Ekel abgelehnten und dissoziierten Körpers. In der Schwangerschaft war für sie Selbstsorge ohne Schuldgefühle erlaubt, weil sie dem Kind galt und nicht ihrem eigenen Körper. Nach der Geburt empfand sie ihre Kinder als rein und vollkommen, das sei für sie ein unfassbares Wunder gewesen, das sie «trotzdem» zustande gebracht habe. Die Geburt wurde von Ulla, einem Host-Anteil, und Ulrike, der Grundpersönlichkeit, sowie von Ul, dem psychotischen Anteil, der alle Traumatisierungen erfahren hatte, erlebt, die anderen Teilpersönlichkeiten waren dissoziiert. Die sensible, therapieinteressierte Ulli erlebte sich als Beobachterin und als «Tante», sie freute sich besonders liebevoll über die Kinder.

Auch die Beziehung zu den eigenen Kindern wird durch die frühen Erfahrungen bestimmt. Mütterlichkeit ist schwierig, da traumatisierte Frauen subjektiv oder objektiv häufig wenig positive eigene Erfahrungen gemacht haben, so dass Vorbilder und Verhaltensmuster für verschiedene Situationen fehlen. Daraus können Stress, Angst, Hilflosigkeit und Aggressionen resultieren. Ganz konkret kann auch Wickeln und Pflegen und besonders die Genitalhygiene, gerade bei Jungen, schwierig bis unmöglich sein, wenn sie einen Trigger darstellt. Traumatisierte Frauen haben zudem oft unerreichbare Idealvorstellungen auch von ihren Verpflichtungen als Mutter und von Mutterschaft allgemein,[35] die die Möglichkeit des Scheiterns erhöhen. Kreativität, oft aber auch Überforderung zeigen sich in der Vorstellung, die Defizite und Entbehrungen der eigenen Kindheit an den eigenen Kindern vermeiden oder gar kompensieren zu können.

Traumatisierte Frauen versorgen ihre Kinder oft sehr viel besser als sich selbst, sie tun alles, um die Wiederholung des Traumas an den eigenen Kindern zu verhindern, denn sie wissen, welche zerstörerischen Folgen es hat. Der Umgang mit den eigenen Kindern ist oft geprägt von der Sehnsucht nach dem, was in der eigenen Kindheit gefehlt hat. Das kann zum einen den Charakter einer Wiedergutmachung und einer Befriedigung eigener Defizite als Selbstheilungsversuch bedeuten, häufig schwanken Traumatisierte auch zwischen Überbehütung und Rückzug. Oft werden symbiotische Beziehungen zu den Kindern aufgebaut, die dann häufig nicht so leicht lösbar sind. Andererseits kann die gute Versorgung der eigenen Kinder der Abwehr dienen, einerseits dem «bösen Selbst» widersprechen und es widerlegen, andererseits soll sie beweisen, dass Kindheit doch schön ist und dass Kinder es doch gut haben, und damit den Beweis liefern, dass die eigene Kindheit wohl auch gut oder schön gewesen sein muss, nur die eigene Wahrnehmung vielleicht nicht stimmt. Es erfolgt dann eine positive Verkehrung ins Gegenteil, die ebenfalls als Selbstheilungsversuch verstanden werden muss. Schwierig wird es, wenn der Partner in der Beziehung zu den eigenen Kindern misstrauisch beobachtet und kontrolliert wird, weil die Wiederholung des Traumas für möglich gehalten wird.

Andererseits gibt es aber auch, entgegen der üblichen unbewiesenen Meinung jedoch viel seltener, als behauptet wird, die Wiederholung der eigenen Gewalterfahrungen und Defizite an den eigenen Kindern. Traumatisierte Frauen werden seltener, traumatisierte Männer hingegen häufiger selbst zu Tätern an den eigenen Kindern, sie wiederholen damit das gelernte Verhalten, geben ihre desorganisierten Bindungsstrategien und das Trauma weiter oder «rächen» sich unbewusst für ihre eigenen Traumatisierungen und Defizite. Allerdings sind auch Übergriffe durch Mütter in der männlichen Genitalpflege bekannt oder werden vermutet. Mütter traumatisierter Jungen entwickeln oft auch Ängste davor, dass ihr Sohn möglicherweise zum Täter werden könnte.

Dabei ist die Situation der Kinder traumatisierter Mütter und ihre weitere Entwicklung noch nicht ausreichend untersucht worden. Die Erkenntnisse aus der Holocaust-Forschung zeigen aber, dass die Probleme in der nächsten und sogar der übernächsten Generation deutlich werden. Dabei ergibt sich die – provokative – Frage, ob die zunehmende Gewaltbereitschaft nicht eine Folge der großen Zahl traumatisierter Mütter darstellt.

Auch die berufliche Entwicklung ist sehr häufig beeinträchtigt. Auffallend oft werden soziale Berufe gewählt, die zum einen der Befriedigung des Über-Ichs genügen, das totale Aufopferung für andere fordert wie in der Kindheit. Zudem dienen soziale Berufe auch oft der Abwehr des «bösen Selbst» und stellen damit einen Selbstheilungsversuch dar, indem sie eigene «gute» Anteile fördern und wahrnehmen. In der Hierarchisierung, also in der Betreuung Schwächerer, ist auch die Gefahr erneuter Verletzungen und Traumatisierungen kleiner, das verletzte und verletzliche Ich kann sich stärker fühlen. Damit ist die Hinwendung zu sozialen Berufen ebenfalls ein Versuch, Selbstheilung und eine Verbesserung der eigenen Situation zu erreichen. Allerdings führt das rigide und hart fordernde Ich-Ideal häufig in die Überforderung durch unerreichbare Leistungsvorstellungen oder in suchtorientiertes Bewältigungsverhalten. Die Berufstätigkeit ist oft geprägt von massiven Ängsten, wieder zu versagen oder schuldig zu werden, besonders auch, wenn Dissoziationen Abläufe und Wahrnehmung beeinträchtigen oder gar zu Zeitverlusten führen. Dies kann zu beruflichen Misserfolgen oder in die Dekompensation führen, die wiederum die Selbstabwertung bestätigen und zu Symptomen oder in den Zusammenbruch eines Burn-out-Syndroms führen können mit dem Gefühl von Scheitern und Versagen. Nicht selten kommt es in der Folge zu ausgeprägten Arbeitsstörungen mit einer Verstärkung der Symptomatik, die ihrerseits in einer Art Teufelskreis die eigene Minderwertigkeit zu bestätigen scheinen und auf die nicht ganz selten im Arbeitsprozess mit zusätzlichem Mobbing reagiert wird, das die schwierige berufliche Lage und die Dekompensation noch verschärft.

Diese berufliche Problematik trifft auch für Sabine V. zu. Sie ist Erzieherin, fühlt sich aber in dem Heim für behinderte Erwachsene, in dem sie arbeitet, völlig überfordert. Ihre eigenen Traumaerfahrungen wurden wachgerufen, als eine von ihr betreute Frau vom Heimleiter mehrmals vergewaltigt wurde. Der Heimleiter wurde fristlos entlassen, Sabine V. war von ihm «total entsetzt und enttäuscht». Es stellte sich aber auch die Frage, ob sie denn nicht etwas habe merken müssen und ob sie ihrer Aufsichtspflicht genügt habe. Das kränkte sie sehr, sie war aber auch gekränkt, weil die betroffene Frau, zu der sie «eigentlich einen Draht» hatte, sich ihr nicht anvertraut hatte. Ihre Stelle war wegen ihrer langen Krankheitszeiten ohnehin gefährdet. Als sie dies realisierte, unternahm sie ihren zweiten Suizidversuch.

Ulrike K. hatte ein ähnliches berufliches Schicksal. Sie arbeitete als Sozialpädagogin in einer Beratungsstelle für traumatisierte Mädchen. Die tägliche Schilderung der Vorgeschichte und die gravierenden Auswirkungen auf Gesundheit und Lebensqualität der Mädchen führten dazu, dass sie noch mehr dissoziierte. Die Teilpersönlichkeit der Sozialpädagogin konnte zwar die Stelle noch ausfüllen, sie war aber völlig erschöpft, da sie durch vermehrte Dissoziationen das Gehörte von sich fern halten musste. Sie kündigte daraufhin und machte eine weitere Ausbildung zur Krankenschwester. Auch diese schloss sie mit guten Noten ab. Als Kinderkrankenschwester wurde sie von ihren kleinen Patientinnen geliebt, die Gefahr neuer Verletzungen war wesentlich geringer. Diejenigen Mädchen, bei denen auch hier Traumafolgen wahrzunehmen waren, betreute sie nicht selbst, sondern bat ihre Kolleginnen, sich mit ihnen zu beschäftigen, soweit dies vom Dienstplan her möglich war. Damit hatte sie sich ein Arbeitsfeld geschaffen, das ihre sozialen Neigungen befriedigte, sie aber nicht in unerträglichem Ausmaß belastete. Trotzdem war sie auf Dauer den Belastungen nicht gewachsen. In dieser Hinsicht hat die Dissoziative Identitätsstörung insofern einen Vorteil, als es leichter möglich ist, Inhalte, die zur Dekompensation führen könnten, fern zu halten – allerdings um den Preis erhöhter Anstrengung und verstärkter Dissoziation.

Der Beweis der Existenzberechtigung durch Leistungsbereitschaft, überhöhte Selbstansprüche und überhöhtes Ich-Ideal wird immer wieder auch im Beruf versucht, auch hier spielt die Überlebenssucht sehr häufig eine Rolle. Wer alles gibt, Unendliches leisten und «gut» sein kann, hat ein Recht zu leben. Leider ist die Leistung nie ausreichend wie in der Kindheit, als das Trauma trotz aller Bemühungen nicht aufhörte. Infolgedessen sind die Selbstansprüche überhöht, und damit kann keine Zufriedenheit eintreten. Erfolg macht keine Freude, führt nicht zur Selbstbestätigung und zur Selbstannahme, denn er reicht nie aus. Was andere leisten, wird meist überbewertet, die eigene Leistung, auch wenn sie objektiv besonders gut ist, reicht nicht aus. Gute eigene Leistungen sind «ganz normal» oder werden sogar abgewertet. Damit kann es nicht zu einer Korrektur des Selbstbildes und nicht zu Zufriedenheit und Selbstbestätigung kommen. Denn die eigene Leistung kann, weil subjektiv völlig unzureichend, niemals eine Existenzberechtigung geben – Leistung kann das ohnehin nicht –, und damit kann sie die Überlebenssucht nicht stillen, ganz gleich, wie groß der Einsatz ist. Misserfolge erscheinen deshalb riesig und existenziell, zumal die Realitätsprüfungsfähigkeit oft defizitär ist infolge der defizitär entwickelten Ich-Funktionen. Erfolge werden nicht wahrgenommen, oder sie sind rasch wieder vergessen. Auch das führt zu einem bedrohlichen Ungleichgewicht, das überstanden und überlebt werden muss und das zusätzlich chronischen Stress und eine Victimisierung bedeutet. Hinzu kommt als weitere Unsicherheit in Freundschaften oder Partnerschaften die innere Frage: Ist eigentlich meine *Leistung* wertvoll, wird sie gebraucht und gemocht, oder bin ich selbst gemeint? Denn zusätzlich ist da der Glaube an das «böse Selbst», und alles wird zum «Test», wie eine Frau dies eingehend berichtete.

Zusätzlich zu den personalen Gewalterfahrungen kommt für die meisten Frauen die Erfahrung struktureller Gewalt hinzu. Der Begriff «strukturelle Gewalt» kommt aus der Friedens- und Konfliktforschung. Er beschreibt Benachteiligungen von Menschengruppen, zumeist Minderheiten, die aufgrund vorgegebener gesellschaftlicher Strukturen entstehen. Zum Wesen struktureller Gewalt gehört, dass sie ausgeübt wird, ohne dass sich jemand persönlich schuldig fühlt, weil sie den üblichen Normen, Regeln, Paragraphen oder Richtlinien entspricht.[36] Sie findet sich in gesellschaftlichen Sichtweisen, politischen Vorgaben, theoretischen Hintergründen oder finanziellen Gegebenheiten und führt zur Benachteiligung von Frauen, aber auch zur sexuellen Belästigung, Ausgrenzung, Demütigung und Entwertung und zu Mobbing am Arbeitsplatz. Die Unterscheidung von struktureller und personaler Gewalt ist dabei nicht immer eindeutig. Die Folgen bei den Betroffenen, auch wenn sie keine Traumaerfahrungen haben, sind Enttäuschung und Trauer, Unzufriedenheit, Ärger, Reizbarkeit, Kränkungen, die ihrerseits krank machen können, von der Einbuße an Freude am Arbeitsplatz, von Zufriedenheit und Selbstwertgefühl ganz abgesehen. Als weitere Folge von strukturellen Gewalterfahrungen kommt eine zunehmende Kränkbarkeit auf, Frauen reagieren sensibler und empfindlicher, sie werden labiler, weinen leichter, der Antrieb ist häufig reduziert. Häufig auftretende Krankheitsbilder sind Stress- und Belastungsreaktionen mit psychosomatischen Symptomen, Kopfschmerzen, Schlafstörungen, Rücken- und Gelenkbeschwerden, Herz- und Kreislaufproblemen, Magenbeschwerden, Zyklusstörungen, Depressionen. Bei Frühtraumatisierten führt dies zur Verstärkung der Traumafolgen. Die Beschwerden können zu reduzierter Arbeitsleistung führen, die ihrerseits wieder negative Rückmeldungen und eventuelle weitere Kränkungen zur Folge haben kann, bis hin zur Arbeitsunfähigkeit, zur Behandlung mit Psychopharmaka und sonstiger Medikalisierung und zu psychiatrischen und psychotherapeutischen Behandlungen. Oft sind solche beruflichen Erfahrungen neben anderen Belastungen der Grund, dass früh traumatisierte Frauen, die eine Familie gegründet und einen Beruf erlernt haben und diesen auch ausüben, dekompensieren. Erst durch die Überbelastung können die Folgen sichtbar werden. Aber auch der Beginn von Sexualität, eine Schwangerschaft, Retraumatisierungen oder sekundäre Traumatisierungen im persönlichen oder beruflichen Umfeld können eine Dekompensation auslösen.

Es kann aber auch kompensatorisch der Wunsch auftreten, endlich die Defizite der Kindheitsentbehrungen aufgefüllt zu bekommen, und damit kommt es nicht selten zu Versorgungsforderungen, zu Wiedergutmachungs- oder Rentenwünschen.

Das, was «Victimisierung» genannt wird, «einmal Opfer, immer Opfer», zeigt sich in allen Lebensbereichen und prägt sehr häufig die äußere Realität. Die Victimisierung ist in Wirklichkeit ein Kampf um die Lebensberechtigung, sie will verändern und zeigt gleichzeitig wie in einem Zerrspiegel den vorhandenen ungeheuren Lebenswillen dahinter auf und die ungeheure Lebenskraft, die aber nicht zum Leben, sondern lediglich zu einem Überleben und zum Beweis der Existenzberechtigung aufgebracht wird, also letztlich ihr Ziel nicht erreicht.

Adrenalin ist übrigens auch eine Droge, es wird bei Stress, in bedrohlichen und überfordernden Situationen ausgeschüttet. Es scheint, dass nur ein erhöhter Adrenalinspiegel ein Gefühl von Überleben und vielleicht von Leben bei Traumatisierten möglich macht. Die Stresssituationen, die weiteren Gewalterfahrungen, die zu überlebenden Situationen, die ständig auftreten, steigern erst einmal die Adrenalinproduktion. Spekulativ könnte die Überlebenssucht auf der körperlichen Ebene auch einer Adrenalinsucht entsprechen. Das heißt, dass bedrohliche Situationen, völlig unbewusst, immer wieder aufgesucht werden müssen, weil so das für den Überlebenskampf benötigte Adrenalin produziert wird. Möglicherweise wirken hier auch die Endorphine mit, von denen ebenso bekannt ist, dass sie unter anderem bei Selbstverletzungen produziert werden und dass sie süchtig machen können.

Die Situation alter Frauen ist noch wenig untersucht worden. Das Alter stellt eine Lebensphase dar, in der die Bewältigungskompetenzen nachlassen. Durch körperliches Leiden, reduzierte Leistungsfähigkeit, die immer auch in der Sichtweise Traumatisierter reduzierte Lebensberechtigung bedeutet und die die Beweismöglichkeiten, «gut» zu sein, einschränkt, durch zunehmende Vergesslichkeit, durch das Angewiesensein auf manche äußere Hilfsmöglichkeit werden Lebensbewältigung und Autonomie infrage gestellt. Es gibt kaum noch Möglichkeiten, über die Aufgaben für andere nützlich zu sein, sich die Lebensberechtigung zu bestätigen, sich für andere einzusetzen, Leistung zu erbringen und sich so auch von sich selbst und den eigenen Ängsten abzulenken. Zudem ist es für viele Traumatisierte schwierig, Hilfe anzunehmen, da diese mit Abhängigkeiten – wie in der Kindheit – und zum Teil mit körperlicher Nähe in der Versorgung verbunden ist. Das ist eine gefährliche Situation, die als Trigger für alte Erinnerungen an das frühere Trauma wirken kann. Hinzu kommt die Gefahr der Verletzungen und Kränkungen, da alte Frauen über keinerlei Sozialprestige mehr verfügen, sondern insgesamt in dieser Gesellschaft am untersten Ende der Hierarchie angesiedelt sind. Das kann leicht zur Dekompensation führen, insbesondere wenn das Leben vorher mit aller Kraft und Energie einigermaßen bewältigt werden konnte, mit allen Schwierigkeiten, die sich für Traumatisierte ohnehin ergeben.

Ganz besonders schwierig wird es dann, wenn das gewohnte soziale Umfeld durch den Umzug in eine Senioren- oder Pflegeeinrichtung völlig verändert wird. Hinzu kommt dann, dass ihnen jede Entscheidung abgenommen wird, andere Menschen bestimmen bis in die intimsten Verrichtungen wie Körperpflege und Reinlichkeitsversorgung über sie.[37] Durch die benötigte Pflege wird in ihren persönlichen Schutzraum eingegriffen und ihre Intimsphäre verletzt, ohne dass dies vermeidbar ist. Morgens betritt zu einer Uhrzeit, die die alte Frau nicht selbst bestimmt, eine Pflegeperson, die sie sich nicht aussuchen kann und zu der oft kein Vertrauensverhältnis besteht, ihr Zimmer. Die Körperpflege wird so durchgeführt, wie die Pflegepersonen es gelernt haben. Hände unter ihrer Bettdecke, ausziehen, Kontrolle der Körperfunktionen, Waschen, Reinigen nach Stuhlgang, Anziehen, vielleicht Abführzäpfchen, Klistiere oder Katheter sind Verrichtungen, die ohne weiteres alte Traumaerinnerungen reaktualisieren können.[38] Hinzu kommen die Angst vor der Auslieferung und der reale Kontrollverlust über ihre Lebensgestaltung – ein ungleiches Machtverhältnis wie in der Kindheit.[39]

Flash-backs, die aktuelle Wiederbelebung der traumatischen Situation durch getriggerte Erinnerungen, sind nicht von realen äußeren Situationen zu unterscheiden. Die alten Gefühle tauchen in unverminderter Stärke auf, die Ohnmachtserfahrungen, die Auslieferung, die Angst, die Bedrohung und die Grenzverletzungen. Wenn alte Frauen in solchen Situationen, die sie überwältigen, schreien und sich wehren, wenn sie unruhig werden oder Angst vor den Pflegepersonen zeigen, gelten sie als verwirrt, aggressiv, depressiv, desorientiert, wahnhaft, psychotisch und letztlich dement. Dabei handelt es sich bei dem Versuch zu handeln, um die traumatische Situation zu verändern, um eine sehr gesunde Reaktion, die an sich beweist, dass die Frauen bereit sind, ihre Situation zu ändern und sie nicht resigniert oder depressiv auszuhalten. Freilich sind solche Reaktionen nicht angemessen, vor allem nicht für diejenigen, die nur die äußeren Merkmale und Reaktionen sehen und dokumentieren. Daher wird diese Form der Handlungsfähigkeit üblicherweise durch Psychopharmaka oder Beruhigungsmittel unterbunden.

Hinter den Ängsten, hinter den Reaktionen stehen meistens Erfahrungen mit sexualisierter männlicher Gewalt. Das können sexualisierte Übergriffe in der Kindheit genauso sein wie spätere Vergewaltigungen. Wir kennen diese Traumata von Frauen aus jeder Zeit der Menschheitsgeschichte, insbesondere aber in Kriegen. Frauen wurden in und nach dem Zweiten Weltkrieg – neben den ohnehin üblichen «privaten» Gewalterfahrungen – von Soldaten vergewaltigt, die dies als ihr übliches Recht ansahen, die Frauen zu demütigen und zu überwältigen. Hinzu kommen die Vergewaltigungen in Konzentrationslagern bei Frauen, die diese überlebt haben.[40] Diese Fakten sind zwar bekannt, nicht aber in ihrem Ausmaß und auch nicht das Ausmaß der Schädigungen und der Folgen, denn sie werden von den betroffenen Frauen häufig schamhaft und voller Angst verschwiegen.

In den Jahren nach der Beendigung des Krieges, als Zigaretten als Währung galten, kam die Notprostitution von sehr vielen Frauen hinzu, um ihre Familie zu ernähren. Mit der Rückkehr der Männer aus der Kriegsgefangenschaft wurden die Jahre der «Zigarettenwährung» und der Demütigungen stillschweigend beendet, die meisten Frauen redeten nie darüber. Aber im Alter, das insofern der Kindheit ähnelt, als die realen Handlungsmöglichkeiten und die Bewältigungskompetenzen sehr häufig nachlassen und reduziert werden und die Auslieferung zunimmt, können die ganz alten Ängste und die ganz alten Mechanismen wieder auftauchen. Bei manchen traumatisierten Frauen kommt es erst im Alter zur Dekompensation. Die bekannten und oft bewitzelten Ängste alter Frauen vor dem «Mann unter dem Bett» oder anderen Einbruchsphantasien sind sehr häufig die Folge vorangegangener früher Traumatisierungen, Kriegsvergewaltigungen oder Notprostitution in der Nachkriegszeit, wie inzwischen sehr langsam bekannt wird. Die Dunkelziffer ist riesig, das Bewusstsein dafür ist nach wie vor minimal.[41]

Es scheint so, dass auch manche Formen dementieller Erkrankungen, die nicht organisch bedingt sind, auf frühere Traumatisierungen zurückgehen. Das Leitsymptom einer Demenz ist immer eine Gedächtnisstörung – vielleicht ist sie in manchen Fällen einer der Überlebensmechanismen von Traumaerfahrungen.

Wir werden früh traumatisierten Frauen nicht gerecht, wenn wir sie nur unter dem defizitären Blickpunkt betrachten. Das frühe, meist häufige und wiederholte Erleben traumatischer Erfahrungen führt auch zur Entwicklung von besonderen Fähigkeiten, die wir Ressourcen nennen.

Voraussetzung dafür ist die Grundannahme, dass jeder Mensch über Selbstheilungskräfte verfügt und seinem Wesen nach heil sein möchte. Das heißt, dass es Kräfte gibt, die alles, was zur Gesundung führen kann, eigentlich entwickeln können oder trotz allem entwickelt haben. Aber diese Fähigkeiten sind dem Bewusstsein und dem Willen nicht ohne weiteres zugänglich, sie werden sogar bezweifelt und für nicht möglich gehalten, vor allem von den Frauen selbst, oft aber auch von ihrer Umgebung.

Dazu gehören die Kraft und die Zähigkeit, bei aller Trauer und bei allem Gefühl von Kraftlosigkeit, auch weitere schwierige Situationen erneut zu überleben und in gewissem Rahmen zu bewältigen. Diese Kraft wird meistens nicht wertgeschätzt und häufig kaum empfunden, sie ist, obwohl immer wieder erfahren, keine Gewissheit. Aber sie ist vorhanden. Dahinter steht unter anderem auch die bereits erwähnte starke Entwicklung der eigenen Aggressivität, die allerdings teilweise dysfunktional ist, zu Ängsten und Schuldgefühlen führt und deshalb für die Verbesserung der eigenen Situation und für die eigene Entwicklung nicht genutzt werden kann.

Auch Selbstverletzungen können eine Fähigkeit darstellen, Grenzen zu erfahren, den eigenen Körper zu spüren, Autonomie zu erleben, etwas zu kommunizieren nach innen oder nach außen oder der eigenen Reparation zu dienen. Auch diese Fähigkeit ist bei den meisten Frauen vorhanden, wird aber nicht als solche positiv gewertet. Das Gleiche gilt für die sehr angstbesetzte Fähigkeit der Dissoziation, die geholfen hat, sehr schwierige und traumatische Situationen durch das Verlassen des eigenen Körpers zu überleben. Hinzu kommt die von den meisten Frauen entwickelte Fähigkeit der Sensibilität für Stimmungen und für Aggressionen und Gefahren, die hilft, gefährliche Situationen oder Gewaltpotenzial wahrzunehmen und entweder zu meiden im Sinne des Vermeidensverhaltens der Posttraumatischen Belastungsstörung oder aktiv aufzusuchen im Sinne der Überlebenssucht. Auch der Mut ist eine bei praktisch allen früh traumatisierten Frauen vorhandene Eigenschaft, die jedoch ebenfalls nicht als solche wahrgenommen werden kann. Es gehört aber Mut dazu, sich trotz der Erfahrungen auf spätere Beziehungen einzulassen, sich vielleicht beruflich zu engagieren oder eigene Kinder zu haben, und erheblicher Mut gehört auch dazu, sich auf eine Therapie einzulassen. Hinter manchen Aktivitäten von Traumatisierten steht die Vision eines besseren Lebens und der Wunsch nach Gesundheit.

Besondere Fähigkeiten, Kompetenzen und Ressourcen sind bei allen Frauen entwickelt und vorhanden, allerdings ganz unterschiedlich. Sie können aber meist nicht als solche wahrgenommen werden und sind nicht direkt zugänglich. Sie sind jedoch für eine mögliche spätere Traumatherapie eine wertvolle und unverzichtbare Hilfe.

Zeit
heilt keine Wunden
Sie
verwischt nur
und betäubt
Erinnerungen

Der Staub als Hüter
der Zeit
legt mit grauen Händen
Schicht um Schicht
um Schicht
darüber
Narbengewebe

Zeit
heilt keine Wunden
nicht wirklich

6. Therapievoraussetzungen und Bedingungen

Die Voraussetzungen für eine gezielte Traumatherapie betreffen ganz unterschiedliche Bereiche. Das beginnt mit der Diagnose, umfasst aber auch die Kenntnis der hirnbiologischen Besonderheiten der verschiedenen Gedächtnisspeicher, die bei der Therapie berücksichtigt werden müssen. Auch Faktoren, die in der seelischen und körperlichen Entwicklung nach einem oder mehreren Traumata liegen und in den individuellen Voraussetzungen, die Patientin oder Patient in eine Therapie mitbringen, spielen eine Rolle. Das erfordert sowohl von der Art und dem Aufbau der Therapie eine Entwicklung neuer Konzepte oder besonderer Kombinationen von Therapieverfahren und -techniken als auch ein Umlernen und Neulernen, was die Voraussetzungen bei Therapeutin und Therapeut betrifft. Bei Traumafolgen liegen das Problem und die Ursache nicht primär in der Persönlichkeitsentwicklung und der allgemeinen biographischen Vorgeschichte, sondern in der Realität des Traumas.

Die wichtigste Voraussetzung für eine gezielte Therapie ist immer die richtige Diagnose, das gilt ausnahmslos für jede Behandlung, ob in der somatischen Medizin oder in der Psychotherapie. Lange Zeit galten der unbewusste Konflikt, die defizitäre Entwicklung oder die biologische Prädisposition oder Stoffwechselvorgänge jeweils mit unterschiedlicher Gewichtung als Ursachen seelischer Auffälligkeiten und Störungen. Die Auswirkungen traumatischer Erfahrungen wurden lange nicht oder nur marginal in Theorie und Therapie von psychischen Erkrankungen einbezogen, zumal es schwierig ist, die subjektive Wirklichkeit und die objektivierbare Realität in ihrer konkreten Verursachung zu unterscheiden.

Durch das Wissen um die Folgen von Traumaerfahrungen hat sich der Zugangsweg zu verschiedenen psychischen Veränderungen erweitert oder ganz neu konstituiert. Denn Traumafolgen führen zu Phänomenen, die nicht mit den bekannten Theorien erklärbar sind. Schwierig wird die Situation dadurch, da die vortraumatisierte Persönlichkeit natürlich bereits ihre individuelle Entwicklung mit allen Möglichkeiten der Entwicklungsförderung oder der Entwicklungshemmung durchlaufen hat, so dass sich ein sehr komplexes Bild ergeben kann. Hinzu kommen individuelle Risiko- und Schutzfaktoren.

In der Diagnostik bei Frühtraumatisierten und in der Traumatherapie überhaupt geht es um Traumadiagnostik, Persönlichkeitsdiagnostik, wobei die vortraumatisierte Persönlichkeitsentwicklung einbezogen werden muss, es geht um differentialdiagnostische Überlegungen zu Frühen Störungen, insbesondere zum Borderline-Syndrom. Gegebenenfalls müssen auch differentialdiagnostisch Phantasien ausgeschlossen werden, das gilt gerade für die frühe Traumatisierung bei Mädchen.

Es ist immer wieder versucht worden, Traumaerfahrungen zu quantifizieren, um Vergleichbarkeit herzustellen. Alle Versuche, einen «Traumawert» zu bestimmen, blieben vergeblich. Einbezogen wurde die Anzahl der Täter oder Täterinnen und die Beziehung zwischen Opfer und Täter, die Art der Misshandlungen oder der sexualisierten Handlungen, die Häufigkeit und der Zwang und/oder die zusätzliche körperliche Gewalt. Bei solchen Überlegungen fehlt die vorbestehende Persönlichkeitsentwicklung mit allen individuellen Risiko- und Schutzfaktoren.

Hinzu kommt die Diskussion um Realität oder Phantasie,[1] die sehr komplex ist. Denn was ist die Wirklichkeit, und was ist die

Realität? Die Wirklichkeit ist subjektiv, sie entspricht einer psychischen Realität, die abhängig ist von Vorerfahrungen, Ideologien, Bewusstseinszuständen, Assoziationen, Wünschen, Affekten und Erwartungen. Mit anderen Worten, die Subjektivität des Erlebens bestimmt die Wirklichkeit.[2]

Zur Wirklichkeitserfahrung gehören die Bedeutungsinhalte: Menschen oder Ereignisse werden eher als real erlebt, wenn ihnen eine Bedeutung zugeschrieben werden kann. Etwas, das rätselhaft oder ohne fassbare Bedeutung ist, wird weniger deutlich für die Wirklichkeit gehalten. Dazu kommt die Möglichkeit, etwas in einen vorhandenen Lebenskontext einzuordnen, denn dann wird es eher als wirklich angesehen, wenn es passt. Aber auch die Wertung spielt eine Rolle, denn sowohl Menschen als auch Ereignisse werden umso eher als tatsächlich vorhanden angesehen, je attraktiver sie sind.[3] Dazu gehören ebenso die Zeitzuordnung, denn wenn etwas völlig aus dem Zeitempfinden und der zeitlichen Zuordnung herausfällt, wird es eher für Phantasie als für Wirklichkeit gehalten, außerdem die Einstufung als wichtig oder unwichtig, denn je unwichtiger etwas erscheint, desto weniger wird es im Bewusstsein und damit in der subjektiven Wirklichkeitserfahrung gespeichert. Auch die Konkretisierung spielt eine Rolle: Wie hat es ausgesehen, konnte es angefasst werden, die Einordnung in die Dingwelt bestimmt ebenso den Bezug zur Wirklichkeit wie auch die Bestätigung durch andere Personen, Geschehnisse, Ereignisse; Dinge, die von mehreren Personen bestätigt werden, gelten als wirklicher. Allerdings sind alle diese Wirklichkeitskriterien nicht völlig verlässlich, da sie subjektiv sind. Dem entgegen steht der Begriff der objektiven Realität, die nicht erfahrbar ist, sondern lediglich konstruierbar, die aber nur schwer rekonstruierbar ist. Das macht den Begriff der Objektivität und der Realität wenig konkret, denn gibt es objektives Wissen oder Sachverhalte in den unterschiedlichen Erfahrungen, die bewusstseinsunabhängig sind?

Für Traumaerinnerungen treffen die Kriterien der Wirklichkeit häufig nicht zu. Die Traumaerfahrung ist etwas, das nicht in den üblichen Lebenskontext passt, nicht zu den Vorerfahrungen und Erwartungen und auch nicht zu den Normen und Maßstäben der Gesellschaft. Zudem wird bei der Traumatisierung die Zeit des Traumas nicht als Zeitablauf gespeichert, sondern aus der Kontinuität der Zeiterfahrung herausgenommen. Erinnerungen können aber nur dann in die Vergangenheit verlegt und als der Biographie zugehörig anerkannt werden, wenn es eine Zeitachse und das Zeitgeschehen als kontinuierliche Erfahrung gibt. Aber die exakte Genauigkeit von Erinnerungen muss ohnehin bezweifelt werden, da sie einem kontinuierlichen Veränderungsprozess durch Assoziationen, andere Erfahrungen, gesellschaftliche Vorgaben und Normen und die Stimulation durch neue Ereignisse unterliegen. Biographische Erinnerungen sind eine sich ständig verändernde subjektive Wirklichkeit im Langzeitgedächtnis, die erst durch die Wiederholung in Gedanken oder Gefühlen, im Erzählen oder schriftlichen Festhalten in eine endgültige Form gebracht, aber doch auch wieder flexibel verändert werden können, wenn andere Erinnerungen, andere Zeitzuordnungen oder die davon unterschiedenen Erinnerungen anderer Personen sie ergänzen oder infrage stellen.

Bei dissoziierten Erinnerungen, die als Flash-back auftauchen, entfällt der Veränderungsprozess, sie sind gewissermaßen «eingefroren». Auftauchende, vorher dissoziierte Erinnerungen können allerdings nicht selten von entlastenden, die Schwere der Tat mindernden Phantasien begleitet werden. Anders könnten die erlittene narzisstische Verletzung, die tiefste Demütigung, die Fassungslosigkeit, die Schädigung des Selbstkonzeptes, Angst und Panik, Aggressivität und Autoaggressivität nicht ertragen werden. Diese Form der Phantasie dient dem Selbstschutz und verstärkt wiederum den Zweifel an der Realität des Traumas, dessen Wirklichkeit jedoch durchaus gefühlt und dennoch immer wieder bezweifelt werden kann, was eine zusätzliche Verunsicherung und Verwirrung bewirkt.

Die Vorstellung, dass ein Ereignis erst dann als real erlebt glaubhaft ist, wenn es möglichst lückenlos, widerspruchsfrei, detailliert und plastisch berichtet werden kann, ist daher völlig illusorisch und wird traumatisierten Menschen nicht gerecht. Phänomene wie Deckerinnerungen oder der Versuch, Zusammenhänge zu konstruieren, um Lücken zu füllen oder Erklärungen zu finden, vor allem für die eigene, subjektiv erlebte Unfähigkeit und Unzulänglichkeit, die auch letztlich mit der bei allen schwer Traumatisierten vorhandenen Selbstwertproblematik zusammenhängt und diese verstärkt, sind durchaus bekannte Reaktionen. Leider werden sie häufig nach wie vor nicht als das verstanden, was sie sind, nämlich Versuche, mit dem Trauma fertig zu werden oder trotzdem eine «Normalität» herzustellen, die eine biographische Kontinuität enthält, aus der sich Ursache und Wirkung erschließen lassen. Das Kausalitätsbedürfnis und der Versuch, «normal» zu sein oder zu scheinen, sind eine nicht zu unterschätzende Triebfeder, die eigene Biographie schlüssig zu rekonstruieren und die nicht integrierbaren Ereignisse versuchsweise zu verarbeiten.

Wir können demnach davon ausgehen, dass ein reales Trauma subjektiv eher *nicht* der Wirklichkeit zugeordnet, sondern von den Betroffenen selbst als Phantasie angesehen wird. Die Zweifel und Selbstzweifel sind bei realen Traumata immer sehr stark. Letztlich ist dies auch ein Schutzmechanismus, der die undenkbare, unvorstellbare Realität für nicht existent hält. So funktionieren die Abwehrmechanismen eher, die Erinnerung an das Realtrauma kann leichter abgewehrt und vermieden werden, die Vermeidungsstrategien der Posttraumatischen Belastungsstörung können früher eingesetzt und durchgehalten werden. Wenn jemand *wirklich* traumatisiert wurde, ist es kaum möglich, sich an Einzelheiten zu erinnern und darüber mit angemessenen Affekten zu sprechen – und was ist eigentlich bei traumatisierten Erinnerungen angemessen?

Phantasien hingegen, die einen eher demonstrativen oder offensiven Umgang mit einer traumatischen Situation signalisieren, sind gelegentlich Strategien, um sich einen Vorteil zu verschaffen, sei es finanzieller Art oder im Geltungs- und Selbstdarstellungsbereich. Diese Phantasien sind oft bewusst, müssen es aber nicht sein. Sie können auch von den Betroffenen tatsächlich geglaubt werden und ich-synton (so bezeichnet man eine offenen Charakterstruktur mit einheitlichem Fühlen, Denken und Handeln) erscheinen, dann aber wäre zu überprüfen, welcher Hintergrund, welche Motivation und welcher Krankheitsgewinn sich dahinter verbirgt, unter Umständen auch, welche Defizite damit aufgefangen werden sollen. Bei diesen Phantasien ist also ebenfalls grundsätzlich von Behandlungsbedürftigkeit auszugehen – alles hat eine Ursache.

Bei derartigen Phantasien werden kaum je Zweifel geäußert, das behauptete Trauma kann zeitlich und im Lebenskontext zugeordnet im Einzelnen geschildert und mit Bedeutungen versehen werden. Auch Phänomene wie Flash-backs, Dissoziationen, vegetative Reaktionen, aber auch Unsicherheiten und Selbstzweifel sowie extreme Schuldgefühle werden eher selten oder nicht gefunden. Wenn jemand ein Trauma behauptet und detailliert schildert, ohne Anzeichen von Dissoziation oder ohne vegetative Reaktionen, dann ist Vorsicht geboten.

Dennoch bleibt die Diagnostik schwierig. Früh traumatisierte Frauen bekommen immer noch nach meiner langjährigen klinischen Erfahrung drei bis fünf unzutreffende oder nur teilweise zutreffende Diagnosen, die teilweise außerdem sehr negativ besetzt sind. Besonders häufig finden wir die Diagnose «Borderline-Syndrom», die nur teilweise und modifiziert oder als sekundäre Borderline-Störung zutrifft, oder nach wie vor «Hysterie» oder «latente Schizophrenie» oder «paranoide Psychose», die überhaupt nicht zutreffen. Die Patientinnen werden als masochistische, antisoziale oder hysterische Persönlichkeiten, Hypochonder oder Simulantinnen bezeichnet. Auch «Missbrauch» ist aus verschiedenen Gründen keine akzeptable Diagnose! Besonders deutliche Schwierigkeiten werden bei dissoziativen Störungen verschiedenen Ausprägungsgrades sichtbar. Gerade das schwer wiegende Bild der Dissoziativen Identitätsstörung wird nach wie vor bestritten, als Kunstprodukt einer fehlgelaufenen Therapie abgetan, von Therapeuten oder Therapeutinnen induziert oder hysterischen Phänomenen zugeordnet. Dabei kann dieses Krankheitsbild inzwischen als gut erforscht gelten, zudem hat ein Teil der psychotherapeutisch Arbeitenden inzwischen gute Kenntnisse zu Diagnostik und Therapie. Aber die vorliegenden Forschungsergebnisse haben bisher noch keine ausreichende wissenschaftliche Anerkennung gefunden – ein Spagat für alle Beteiligten und Betroffenen.[4]

Dass die Dissoziative Identitätsstörung eine Folge schwerer früher Traumatisierungen ist, wurde noch nicht mit anerkannter Sicherheit nachgewiesen, obwohl die Untersuchungen zu diesem Thema deutlich darauf hinweisen. Möglicherweise steht auch dahinter wieder der in unserer Gesellschaft allgegenwärtige und fast unsichtbare Täterschutz.

Wie bereits auf Seite 38f. beschrieben, handelt es sich bei der Dissoziativen Identitätsstörung um ein seit langem bekanntes Phänomen, das über die Jahrhunderte eine sehr unterschiedliche Bewertung erfuhr und häufig mit Hysterie in Verbindung gebracht wurde.

Ende der zwanziger Jahre bis in die siebziger Jahre des 20. Jahrhunderts traten diese Erkenntnisse zugunsten des stärker werdenden Einflusses der Psychoanalyse zurück; es gab schon früh einen Konflikt in der Theoriebildung dissoziativer und psychoanalytischer Denkmodelle.[5, 6]

Legitimiert wurde das Krankheitsbild erst durch die Publikation des DSM III (Internationales Diagnostikhandbuch für psychische Störungen). Dabei übt die Dissoziative Identitätsstörung offenbar eine besondere Faszination aus, so dass zu diesem Thema nicht nur seriöse, wissenschaftliche, sondern auch weltanschauliche, esoterische und reaktionäre Theorien entwickelt wurden und immer noch entwickelt werden, die kommerziellen und voyeuristischen Nutzen aus der Popularität des Themas ziehen.

Definiert wird die Dissoziative Identitätsstörung heute als komplexer psychophysiologischer Prozess. Dabei gibt es verschiedene Varianten der Dissoziativen Störungen, also auch weniger ausgeprägte Formen, die DDNOS (Dissociative Disease Not Otherwise Classified) oder Ego State Disorder genannt werden. Hier werden nicht sämtliche Kriterien der Dissoziativen Identitätsstörung erfüllt. Die Teilpersönlichkeiten sind nicht völlig dissoziiert, es bestehen keine völligen Amnesien oder Depersonalisationen.

DSM-IV-Kriterien für die Dissoziative Identitätsstörung
(Saß et al., 1996)[7]
Diagnostische Kriterien für 300.14 (F44.81)
Dissoziative Identitätsstörung

A. Die Anwesenheit von zwei oder mehr unterscheidbaren Identitäten oder Persönlichkeitszuständen (jeweils mit einem eigenen, relativ überdauernden Muster der Wahrnehmung von, der Beziehung zur und dem Denken über die Umgebung und das Selbst).
B. Mindestens zwei dieser Identitäten oder Persönlichkeitszustände übernehmen wiederholt die Kontrolle über das Verhalten der Person.
C. Eine Unfähigkeit, sich an wichtige persönliche Informationen zu erinnern, die zu umfassend ist, um durch gewöhnliche Vergesslichkeit erklärt zu werden.
D. Die Störung geht nicht auf die direkte körperliche Wirkung einer Substanz (z. B. Blackouts oder ungeordnetes Verhalten während einer Alkoholintoxikation) oder eines medizinischen Krankheitsfaktors zurück (z. B. komplexpartielle Anfälle).

Beachte: Bei Kindern sind die Symptome nicht durch imaginierte Spielkameraden oder andere Phantasiespiele zu erklären.

Für die Dissoziative Identitätsstörung in ihrer vollen Ausprägung sind kennzeichnend eine teilweise oder völlige Aufhebung von Erinnerungen an die Vergangenheit, fehlendes Bewusstsein für die Gegenwart, Verlust oder Veränderung der konkreten aktuellen Empfindungen, der Wahrnehmung des Ichs und der realen Umgebung sowie des Identitätsbewusstseins, also eine Veränderung des Bewusstseins insgesamt.[8] Das Bild ist sehr unterschiedlich, aber Voraussetzung für das Vollbild der Dissoziativen Identitätsstörung ist die Existenz von zwei oder mehr deutlich und konstant unterscheidbaren und unterschiedlichen Persönlichkeitszuständen oder Persönlichkeitsanteilen innerhalb einer Person. Dabei übernehmen zwei oder mehrere wiedererkennbare Anteile wiederholt die volle Kontrolle über die Gesamtpersönlichkeit und bestimmen jeweils deren Verhalten[9, 10] und deren Bezug zur aktuellen Realität. Wenn die akute Notmaßnahme der völligen Dissoziation häufig oder dauerhaft auftritt, also chronisch bestehen bleibt, finden wir Depersonalisationszustände, also die völlig Verkennung der Selbstwahrnehmung, die betroffene Person fühlt sich unwirklich, steht neben sich oder hat das Gefühl, sich nicht im eigenen Körper zu befinden. Es besteht ein Erinnerungsverlust für die traumatische Situation, aber auch für persönliche Informationen, der weit über normale Vergesslichkeit hinausgeht. So kann bei Frühtraumatisierten die Erinnerung an die Kindheit teilweise oder völlig fehlen, auch wenn keine ausgeprägte Dissoziative Identitätsstörung vorliegt. Die Symptome der Dissoziativen Identitätsstörung sind relativ konstant, manche aber mehrdeutig.

Symptome der Dissoziativen Identitätsstörung
(modifiziert nach Putnam, Herman und Huber)

Primäre Symptome
− Amnesie (keine Erinnerungen, «Zeitlos-Sein»)
    Veränderung des Persönlichkeits- oder Ich-Erlebens
    Depersonalisation (Out-of-Body-Erfahrungen)
    Subjektive Identitätsverwirrung
    «Aussteigen», neben sich stehen

voneinander unterscheidbare Persönlichkeitsanteile, die ich-dyston erlebt
werden
Zwang, bestimmte Handlungen auszuführen (auch destruktive)
- Derealisation
Kontakt mit äußerer Realität ist nicht immer möglich
Innere Realität oft nicht in Bezug zur äußeren
Analgesie (Schmerzunempfindlichkeit)
Hohe Suggestibilität und Autohypnose

Sekundäre Symptome
Seelisch
- Posttraumatische Belastungsstörung
- Panikanfälle und Phobien
- Depressive Grundstimmung, Affektstörungen
- Autoaggressives Verhalten
Selbstverletzungen, Suizidversuche
Alkohol-, Medikamenten-, Drogenmissbrauch
Gewaltbeziehungen, gel. Prostitution
Leistungsüber- oder -unterforderung, fehlende Dosierung
Körperlich
- «Anfälle» (Pseudo-Epilepsie)
- Kopfschmerzen (oft mit Sehstörungen und Lähmungserscheinungen)
- Essstörungen
Anorexie
Bulimie
- Schlafstörungen
- Körpererinnerungen
Atemstörungen
«Unterleibsbeschwerden»
Bauchschmerzen

Obwohl sich dissoziative Persönlichkeiten voneinander unterscheiden, gibt es eine Reihe typischer Persönlichkeitsanteile, die sich üblicherweise auffinden lassen.[11] Es gibt also eine regelhafte Struktur,
das deutet auf eine regelhafte Entwicklung und rekonstruierbare
seelische Strukturen hin, also auf ein Krankheitsbild mit einer nach-
vollziehbaren Entwicklung. Dabei lassen sich die Persönlichkeitsanteile mit Ausnahme der Täterintrojekte und der Helferanteile den
drei Phasen des Traumageschehens zuordnen.

Es gibt die handlungsfähigen Persönlichkeitsanteile aller Lebensalter, beispielsweise auch die Host (Alltagspersönlichkeit), die aus
der Anfangsphase des Traumas, in der Abwehr, Coping und Handeln noch für möglich gehalten werden, stammen und die im Verhältnis relativ wenig stressbelastet sind. Weiterhin gibt es die «Op-

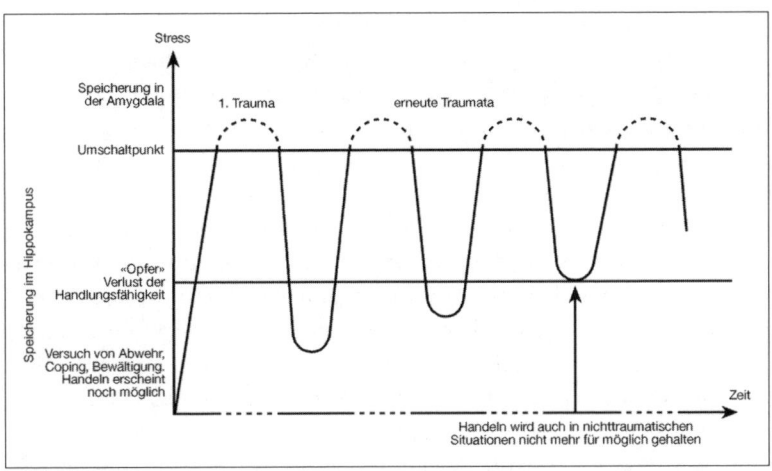

ferpersönlichkeiten», die in der Phase des ansteigenden Stresses und der erhöhten Stressbelastung entstanden und die Handeln und Verändern für nicht möglich halten. Weiterhin gibt es die schwer zugänglichen Teilpersönlichkeiten jenseits des Umschaltpunktes der Traumaspeicherung, die die Traumata direkt erfuhren und die durch die Reizspitzen der Stresserfahrung belastet sind. Diese können psychotisch, autistisch, dämonisiert oder sonst sehr auffällig sein. Es sind vor allem diese Anteile, die von den Betroffenen als «Monster» angesehen werden und sehr angstbesetzt sind. Täterintrojekte verstärken den Stress oder initiieren intrapsychisch neue Traumata, während die Helferanteile versuchen, den Stress zu reduzieren, indem sie eine relative Sicherheit herstellen helfen, die über die Abwehrstrategien der ersten Stressphase hinausgehen. Sie wirken also den Täterintrojekten entgegen. Das Verhältnis der Kraft und des Einflusses von destruktiven und konstruktiven Kräften, personifiziert in Täterintrojekten und Helfer- oder Helferinnenanteilen, ist ein Maß für die intrapsychische Situation der Patientin beziehungsweise des Patienten.

Da von diesem Krankheitsbild mehr Frauen betroffen sind, die ohnehin sehr viel häufiger Gewaltopfer werden, fällt es noch heute leicht, die Phänomene und Symptome der Hysterie zuzuordnen. Aber es gibt auch Männer, die eine Dissoziative Identitätsstörung entwickeln, auch sie waren meist in ihrer frühesten oder frühen

Kindheit sexualisierter Gewalt ausgesetzt oder die Gewalt war so extrem wie bei KZ-Opfern – ein Beispiel ist der Schriftsteller Ka-Tzetnik 135 633, eigentlich Yehiel D-Nur.[12] Einem öffentlichen Vortrag seines Therapeuten zufolge schrieb eine seiner Teilpersönlichkeiten seine Bücher über sein unvorstellbar grauenhaftes Schicksal als Häftling in Auschwitz.

Die geschilderten Besonderheiten und Regelhaftigkeiten zeigen auf, wie wichtig es ist, Entwicklung und Struktur sowie Symptomatik der jeweiligen Traumafolgen nicht nur zu kennen, sondern auch anzuerkennen und in die Therapie einzubeziehen. Nicht zutreffende Diagnosen geben – nachvollziehbarerweise – keinen Anhaltspunkt für angemessene Therapien und induzieren sogar nicht selten weitere schädigende Therapieversuche. Wenn bei Frühtraumatisierten eine Borderline-Therapie angeboten wird, so ändert sich wenig. Werden jedoch – bei richtiger Diagnose – zuerst die Traumafolgen behandelt, wird also eine Traumatherapie durchgeführt, dann reduziert sich die akute Symptomatik. Danach lassen sich die Borderline-Anteile, ob es sich nun um eine primäre oder eine sekundäre Entwicklung handelt, mit einer entsprechenden Therapie durchaus Erfolg versprechend behandeln.

In den Konfusionen und Unsicherheiten oder der Leugnung von Diagnosen wiederholen sich häufig destruktive Interaktionen im Sinne einer Victimisierung, die sich auch in Therapien manifestieren können, ganz abgesehen von realen Übergriffen, die zu erneuten Traumatisierungen führen und die vielleicht das Überleben bestätigen, die aber nicht selten die Schäden und Störungen kumulieren lassen oder irreversibel machen.[13] Häufig resultiert aus dem dadurch verstärkten Opfergefühl die Vorstellung, dass alles doch nichts nutzt, dass es auch in der Therapie keine Hilfe gibt. Das verstärkt wiederum das Opfergefühl und die massive Selbstwertproblematik, wenn dies der eigenen Unfähigkeit als «Versager» zugeschrieben wird. Nicht selten verstärkt diese Dynamik auch die Überlebenssucht, so dass neue traumatische Situationen, Selbstverletzungen, Selbstschädigungen oder Suizidversuche die Folge sind.

Wenn wir jedoch das Wissen über die Symptome und Phänomene bei Traumatisierten und die Folgen der Posttraumatischen Belastungsstörung, die bei frühen Traumata oft erst verzögert nach Jahren auftreten, einbeziehen, so ist eine zutreffende Diagnose nicht allzu schwierig zu stellen. Der lange Zeitraum zwischen dem Trauma und den sichtbaren Traumafolgen allerdings erschwert die Zuordnung. Aber es ist bekannt, dass gerade Kinder durch ihre vielfältigen Abwehrmechanismen und ihre Dissoziationsfähigkeit in der Lage sind, Traumafolgen viele Jahre zu kompensieren, bis ein Ereignis eintritt, das zur Dekompensation führen kann. Das kann die erneute Begegnung mit personaler Gewalt sein, dazu können auch Gewaltbeziehungen oder erneute Vergewaltigungen, auch in Therapien, gehören. Für manche ist die erste erotisch getönte Beziehung oder die Konfrontation mit Sexualität ein Auslöser, für andere Schwangerschaft oder Geburt, wie bei Ulrike K. geschildert wurde, oder auch neue Gewalterfahrungen der eigenen Kinder. Auch strukturelle Gewalt kommt als Auslöser in Betracht, die sich in benachteiligenden oder einengenden Strukturen finden kann; insbesondere kommen hier berufliche Erfahrungen in Frage wie bei Sabine V., die das Gefühl hatte, dass sie infolge ihrer eigenen Unzulänglichkeiten ihren sehr geschätzten Beruf verlieren könnte. Arbeitslosigkeit, finanzielle Not, Mobbing oder andere Belastungen spielen ebenfalls eine Rolle.

An sich ist die Unterscheidung von Neurosen, Frühen Störungen und Traumafolgen nicht so schwierig, wenn bestimmte Kriterien beachtet werden. Wie immer in lebendigen Bezügen finden wir aber auch hier oft eine Überschneidung von Diagnosen – die vortraumatisierte Persönlichkeitsentwicklung kann durchaus bereits zum Borderline-Syndrom oder zur narzisstischen Persönlichkeit geführt haben, vor allen Dingen, wenn wir die defizitäre gefühlsmäßige Situation in Traumafamilien betrachten. Wichtiger sind in jedem Fall jedoch die Auswirkungen des Traumas, die vorrangig behandelt werden müssen.

Differenzialdiagnose

	Neurosen	Frühe Störungen			Traumafolgen		
	Verschiedene Neurosen	Narzisstische Persönlichkeitsstörung männlich/weiblich	Borderline-Störung	Akute Stressreaktion	Posttraumatische Belastungsstörung	Dissoziative Identitätsstörung
Hintergrund (kausal)							
Ich/Selbst							
Ich-Funktionen							
Selbstwertgefühl							
Identität							
Problematik							
Affekte, Ängste							
Affektkontrolle							
Abwehr							
Beziehungsstruktur/ Bindungen							
Sozialverhalten							
Soziale Persönlichkeit							

Neurosen

Hintergrund: (kausal)	Konflikt («Konfliktpathologie»)
Ich/Selbst:	Kohärentes Ich, im Bereich des Konfliktes eingeschränkt
Ich-Funktionen:	Entwickelt. Selbst- und Objektkonstanz, Abwehrmechanismen, Abgrenzungsfähigkeit, Realitätswahrnehmung, Binnenwahrnehmung, Frustrationstoleranz usw. weitgehend intakt. Evtl. sekundäre Ich-Funktionsstörung
Selbstwertgefühl:	Unterschiedlich, aber insgesamt stabil, relativ realistisch
Identität:	Stabil, in konfliktbeladenen Bereichen gelegentlich unsicher
Problematik:	Im Triebbereich oder Affektbereich (intentional, oral, anal, sexuell, bindungsbezogen)
Affekte: *Ängste:*	Affektdifferenzierung und Affektbenennung unproblematisch Über-Ich-Angst, Realängste
Affektkontrolle:	Meist möglich: Verdrängung, Neutralisierung, Kompensation. Übersteuerung von Aggressionen führt zur Aggressionshemmung. Eher realistische Schuld- und Schamgefühle
Abwehr:	«Reife» Abwehrmechanismen: Verdrängung, Reaktionsbildung, Isolierung, Rationalisierung, Intellektualisierung, Ungeschehenmachen, «reife» Idealisierung, Sublimierung. Vorwiegend intrapsychische Abwehr – stabil
Beziehungsfähigkeit/ Bindungen:	Eher stabile Strukturen und Bindungsstrategien (infolge stabiler intakter Ich-Funktionen), eher sichere Bindungsmuster (Bindungskategorie B)
Sozialverhalten:	Meist relativ unauffällig, angepasst, konstant
Soziale Persönlichkeit:	«Durchschnittsmensch», oft eher konservativ

Frühe Störungen
Narzisstische Persönlichkeitsstörung

	Männlicher Narzissmus weiblicher Narzissmus
Hintergrund: (kausal)	Defizit – multifaktoriell («Entwicklungspathologie»)
Ich/Selbst:	Unsicheres Ich, schwankend, nach außen hin meist kontrolliert, kompensiert durch oft ausgeprägte Selbst- oder Fremdbezogenheit

	repräsentativ männliches Rollenbild/Klischee	weibliches Rollenbild
	Kampf um Anerkennung und Autonomie	Anerkennung durch Überanpassung
	Kompensation der Schwäche durch Grandiosität (+ Karriere)	Kompensation durch Überanpassung, Leistung für andere
	«charismatische Persönlichkeit»	Attraktivität und Ausnutzbarkeit
	eher selbstbezogen, distanziert	eher fremdbezogen, Aufgehen in anderen
Ich-Funktionen:	Primäre Ich-Funktionsstörung	
	Unzureichend entwickelte Ich-Funktionen	
Selbstwertgefühl:	Größenselbst eher positiv	eher negatives Größenselbst, Minderwertigkeitsgefühle
Identität:	Instabil	Selbstbestätigung durch Selbstaufgabe
	Selbstbestätigung durch Bewunderung, abhängig vom Idealbild des anderen	Bewundern des Idealbildes des anderen, Gegenüber ist idealisiertes Ersatzselbst
Problematik:	Im Bereich des Selbstwertgefühls, strukturell	
Affekte:	Undifferenziert, teilweise existenziell, vermischt	ununterscheidbar, stark
	offene Aggressivität	passive Aggressivität
	Auflehnung	Verweigerung
	Abwertung	«heimliche» Abwertung

Ängste:	Existentielle Angst (vor Verlust des Selbst, vor Vernichtung) «Ich-Ideal-Angst»
Affektkontrolle:	Nach außen relativ gut, nach innen: manchmal dramatische Gefühlsausbrüche. Eher reduzierter Gefühlsausdruck. Oft genussunfähig. Wenig Gefühl für Trauer, eher «depressiv»: Leere, Sinnlosigkeit, Reaktion auf Fehlen narzisstischer Zufuhr und Anerkennung. Herrschsucht und Unterwerfung. Eher keine oder wenig Schuld- und Schamgefühle
Abwehr:	Frühe Abwehrformen: Spaltung, Dissoziation, Verleugnung, frühe Idealisierung, Entwertung, projektive Identifikation, Identifikation mit dem Aggressor, vorwiegend interpersonelle Abwehr
Beziehungsfähigkeit/ Bindung:	Unsichere und/oder ambivalente Bindungsmuster, gestört, aber nach außen oft unauffällig: Partner/in leidet unter Selbstbezogenheit, Kälte, undeutlicher Abgrenzung. Braucht ständig narzisstische Zufuhr,

	benutzt Partner/in. Wenn Partner/in das leistet: stabile Beziehung. Bei Trennung: totaler Zusammenbruch
	Beziehungsablehner (meidet) — Beziehungssucherin (anklammernd)
Sozialverhalten:	Pseudonormalität, oft erfolgreiche Anpassung, «Klischee-Karikatur». Zielstrebig, charismatisch, rücksichtslose Karriere, Pokerface, glatte Fassade, undurchschaubar
Soziale Persönlichkeit:	Ich-Mensch, machtbezogen, besonders, überlegen oder fast «heilig», Ausnahmemensch

Frühe Störungen
Borderline-Syndrom

Hintergrund: (kausal)	Defizite, Trauma – multifaktoriell («Entwicklungspathologie»)
Ich/Selbst:	Defizitäres Selbst, «Loch im Selbst», Identitätsdiffusion, «Kippen» von Größenphantasien und Ohnmachtsgefühlen, rascher Wechsel zwischen positivem und negativem Größenselbst
Ich-Funktionen:	Primäre Ich-Funktionsstörung Unzureichend entwickelte Ich-Funktionen
Selbstwertgefühl:	Diffus, «kippen», instabil
Identität:	Unsicher, gestört und störbar, Identitätsdiffusion
Problematik:	Im Bereich des Selbstwertgefühls, der Ich-Entwicklung
Affekte:	Undifferenziert, ununterscheidbar, existenziell, meist bedrohlich, vermischt, diffus, chaotisch, destruktiv, Gefühl, nicht zu existieren,
Ängste:	Diffuse Angst, Vernichtungsangst
Affektkontrolle:	Chaotisch, Impulsdurchbrüche, starke Gefühlsschwankungen, Aggressionsdurchbrüche, oft autodestruktiv und depressiv, oft latente oder manifeste Suizidalität. Autodestruktives Handeln und Selbstverletzungen als letzte Kontrollmöglichkeit
Abwehr:	Frühe Abwehrformen, besonders Dissoziation und Spaltung
Beziehungsfähigkeit/ Bindungen:	Gestörte oder fehlende Selbst- und Objektkonstanz, Idealisierung und Abwertung stellen auf Dauer jede Beziehung infrage, auch weil Realitätswahrnehmung gestört. Chaotische, desorganisierte, desorientierte oder destruktive Bindungsmuster und -strategien. Braucht aber Gegenüber als «Existenzversicherung», Kontakt wird immer neu gesucht, immer neue Frustration, destruktiv für das ohnehin schwache Selbst. Kontakte sind oft selbstschädigend, keine aber auch

Sozialverhalten:	Nur selten unauffällig
Soziale Persönlichkeit:	«Chaot», oft innovativ, originell und kreativ

Traumafolgen
Akute Stressreaktion (Acute Stress Disorder)

Physiologische, natürliche, normale Reaktion auf überfordernde, existenziell bedrohliche Ereignisse. Muss nicht behandelt, aber wahrgenommen und begleitet werden. – Ausprägung je nach vorentwickelten Kompetenzen und Bewältigungsstrategien

Hintergrund: (kausal)	Trauma, Katastrophe
Ich/Selbst:	Momentan verunsichert
Ich-Funktionen:	Erschüttert, aber nicht beeinträchtigt
Selbstwertgefühl:	Erschüttert, aber strukturell unverändert
Identität:	Erschüttert, aber insgesamt unverändert
Problematik:	Das eigentlich Undenkbare ist (außen) geschehen
Affekte:	Vorherrschend Angst und Aggressivität, Übererregung
Ängste:	Vor weiteren Katastrophen und Bedrohungen, vor Gewalt, phobische Reaktion
Affektkontrolle:	Durch intrusive Erinnerungen und Flash-backs schwierig, Kontrollverluste. Gelegentlich autodestruktives Handeln, phobische Reaktionen
Abwehr:	Vermeidungsverhalten nach außen und innen (von Situationen, Menschen, Orten, die an das Trauma erinnern könnten, und von Emotionen jeder Art)
Beziehungsfähigkeit/ Bindungen:	Evtl. durch Vermeidungsverhalten verändert, gelegentlich anklammernd oder distanziert (sicheres Bindungsmuster kann verunsichert sein)
Sozialverhalten:	Gelegentlich soziale Isolierung durch Vermeidensverhalten, sonst unverändert
Soziale Persönlichkeit:	Wie vorher

Traumafolgen
Posttraumatische Belastungsstörung (PTBS)

Kann sich Monate bis Jahre nach Trauma aus der akuten Stressreaktion entwickeln, abhängig von der vorher entwickelten Persönlichkeit, von den Konfliktbewältigungsstrategien, Kompetenzen, vom Verhalten des sozialen Umfeldes sowie vom Zeitpunkt in der Entwicklung, Art, Dauer und Häufigkeit des Traumas.

Hintergrund: (kausal)	Trauma, Katastrophe, wenig entwickelte Bewältigungsstrategien, Abwertung des Umfeldes, Reaktualisierungen, Retraumatisierungen

Ich/Selbst:	Infrage gestellt durch Auslieferungs- und Ohnmachtserfahrungen, fehlende Unterstützung und Hilfe
Ich-Funktionen:	Z. T. infrage gestellt: Abgrenzung, Objektkonstanz, Realitätswahrnehmung, Frustrationstoleranz u. a., sekundäre Ich-Funktionsstörung möglich
Selbstwertgefühl:	Erschüttert, evtl. sekundäre Selbstwertproblematik, verunsichert
Identität:	Erschüttert, evtl. unsicher
Problematik:	Ohnmachtserfahrungen real
Affekte:	Affektintoleranz, Übererregungssymptomatik, Hypervigilanz. Flash-backs nicht kontrollierbar – zusätzliche Verunsicherung, emotionale Taubheit, innere Teilnahmslosigkeit, Vermeidungsverhalten innen und außen, gelegentlich massive Aggressionen und Impulsdurchbrüche. Suizidalität und autodestruktives Verhalten möglich, oft Depression statt Trauer
Ängste:	Katastrophenangst, phobische Reaktionen, Angst vor Gewalt, Krieg, Aggressionen, Zerstörung überwältigend. Gerichtete Angst, Flash-backs.
Affektkontrolle:	Schwierig durch recurrente intrusive Erinnerungen und Flash-backs. Schuldgefühle immer, oft Schamgefühle. Affektregulierung ist gestört, wenn die Affektdifferenzierung gestört ist
Abwehr:	Vermeidungsverhalten. Bei früher Traumatisierung frühe Abwehrmechanismen. «Sekundäres» Borderline-Syndrom. Verdrängung wegen Spaltung und Dissoziation nicht möglich
Beziehungsfähigkeit/ Bindungen:	Durch Vermeidungsverhalten und emotionale Taubheit gestört. Bei Vergewaltigungen massiv gestört. Manchmal auch wenig Veränderungen. Gelegentliches Anklammern. Wichtig: zuvor entwickeltes Bindungsmuster. Sichere Bindungsmuster werden verunsichert, unsichere oder ambivalente verstärkt. Frühes Trauma führt meist zu einem desorganisierten Bindungsmuster
Sozialverhalten:	Vermeidung, Isolation, Anklammern – inhomogen Sozialer Rückzug
Soziale Persönlichkeit:	Unterschiedlich, oft weniger verändert, häufiger Rückzug

Traumafolgen
Dissoziative Identitätsstörung (DIS, MPS)

Die Veränderungen sind je nach Ausmaß unterschiedlich.

Hintergrund: (kausal)	Multifaktoriell, extreme Ohnmachtserfahrung, Ge-

	walterfahrung, Defiziterfahrung, frühe, wiederholte, chronische Traumaerfahrungen, frühes soziales Umfeld
Ich/Selbst:	Fragmentiert in Teilpersönlichkeiten, die entweder Opfer (Kinder, Jugendliche, Erwachsene), Täterintrojekte, Helfer und «Alltags»-Persönlichkeiten sind, «entmischt». Dadurch nach außen hin Bild wie Borderline-Syndrom
Ich-Funktionen:	Unterschiedlich je nach Anteil, meist primäre Ich-Funktionsstörung
Selbstwertgefühl:	Unterschiedlich, gegensätzlich, diffus. Meist massiv defizitär
Identität:	Dissoziiert
Problematik:	Fehlende Kontrolle der Dissoziationen, Pseudodebilität und Pseudokonzentrationsstörungen durch Switches, fehlende Kontinuität der Erfahrungen und des Zeiterlebens
Affekte:	Wechselnd nach Teilpersönlichkeit, wirkt diffus und inhomogen. Bei einigen Teilpersönlichkeiten sehr differenziert. Nach außen wie BPS. Autodestruktion, Selbstverletzendes Verhalten, latente und manifeste Suizidalität fast immer. Unterschied für Therapie, ob Täterintrojekte andere Teilpersönlichkeiten verletzen oder umbringen wollen = systemimmanente aggressive Impulse gegen andere Systemanteile, oder ob Teilpersönlichkeiten sich selbst suizidieren wollen
Ängste:	Je nach Teilpersönlichkeit das gesamte Spektrum, wirkt nach außen hin diffus
Affektkontrolle:	Fast unmöglich, nach außen gelegentlich wenig sichtbar, Aggressionshemmung, gesteigerte Autodestruktion, Schuldgefühle, Dissoziation von Affekten
Abwehr:	Dissoziation. Je nach Teilpersönlichkeit unterschiedliche Abwehrstrategien. Verdrängung nicht möglich. Überidealisierung und Abwertung häufig
Beziehungsfähigkeit/ Bindungen:	Einzelne Teilpersönlichkeiten beziehungs- und bindungsfähig. Insgesamt instabile, aber intensive Beziehungen, Überidealisierung und Abwertung, nach außen dominieren chaotische und desorganisierte Bindungsstrategien. Verschiedene Teilpersönlichkeiten haben unterschiedliche Beziehungen und Bindungsmuster
Sozialverhalten:	Je nach Teilpersönlichkeit unterschiedlich, meist auffällig
Soziale Persönlichkeit:	Je nach Teilpersönlichkeit chaotisch, auch sensibel, kreativ, innovativ, oft Einzelgänger aus Angst vor Kontrollverlusten und Switching

Nach der sorgfältigen Diagnosestellung, die auch die individuellen Besonderheiten der Persönlichkeitsentwicklung und der Traumaerfahrungen berücksichtigt, kann die Therapie beginnen.

Die Anforderungen an eine Therapie mit früh traumatisierten Frauen sind hoch für alle Beteiligten: Von der betroffenen Patientin muss eine hohe Motivation mitgebracht werden, die Bereitschaft, sich trotz aller Schwierigkeiten und trotz der bisherigen negativen Erfahrungen auf die therapeutische Beziehung einzulassen und ein Mindestmaß an Vertrauen aufzubringen, das häufig nicht entwickelt werden konnte. Dabei zielt die Motivation nicht, wie sonst häufig in der Psychotherapie, primär auf die Weiterentwicklung ab, sondern es geht eher um den nicht mehr auszuhaltenden Druck von innen, die erheblich reduzierte Lebensqualität und die Erfahrungen, dass es nicht weitergehen kann wie bisher. Gleichzeitig ist die Hoffnung groß, dass sich etwas ändert, da die Gefühle unerträglich sind. Von der Therapie, der Therapeutin oder dem Therapeuten, wird eine Veränderung erwartet, weniger von der eigenen Handlungsfähigkeit, die in der Vorgeschichte nicht oder nur eingeschränkt entwickelt werden konnte. Das ist eine unrealistische Erwartung, die enttäuscht werden muss, wenn nicht am Anfang der Therapie behutsam die eigene Handlungsfähigkeit (wieder)entdeckt, entwickelt, reflektiert und bewusst gemacht wird.

Oft wird die Notwendigkeit einer Therapie auch als Kränkung erlebt: «Warum immer ich?» Die Traumatisierung war schon schlimm genug, warum muss nicht der Täter, sondern das ohnehin geschädigte Opfer wieder die neue zeitliche, finanzielle und emotionale Belastung einer Therapie auf sich nehmen? Die Therapie wird damit oft schon im Vorfeld als Ungerechtigkeit und neue Traumatisierungsgefahr erlebt.

Von der Therapeutin oder dem Therapeuten sind Umdenken und Umlernen gefordert, ein Umstrukturieren auch der äußeren Therapiebedingungen in einigen Therapiephasen und insbesondere persönliche Integrität und klare ethische Vorstellungen. Denn die Mechanismen der Täter-Opfer-Retter-Dynamik, der Überlebenssucht und der Victimisierung spielen auch und gerade hier in die therapeutische Beziehung hinein. Bewusstwerdung und Selbsterfahrung bei Therapeutin oder Therapeut haben in der Traumatherapie einen besonders hohen Stellenwert. Tabuisierungen, insbesondere eigene, müssen geklärt werden; ebenso muss der gesellschaftliche Konsens des üblichen Täterschutzes deutlich sein, der sich überall zeigt, in der Diagnostik, in der Einschätzung beziehungsweise in der Verleugnung von traumabedingten Phänomenen, in den vielfältigen Schuldverschiebungen, etwa auf die Mütter oder die Opfer selbst, in der unrealistischen Wertung der Traumafolgen und im Umgang mit den gravierenden Konsequenzen, ebenso in der Wortwahl für Opfer und Täter und in deren Bewertung, die auffallend viele Doublebinds produziert. Deshalb muss der eigene Umgang mit Doublebinds geklärt werden. Die Co-Täterschaft der gesellschaftlichen Strukturen muss bewusst gemacht und infrage gestellt werden. Es geht in der Traumatherapie immer auch um Selbstüberprüfung, um Flexibilität, Achtung und Würdigung, es geht um mehr als Empathie. Die Anwendung von Techniken, die nicht der eigenen Überzeugung entsprechen, ist wirkungslos und eher schädlich.

Die therapeutische Arbeit ist an verschiedenen Stellen und in den verschiedenen Traumatherapiephasen unterschiedlich. Die hirnbiologischen Besonderheiten müssen bekannt sein und in die Therapie einbezogen werden. Das bedeutet ein Infragestellen der Theorien von der seelischen Struktur des Menschen und eine Umorientierung, also auch Flexibilität. Es müssen mit den zwei bekannten Gedächtnisstrukturen, überspitzt gesagt, auch zwei «Unbewusste» und bei Dissoziativen Identitätsstörungen sogar mehrere oder viele «Unbewusste» vorausgesetzt werden, da jede Teilpersönlichkeit andere Erinnerungen und Erfahrungen gespeichert hat. Das Modell von Bewusstem und Unbewusstem muss bei der Traumatherapie relativiert und modifiziert werden.

Die klare Strukturierung eines Drei-Phasen-Modells der Therapie erleichtert einerseits das therapeutische Vorgehen. Die Verlockung, mühsame und langwierige Phasen zu überspringen, und der ökonomische Druck der Kostenträger sind ebenfalls zu reflektieren. Traumatherapie unter Druck ist eine Retraumatisierung oder eine Reaktualisierung der vorangegangenen Traumata, ohne Zeit für die dringend erforderliche innere Entwicklung zu lassen. Ebenso ist es wichtig, die Machtverhältnisse in der Therapie zu verbalisieren und damit die Bedeutung der Täter-Opfer-Dynamik einzuführen und anzuerkennen und Heilserwartungen und Idealisierungen wahrzunehmen. Die positive Wertung von Ressourcen, auch von paradoxen und am Anfang eher schädigenden, wie Autoaggressivität, Schuldgefühlen oder Dissoziationsfähigkeit, sollte Voraussetzung sein. Eine Bearbeitung der Abwehr oder des Widerstandes in der Therapie kann in der Traumatherapie nicht erfolgen, vielmehr stellt dies die Fähigkeit der Patientin, sich zu schützen, infrage und arbeitet der Ressourcenorientierung entgegen, sie kann erneut traumatisieren und die Dissoziation verstärken. Abwehr muss als Lebensstrategie und als Fähigkeit zum Schutz benannt und wertgeschätzt werden.

Realitätsprüfungstechniken sind nur begrenzt einsetzbar, da zum einen die Traumarealität nicht zu verstehen ist und auch mit größter Anstrengung nicht einfach zugeordnet werden kann. Zum anderen werden die Flash-backs für aktuelle Realität gehalten und können nicht von ihr unterschieden werden. Hinzu kommt die Störung der Entwicklung von Ich-Funktionen, die auch die Realitätsprüfung betrifft. Realitätsprüfungen können daher das Gefühl des Versagens und der Unfähigkeit und damit die Opferrolle verstärken.

Auch der Begriff der Regression muss in der Traumatherapie neu definiert werden, denn regressives Verhalten, wie der Umgang mit Übergangsobjekten (Teddybär) oder Kissen und Decken, ist eher der Anfang von Selbstfürsorge und damit progressiv, ebenso wie der Schutz, den das Sitzen etwa auf dem Boden oder in einer Ecke darstellt. Die Aufforderung, etwas daran zu verändern, ohne vorherige Reflektion, welche Schutzfunktion das Verhalten hat, kann daher rasch von der Patientin als Verbot von Schutz oder als Bestätigung, dass sie einen Schutz nicht wert ist, und damit als Bestätigung des «bösen Selbst» verstanden werden. Die Aufforderung, sich auf einen Stuhl oder an einen anderen Platz zu setzen, muss daher begründet werden, denn manchmal ist die Stabilität des Bodens wichtig, manchmal erscheint das Sitzen auf dem Stuhl zu erwachsen oder aber zu unsicher.

Die Arbeit mit der Regression beziehungsweise in die Regression hinein ist meistens ein Trigger und führt zu Retraumatisierung, denn für viele gab es kaum eine sichere Phase in der Persönlichkeitsentwicklung. Die Arbeit mit dem vortraumatisierten Ich, wenn es denn entwickelt und erreichbar ist, kann meist erst in der dritten Phase der Entwicklung und Neuorientierung erfolgen, es sei denn, das Trauma wirkte erst auf einen späteren Zeitpunkt der Entwicklung ein. Dann kann das vortraumatisierte Ich eine wichtige Ressource darstellen.

Die Übertragung in der Therapie ist meist keine allmähliche Entwicklung, sondern diskontinuierlich. Der Wechsel zwischen der «guten», hoch idealisierten Therapeutin, der «Retterin», und massiver, existenzieller Enttäuschung und Abwertung der «Täterin», teilweise mit massiver Aggressivität, ist häufig und oft unvermittelt, wie auch der Wechsel zwischen Fügsamkeit und Ablehnung. Hier wiederholt sich oft die Opfer-Täter-Dynamik, gerade wenn der Therapeut als Be- oder Verurteiler wahrgenommen wird. Es kommt zu Brüchen, Verkennungen, inadäquatem Verhalten und der Reaktualisierung früher traumatischer Beziehungen mit dysfunktionalen Affekten. Hinzu kommt oft eine maligne Fixierung auf den Opferstatus, es kann ersatzweise eine «Opferidentität» entwickelt werden.

Wie die Übertragungssituation subjektiv aussehen kann, zeigt die Schilderung einer schwer traumatisierten Frau, die in Anlehnung an einen Text von Tobias Brocher «Von der Schwierigkeit zu lieben», Reihe: Maßstäbe des Menschlichen, 1975, S. 9–10, schreibt:

Bitte höre, was ich nicht sage! Laß dich nicht von mir narren. Laß dich nicht durch das Gesicht täuschen, das ich mache, denn ich trage Masken. Masken, die ich fürchte, abzulegen. Und keine davon bin ich. So tun als ob ist eine Kunst, die mir zur zweiten Natur wurde. Aber laß dich dadurch nicht täuschen, ich mache den Eindruck, als sei ich umgänglich, als sei alles heiter in mir, und so als brauche ich niemanden. Aber glaub mir nicht! Mein Äußeres mag sicher erscheinen, aber es ist meine Maske. Darunter bin ich, wie ich wirklich bin: verwirrt, in Furcht und allein. Aber ich verberge das. Ich möchte nicht, daß es irgend jemand merkt. Beim bloßen Gedanken an meine Schwächen bekomme ich Panik und fürchte mich davor, mich anderen überhaupt auszusetzen. Gerade deshalb erfinde ich verzweifelt Masken, hinter denen ich mich verbergen kann: eine lässige Fassade, die mir hilft, etwas vorzutäuschen, die mich vor dem wissenden Blick sichert, der mich erkennen würde. Dabei wäre dieser Blick vielleicht gerade meine Rettung. Und ich weiß es.

Wenn es jemand wäre, der mich annimmt, wie ich bin – das wäre vielleicht die Sicherheit, die ich mir selbst nicht geben kann. Daß ich wirklich etwas wert bin. Aber das sage ich dir nicht. Ich wage es nicht. Ich habe Angst davor. Ich habe Angst, daß dein Blick nicht von Annahme und Liebe begleitet wird. Ich fürchte, du wirst gering von mir denken und über mich lachen. Und dein Lachen würde mich umbringen.

Ich habe Angst, daß ich tief drinnen in mir nichts bin, nichts wert, und daß du das siehst und mich abweisen wirst.

So spiele ich mein Spiel, mein verzweifeltes Spiel: eine sichere Fassade außen und ein zitterndes Kind innen.

Ich rede daher im gängigen Ton oberflächlichen Geschwätzes. Ich erzähle dir alles, was wirklich nichts ist, und nichts von alledem, was wirklich ist, was in mir schreit.

Deshalb laß dich nicht täuschen, von dem, was ich aus Gewohnheit rede. Bitte höre sorgfältig hin und versuche zu hören, was ich nicht sage, was ich gerne sagen möchte, was ich aber nicht sagen kann. Ich verabscheue dieses Versteckspiel, das ich da aufführe.

Es ist ein oberflächliches, unechtes Spiel. Ich möchte wirklich echt und spontan sein können, einfach ich selbst – aber du mußt mir helfen. Du mußt deine Hand ausstrecken, selbst wenn es gerade das Letzte zu sein scheint, was ich mir wünsche.

Jedesmal wenn du freundlich und gut bist und mir Mut machst, jedesmal wenn du zu verstehen suchst, weil du dich wirklich um mich sorgst, bekommt mein Herz Flügel, sehr kleine Flügel, sehr brüchige Schwingen, aber Flügel! Dein Gespür und die Kraft deines Verstehens geben mir vielleicht Leben. Ich möchte, daß du das weißt. Ich möchte, daß du weißt, wie wichtig du für mich bist, wie sehr du aus mir den Menschen machen könntest, der ich wirklich bin – wenn du willst.

Ich wünschte, du wolltest es. Die Wand niederreißen, hinter der ich zittere. Die Maske abnehmen, aus meiner Schattenwelt herausführen, aus Angst und Unsicherheit befreien, aus meiner Einsamkeit.

Bitte, übersieh mich nicht, bitte, übergeh mich nicht!

Es wird nicht leicht sein für dich. Die langandauernde Überzeugung, wertlos zu sein, schafft dicke Mauern. Je näher du mir kommst, desto blinder schlage ich zurück. Ich wehre mich gegen das, wonach ich schreie. Aber man hat mir gesagt, daß Liebe stärker sei als jeder Schutzwall, und darauf hoffe ich.

In diesem Text werden zum einen die Abwehr und die Grenzziehung durch die «Masken» deutlich, aber auch der Wunsch, die Angst zu überwinden und dahinter gesehen zu werden. Gleichzeitig wird der Appell ausgesprochen, trotz der tiefen Überzeugung der Wertlosigkeit wirklich gesehen zu werden und Hilfe zu bekommen. Aber auch die Idealisierung dieser Übertragung und die Vorstellung, dass die Therapeutin die Veränderung herbeiführen kann, wird deutlich, indem sie «die Wand niederreißt», «die Maske abnimmt» und aus der Isolation herausführen kann. Dahinter steckt einmal die tiefe Überzeugung der eigenen Handlungsunfähigkeit, also des «Opferseins», andererseits der Appell an die als «Retterin» phantasierte Therapeutin. Da der Wunsch nicht erfüllt werden kann, weil es nicht möglich ist, die Entwicklungsarbeit für einen anderen Menschen zu leisten, auch nicht in der Therapie, wird früher oder später durch die auftretende Überzeugung, wieder im Stich gelassen zu werden, die Übertragung umschlagen.

Es können ganz unterschiedliche Übertragungen gleichzeitig auftreten, insbesondere beim Überwiegen von Dissoziationen. Selbstanteil und Objektanteil müssen außerdem in der Traumaübertragung besonders klar und sorgfältig unterschieden werden. Es ist nicht sinnvoll, in der Stabilisierungsphase bereits eine Deutung der Traumaübertragung zu geben, da sie die Überzeugung des «bösen Selbst» verstärken und die Schuldgefühle vertiefen und sogar als Trigger wirken könnte. Übertragungen, insbesondere repressive, müssen also zwar angesprochen, nicht aber gedeutet werden.

Dementsprechend ist die Gegenübertragung heftig, es wechseln Isolationsgefühle, Erschöpfung, Ohnmachtsgefühle mit Hochgefühlen bis hin zu Machtphantasien. Über- und Unterschätzungen der eigenen Fähigkeiten, aber auch der Fähigkeiten der Patientin wechseln häufig ab. Es gibt den Wechsel zwischen Rückzugswünschen, der Vorstellung, dass andere die Therapie besser durchführen könnten, aber auch von heftigen Wünschen zu helfen und dem Gefühl, gute Arbeit zu leisten. Die Gegenübertragungsgefühle in der Traumatherapie bestehen aus ständigen Wechselduschen. Es kann zu Aggressions- und Gewaltimpulsen kommen, zu Schuldzuweisungen und -verschiebungen, zu eigenen Schuldgefühlen, die die der Patientin wiederholen, auch das Gefühl von «Nebel», nicht mehr weiterzuwissen, Faszination oder Erstarrung, Ekel, Trauer und Angst können aufkommen. Alles spiegelt die Situation der Patientin und ihre eigenen Lösungsversuche wider und gibt damit wichtige Hinweise auf Lösungsmöglichkeiten. Von entscheidender Wichtigkeit ist es, nicht selbst zu spalten oder sich in Spaltungen hineinziehen zu lassen, sondern im Kontakt mit sich zu bleiben, die Abwertungen, Kränkungen und Aggressionen der Patientin nicht reaktiv anzunehmen und sich auch Abwertungs- und Kränkungserfahrungen aus der eigenen Lebensgeschichte zu verdeutlichen, um bewusst und reflektiert unterscheiden zu können. Unbewusste Täteridentifikationen, die zu aggressivem Handeln mit unangemessenen Zwangsmaßnahmen und Verboten führen können, sollten überprüft werden. Patientinnen mit frühen traumatischen Erfahrungen neigen in hohem Maß zum Ausagieren und Reinszenieren des Traumas und ziehen ihre Therapeutinnen und Therapeuten auf eine oft ich-synton erscheinende Weise in Täterpositionen hinein.

Wichtig sind vor allem die eigene Authentizität und Integrität sowie der Respekt vor der Überlebensleistung der Patientin. Aber gerade das ist bei heftigen Gegenübertragungssituationen besonders schwierig. Daher ist die reflektierende Beschäftigung mit eigenen Ressourcen und Schutzmechanismen in der Traumatherapie für Therapeutinnen und Therapeuten so besonders wichtig.

Denn die Ohnmacht der Traumasituation spiegelt sich immer auch in der Gegenübertragung wider und kann durch die gegenübertragungsbedingten Ohnmachtsgefühle der Therapeutin oder des Therapeuten zur eigenen sekundären Traumatisierung führen. Die sekundäre Traumatisierung bei Therapeutin oder Therapeuten kann in der Gegenübertragung individuell, je nach der eigenen Situation, als Maß der Traumatisierung der Patientin genutzt werden. Das erfordert allerdings viel Übung, Selbstreflexion und Selbsterfahrung.

Erschwert wird die Therapie mit Frühtraumatisierten zusätzlich durch die Struktur des derzeitigen Gesundheitswesens. Weder die Ausbildungsrichtlinien und Ausbildungsmöglichkeiten noch die psychiatrische und psychotherapeutische Versorgung oder die Begutachtungspraxis beziehen die neueren Forschungsergebnisse der Psychotraumatologie in angemessenem Maße ein. So kommt es immer wieder zu Situationen, die von struktureller Gewalt geprägt sind,[14] strukturelle Gewalt wird als neues Realtrauma erlebt. Und das erschwert die Therapie, führt zu Reaktualisierungen oder Retraumatisierungen und stellt damit einen nicht zu vernachlässigenden Kostenfaktor dar.

Du tanzt mit gefesselten Füßen
während
zwischen den kahlen Stämmen
rot die Sonne verglimmt
während
staubblau die Luft verdämmert
sich Äste scharf schwarz wie Dornen
vor fahlgrünem Himmel verschränken
während
die Stille ihr Netz webt

Du weißt nicht –
ein Schritt kann genügen
um alles zu lösen

7. Traumatherapie früh traumatisierter Frauen

Die Traumatherapie früh traumatisierter Frauen weist einige Besonderheiten auf. So muss sie von einem frauenspezifischen Hintergrund ausgehen, der Frauen mit ihren Kräften, Stärken und Schwächen nicht als Abweichung von der Norm sieht. Ganz allgemein muss die therapeutische Grundhaltung bestimmt sein von Achtung und Wertschätzung von Frauen. Es ist ein hinreichendes Maß an eigener Aufgeklärtheit und Reflexionsfähigkeit im Hinblick auf eigene Werte, Normen, geschlechtsspezifische Sichtweisen und Sozialisation erforderlich sowie das Wissen darum, dass solche Faktoren bewusst und unbewusst wirksam sind. Die Sozialisationserfahrungen und Lebensbedingungen von Frauen sowie ihre gesellschaftliche Situation sollten einbezogen werden, zumal sich hinter ihnen oft strukturelle Gewalt verbergen kann, die ihrerseits verstärkend und bei vorbestehenden Gewalterfahrungen als Trigger wirken kann. Frauen, insbesondere auch traumatisierte Frauen, müssen in ihrer Ganzheit und Unterschiedlichkeit sowie in ihren von einer männerdominierten Umwelt und patriarchalen Regeln bestimmten Lebenszusammenhängen wahrgenommen und verstanden werden. Für viele Frauen ist ein geschlechtshomogener Rahmen zumindest am Anfang notwendig, denn für viele früh traumatisierte Frauen können männliche Therapeuten Trigger für Flash-backs darstellen. In gemischtem Setting und auch in gemischten Gruppen sind Frauen mit Gewalterfahrungen manchmal so sehr mit der Abgrenzung von Männern beschäftigt, dass dies Kräfte bindet, die in der Therapie nutzbar gemacht werden könnten.

Traumatherapie ist mit den etablierten Therapiemethoden alleine kaum durchführbar. Die hirnbiologischen Besonderheiten bei der Traumaspeicherung stellen teilweise die theoretischen Vorstellungen infrage. So geht es in der Traumatherapie nicht primär um die Bearbeitung intrapsychischer Konflikte oder Entwicklungsdefizite, so dass auch eine «Borderline-Therapie» alleine, und sei sie noch so sorgfältig und professionell, nicht ausreicht. Die vorhandenen Modelle von den seelischen Strukturen und vom Unbewussten müssen erweitert und ergänzt werden. Überspitzt kann gesagt werden, dass, da zwei unterschiedliche Gedächtnisspeicher existieren, von ganz unterschiedlichen Zugängen und Erinnerungsmodalitäten, also auch von unterschiedlichen Konstrukten des Unbewussten, bei beiden Speichern ausgegangen werden muss, die auch ganz verschieden in der Erreichbarkeit sind. Beide Formen des Gedächtnisses haben unterschiedliche Zugangsmöglichkeiten und Ausdrucksmöglichkeiten. Wir begegnen dabei ganz unmittelbar den Auswirkungen der Spaltung, die hier auch ein hirnbiologisches Äquivalent hat. Neben den biographischen Erinnerungen gibt es die dissoziierten Erinnerungen, die erst einmal nur getriggert werden können. Durch die Besonderheiten des Stressgedächtnisses und durch das hohe Maß an emotionaler Erregung und sensorischen Eindrücken wirken sie übersteigert, oft «hysteroid», oft aber auch «phantastisch». Sie sind ungefiltert und erscheinen manchmal unglaubhaft in ihrer Aktualität, Unmittelbarkeit und oft auch Brutalität, so dass sie ihrerseits unmittelbar berühren können. Es ist daher oft einfacher, sie als Phantasie abzuwehren als ihre äußere oder innere Realität zu akzeptieren. Es geht um Auslieferung, Ohnmachtserfahrungen, Grenzüberschreitungen, Verletzungen und Lebensbedrohung, die Gefühle von Angst, Panik, Entsetzen, Demütigung und Verrat auslösen können. Andererseits können durch eine zusätzliche Dissoziation von Inhalten und Affekten die Traumaerinnerungen aus dem Kontext gelöst, fragmentiert und oft affektlos geschildert werden.

Zudem sind die fragmentierten Traumaerinnerungen, die in keiner zeitlichen Kontinuität stehen, ohnehin ihrer Natur nach lückenhaft. Die Lücken lassen nicht ganz realitätsangemessene Rekonstruktionen des Traumas zu. Diese Lücken werden bei der Traumaanamnese oft mit fiktiven Inhalten aus dem Leben geschlossen. Das lässt sich nicht vermeiden und stellt an sich kein Problem dar. Denn Erinnerungen sind ohnehin subjektiv, und die subjektiven «phantasierten» Ergänzungen geben einen Hinweis auf eine innere Wirklichkeit, die mit der äußeren Realität zwar korrespondiert, ihr aber nicht direkt entspricht.

«Angemessene» Erinnerungen – was immer das im Zusammenhang mit Traumata bedeutet – sind erst nach einer entsprechenden Stabilisierung und nach dem Transfer in den biographischen Gedächtnisspeicher möglich. Diesem Wissen muss die Art der Anamneseerhebung entsprechen. Zunächst wird die biographische Anamnese, die im «Archiv» gespeichert wurde, erhoben. Es empfiehlt sich, dabei so sachlich wie möglich vorzugehen, damit nicht zu früh Traumainhalte angetriggert werden.

Nach der Erhebung der allgemeinen Anamnese, bei der oft schon eine «leere Kindheit» als Folge von Dissoziationen auffallen kann, wird die Traumaanamnese erhoben, soweit sie überhaupt erinnerbar und aussprechbar ist. Bei der Erhebung der Traumaanamnese ist es sehr wichtig für die Arbeitsbeziehung, dass den Frauen geglaubt wird und dass eine Parteilichkeit gezeigt wird. Die Frage, ob ein Realtrauma oder eine Phantasie vorliegt, sollte nicht gestellt werden. Sie ist auch leicht zu beantworten, denn eine Phantasie erzeugt niemals eine Posttraumatische Belastungsstörung mit allen Folgen. Es sollte keine gezielte Exploration traumatischer Ereignisse vorgenommen werden, sofern die Patientin diese nicht selbst anspricht. Es ist vielmehr zu empfehlen, nach sensorischen Qualitäten zu fragen, also nach
• einer Geschichte, nach einem Bild («Was haben Sie gesehen?»)
• nach Geräuschen («Was haben Sie gehört?»)
• nach Gerüchen («Was haben Sie gerochen?»)
• nach Körpergefühlen («Was haben Sie gefühlt?» «Wo?»)
• und nach Emotionen («Was haben Sie gespürt, wie war das?»).[1]
Das sind allerdings auch Qualitäten, die unerwünschtes Erinnern an die traumatische Situation hervorrufen und damit Flash-backs auslösen können. Die Natur des Traumas ist es, dissoziativ zu sein

und anfänglich als sensorische Fragmente mit nur wenigen oder keinen sprachlichen Möglichkeiten gespeichert zu sein. Es ist daher wichtig, dass bei der Erhebung der Traumaanamnese nicht detailliert nach Traumata gefragt wird, bevor nicht die entsprechende Stabilisierungsarbeit durchgeführt wurde.

Klinisch hat sich für die Traumatherapie ein Drei-Phasen-Modell bewährt. Es besteht aus
- der Stabilisierungsphase,
- der eigentlichen Traumaarbeit, Traumabearbeitung und Traumaintegration
- und der postintegrativen Nacharbeits- und Neuorientierungsphase.

In der Stabilisierungsphase werden die Voraussetzungen für die weitere Arbeit geschaffen. Hauptziel der Behandlungsphase sind die körperliche, soziale und psychische Stabilisierung sowie der Aufbau von äußeren und inneren Ressourcen, die Entwicklung von Affektdifferenzierung und Affekttoleranz und das Erlernen psychoimaginativer Techniken, mit denen Kontrolle und Distanzierung erreicht werden können.[2]

Stabilisieren

- Die Symptome der Patientin werden als sinnvoll anerkannt und benannt
- Informationen über die Folge von Traumatisierungen werden vermittelt
- Aufbau der therapeutischen Arbeitsbeziehung
- Ressourcen suchen und verstärken
- Training von selbsttröstendem und selbstfürsorglichem Verhalten
- Üben von heilsamen und Ich-stärkenden Kognitionen
- Erlernen von Affektdifferenzierung und -regulierung
- Üben von Imaginationen
- Gefühl von Sicherheit wird erarbeitet und die Wahrnehmung, was dazu erforderlich ist (safe place) – innerer sicherer Ort und innere «Helfer»
- Üben von Distanzierungstechniken (Projektion auf Leinwand/Screen-Technik, Tresor)
- Alternativen zu selbstverletzendem Verhalten erarbeiten, Notfallliste erstellen
- Verträge zur Verminderung selbstzerstörenden Verhaltens erarbeiten
- Kontrolle beim Umgang mit Traumamaterial üben (Flash-back-Kontrolle, Stopp von Dissoziationen, gelenkte Dissoziation)
- Förderung der inneren Kommunikation bei Patientin mit DIS

- Körperwahrnehmung üben und differenzieren, Beginn eines liebevolleren Umgangs mit dem Körper
- Somatoforme Reaktionen als Körpergefühl, das mit dem Trauma verbunden ist, benennen (Körpererinnerung) und verstehen
- Beziehungsklärung, Beziehungsmodalitäten, Beziehungsstrukturen am Beispiel der therapeutischen Beziehung

Stabilisierung bedeutet zuerst einmal, die psychischen Traumafolgen als normale Reaktionen zu verstehen. Die «Normalitätsintervention» ist dabei sehr hilfreich: «Für das, was Sie erlebt haben, sind Sie normal.» Auch die hirnbiologischen Besonderheiten der Traumaspeicherung als Schutz und als «Hilfe des Gehirns» zu begreifen, um viel zu starke Reize und Stress zu überleben, ist wichtig für eine andere Einstellung und mehr Selbstakzeptanz. Die Dissoziation von Ereignissen und von Affekten ist ein wirksamer Überlebensschutz, bis andere Schutzmechanismen entwickelt werden können.[3] Da die Reizschwelle für Trigger herabgesetzt und die physiologische Erregung bei Stress heraufgesetzt sind, entsteht bei früh Traumatisierten sehr häufig ein subjektives Gefühl von Krankheit und Abnormität, das auch Ängste machen kann, nicht «normal» oder psychisch krank zu sein – empfinden sich früh Traumatisierte ohnehin doch oft als «anders», als «Monster» oder als «Aliens».

Am Beginn der Stabilisierungsphase sollte es schrittweise zum Aufbau der therapeutischen Arbeitsbeziehung kommen. Die Etablierung eines Arbeits*bündnisses* umfasst erst einmal die explizite Klärung von äußeren Fakten: Art und Umfang der Therapie, Setting, Motivation und Ziele. Die Entwicklung einer Arbeits*beziehung* ist wesentlich schwieriger, da die Traumatisierungen die Voraussetzungen für Beziehungsfähigkeit und ihr Erleben verändert haben. Der Übergang vom Arbeitsbündnis in die therapeutische Beziehung kann in gemeinsamem Überprüfen der aktuellen Behandlungssituation liegen und im Besprechen weiterer Schritte der Therapie – Beteiligung und Mitbestimmung am Heilungsprozess sollten in der Therapie selbstverständlich sein, Vorrang hat niemals eine Theorie, welche auch immer, sondern die konkrete Frau mit ihrem persönlichen Schicksal, ihrem biographischen Hintergrund und ihren eigenen individuellen Möglichkeiten, ihrer eigenen aktuellen Befindlichkeit und auch mit ihren eigenen Theorien zum Krankheitsgeschehen. Später können dann auch Misstrauen und Vertrauen, Verlässlichkeit und Ängste, die die therapeutische Beziehung betreffen, angesprochen werden. Traumabedingte Übertragungsphänomene können erst später in der Therapie aufgegriffen und besprochen werden, da es sonst nicht selten zu Kontaktabbrüchen kommen kann, hinter denen Schuldgefühle und Ängste vor eigenen Täterintrojekten und der Glaube an das «böse Selbst» stehen können. Die Subjektivität von Beziehungskonstruktionen, die sich aus den Erfahrungen mit den Bezugspersonen gebildet haben, zeigt, dass es in der Stabilisierungsphase auch um Beziehungsdifferenzierung, Beziehungsklärung und Distanzierung von unterschiedlichen Beziehungsstrukturen und -modalitäten gehen sollte. Gegen Ende der Stabilisierungsphase kann am Beispiel der therapeutischen Beziehung auch geklärt werden, was Beziehungen insgesamt bedeuten.

Besonders schwierig wird die Gestaltung von Arbeitsbündnis und Arbeitsbeziehung beim Vorliegen starker dissoziierter Zustände, wenn einzelne Anteile dringend Therapie wünschen, während sich kindliche oder traumatisierte Anteile davor ängstigen, sich dagegen wehren oder Panik entwickeln können. Täterintrojekte fürchten ohnehin in der Regel jede Form der Therapie und damit der Einsicht in das eigene Tun und sind radikal dagegen eingestellt. Praktisch bedeutet dies, dass es mit den verschiedenen Persönlichkeitsanteilen zu einer Verständigung hinsichtlich der Therapie kommen sollte – immer ein zeitaufwändiges Geschehen.[4]

Bei früh Traumatisierten ist grundsätzlich eine ressourcenorientierte Arbeit erforderlich, die bereits bei der Anamneseerhebung beginnen sollte. Therapeutische Erwartungen, Vorstellungen und vor allem therapeutisches Handeln prägen die therapeutische Wirklichkeit und damit Wirksamkeit entscheidend mit. Zudem bekommen wir Antworten nur auf diejenigen Fragen, die wir gestellt haben. Wenn therapeutisch nur nach Angst, Defiziten und Unfähigkeiten gefragt wird, dann entsprechen dem die Antworten. Und die Betroffenen machen es der Therapeutin oder dem Therapeuten leicht. Es ist für sie nicht schwer, über Unfähigkeiten und Schwächen zu sprechen, da dies der langjährigen Überzeugung früh Traumatisierter entspricht, unterstützt von der Haltung vieler therapeutischer Schulen, die ebenfalls defizitorientiert arbeiten.[5] Wenn nach Mut oder Tapferkeit, wenn nach Stärken gefragt wird, dann löst dies üblicherweise Verblüffung, Staunen und meistens auch Abwehr aus.[6]

Aber woher sollen Menschen in der Therapie denn den Mut zum Leben und die Lust auf Leben nehmen, wenn beides in der Theoriebildung nicht vorkommt?

Für die ressourcenorientierte Arbeit sind zwei Prämissen erforderlich:

1. Die Lösung ist in der Problematik verborgen (Utilisationskonzept nach Erikson).
2. Jeder Mensch ist seinem Wesen nach heil und verfügt über alle Selbstheilungskräfte, die aber oft erst wiederentdeckt werden müssen (Jungsche Psychologie, humanistische Psychologie, buddhistische Tradition).

Das bedeutet: Jeder Mensch verfügt über Selbstheilungskräfte und ist daher potenziell «heil». Die Patientin ist also kein gestörtes, defizitäres Wesen, sondern sie hat die Fähigkeit zur Gesundung als Potenzial in sich. Das lässt eine andere Art des Umgangs in der Therapie zu als die übliche Vorstellung von Defiziten, denn unsere eigene Erwartung und Vorstellung prägt die therapeutische Wirklichkeit erheblich mit. Die therapeutische Aufgabe ist dabei, das innewohnende Potenzial, also die Ressourcen, zu entwickeln oder erinnern zu helfen. Ressourcen sind alle Kräfte, auch scheinbar destruktive, die sich entwickeln konnten, teilweise sogar nicht trotz, sondern *wegen* der traumatischen Erfahrungen, und die für ein Überleben und für den Genesungsprozess eingesetzt werden können.

Arten von Ressourcen

1. Allgemeine Ressourcen: Mut, Hoffnung, Zuversicht, Wachsamkeit, Vertrauen, Motivation, Selbstfürsorge, Bereitschaft, Verantwortung (auch für sich selbst) zu übernehmen, Aktivität, Antrieb, Optimismus, Lebenswillen, pos. Heilbilder, Neugier, Religiosität, Spiritualität
2. «Existenzielle» Ressourcen: entwickelt aus der Lebensgeschichte, wie Kreativität, Sensibilität, Wahrnehmungsvermögen; frühe Abwehrmechanismen (primitive Idealisierung, Projektion, Verschiebung und Verleugnung u. a.), Abwehr als Schutz und Wertschätzung
3. «Dysfunktionale» Ressourcen: z. B. Dissoziation, alles, was aus den direkten Folgen des Traumas entwickelt wurde, auch Körpersymptome, Selbstverletzungen, Sucht oder psychische Erkrankung als Überlebensmöglichkeit (Vorsicht! Keine Pathologisierung: Es ist normal für das, was erlebt wurde). Auch Schuldgefühle und die Entwicklung des «bösen Selbst» gehören dazu. Alles

diente dem Überleben und zeigt den Lebenswillen auf, ist aber für die heutige Lebensgestaltung schädlich und angstbesetzt!
4. Ressourcen im Körper: Körpererinnerungen und Symptome als Wahrnehmungshilfe. Entwicklung von körperlichem Wohlgefühl, Kraft und Entspannung als Möglichkeit der Selbstsorge. Dissoziation ist auch ein körperliches Phänomen.
5. Leistungsressourcen: Beruf, Ausbildung, Hilfsbereitschaft, Sensibilität für die Bedürfnisse und Nöte anderer (oft gefordert, «kontaminiert», Vorsicht!)
6. Äußere Ressourcen: soziales Umfeld, Familie, Freundeskreis, Selbsthilfegruppe, Therapie

Der Zugang ist manchmal über das Erfragen von Leistungsressourcen oder Kompetenzen möglich, zum Beispiel danach, wie die betroffene Person es geschafft hat, trotz aller äußeren und inneren Schwierigkeiten bestimmte Dinge im Leben zu erreichen. Dabei wird die Kompetenz sichtbar, das Gefühl kippt von der Resignation zur Stärke. Das Kippen ist eine besondere Ressource, wir müssen nur dabei behilflich sein, Hoffnungen aufzuspüren. Alle Menschen, insbesondere aber Traumatisierte, haben Copingstrategien entwickelt, die allerdings zum Teil dysfunktional erscheinen. Das gilt insbesondere für die Ressourcen, die als direkte Folge von Traumata entwickelt wurden. Es geht immer wieder darum, sich protektive Faktoren bewusst zu machen, die trotz des Traumas da sind oder sich durch das Trauma als Überlebenshilfe entwickelt haben, es geht aber auch um die gesunden Anteile, die sich erhalten haben:

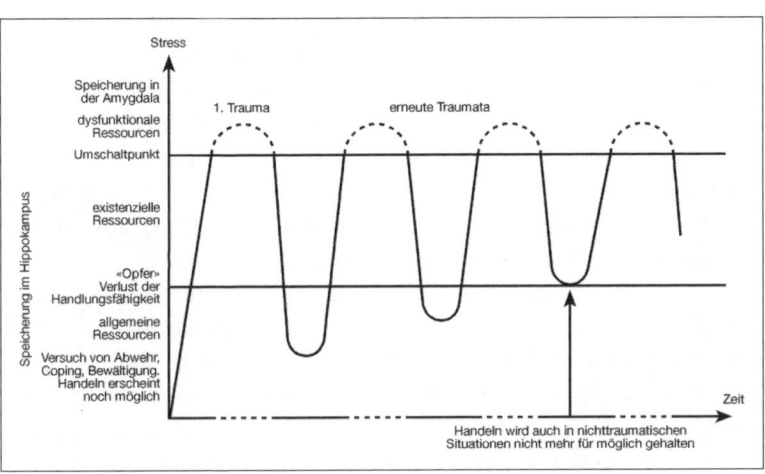

Unterschiedliche Ressourcen entwickeln sich in den unterschiedlichen Phasen der Traumaentwicklung und des Traumaerlebens. Zu Beginn des Traumas, wenn die Stressstärke noch nicht sehr angestiegen ist und Handlungsfähigkeit noch für möglich gehalten wird, wirken allgemeine Ressourcen wie Mut, Hoffnung, Wachsamkeit oder Selbstfürsorge und andere ein.

«Existenzielle» Ressourcen entstehen oft in der zweiten Stressphase des Traumaeinwirkens, in der es um das Überleben der Bedrohung geht. Das, was ich dysfunktionale Ressourcen genannt habe, diente dem direkten Überleben in der Traumasituation. Sie entstehen unmittelbar während des Traumas, wie etwa die Dissoziationsfähigkeit, oder sie entstehen unmittelbar in der Rückbildungsphase und zur Abwehr des Traumaerlebens, wie Selbstverletzungen oder Schuldgefühle. Dennoch können sie für die Therapie genutzt werden, denn sie wurden aus der Not heraus als Fähigkeiten des Überlebens entwickelt. Daher sind sie in der Regel angstbesetzt. Auch die Ressourcen im Körper, gerade wenn es um Körpererinnerungen oder Symptome geht, sind erst einmal angstbesetzt, Erinnerungen an den vortraumatisierten Körper allerdings können von Anfang an eine wichtige Hilfe sein. Leistungsressourcen wurden oft als Abwehr der eigenen Bedürftigkeit oder zum Überzeugen des sozialen Umfeldes eingesetzt, sie wurden gefordert und sind daher oft «kontaminiert», also negativ besetzt. Äußere Ressourcen hingegen spielen in jeder Phase der Traumatherapie eine positive helfende Rolle.

Die therapeutische Aufgabe besteht darin, protektive Faktoren bewusst zu machen, die *trotz* des Traumas erhalten blieben oder sich entwickelt haben, und das den Ressourcen innewohnende Potenzial weiterzuentwickeln oder erinnern zu helfen. Das schließt auch die Fähigkeit ein, die Kraft und das Durchhaltevermögen zu besitzen, immer wieder schwierige Situationen im Leben zu bestehen und zu überleben. Das Vertrauen in die eigenen Kräfte ist entscheidend wichtig für den Therapieverlauf.

So sind Ratgeber oder Helferinnen Personifikationen innerer Hilfsfähigkeit oder des eigenen Selbstheilungspotenzials mit Hilfe der Dissoziationsfähigkeit. Der innere sichere Ort ist Repräsentanz von unzerstörten Ich-Anteilen. Die Vorstellung eines sicheren Ortes entwickeln zu können, bedeutet auch, Abgrenzungsfähigkeit zu entwickeln und sie zu nutzen. Auch die so gefürchtete Aggressivität kann entwickelt und angewendet werden, nicht destruktiv, wie oft im Glauben an das «böse Selbst» befürchtet, sondern konstruktiv zum eigenen Schutz. Aus der Vorstellung des Selbstschutzes, einer wichtigen Ressource, die niemals als Widerstand gedeutet werden darf, auch wenn sie sich in der Therapiesituation bemerkbar macht und diese betrifft, entwickelt sich langsam auch das Gefühl für das Recht auf Schutz und Unversehrtheit, auch wenn dieses Recht in der Entwicklung real nicht erfahren werden konnte.

Mit Hilfe der erarbeiteten Ressourcen kann nun auch das Training von selbsttröstendem und selbstfürsorglichem Verhalten beginnen, das die Entwicklung von konstruktivem Verhalten, von Handlungsfähigkeit und von eigenen mütterlichen Instanzen möglich macht und das Vertrauen in die eigenen Kräfte stärkt.

Ein weiterer wichtiger Punkt ist das Aufspüren und Üben von heilsamen und ich-stärkenden Kognitionen. Dabei kann der Umweg durchaus über negative Kognitionen, die bewusst gemacht werden müssen, führen. Der Vorteil der Arbeit mit negativen Kognitionen ist, dass sie immer sofort abrufbar sind. Darüber ist der Einstieg in die Arbeit am Selbstbild am ehesten möglich. Der Glaube an das «böse Selbst» hat über viele Jahre die Vorstellung aufgebaut und verfestigt, eine Enttäuschung und Versagerin, schlecht, nicht vertrauenswürdig, erfolglos, unbedeutend, geschädigt, hässlich und krank, aber vor allem schuldig zu sein, insbesondere am eigenen Unglück und der Krankheit, aber manchmal auch am Unglück anderer. Diese Überzeugungen sollten langsam durch heilsame Vorstellungen ersetzt werden, die aber nur schwer aufspürbar sind und denen erst einmal kaum geglaubt werden kann. Vielleicht ist es hier aber schon möglich, an den Handlungsweisen der Täter Zweifel zu wecken und sie fragwürdig erscheinen zu lassen und damit die Identifikation mit dem Aggressor zumindest im Ansatz rückgängig zu machen.[7] So kann es letztlich zu einer kognitiven Umstrukturierung kommen. Negative Vorstellungen aufzugeben, insbesondere Schuldgefühle, kann erst einmal auch eine erhebliche Verunsicherung bedeuten. Denn der Glaube an das «böse Selbst» stabilisiert auch und gibt Sicherheit – allerdings keine konstruktive.

Ein weiterer Stabilisierungsschritt ist die Affektwahrnehmung, -differenzierung, -benennung und -regulierung. Der Umgang mit Emotionen, Affekten, Gefühlen und deren Wahrnehmung ist angstbesetzt und damit eingeschränkt. Affekte sind subjektives Empfinden und psychomotorische und vegetative Entladungen, die vor allem Ausdruck eines emotionalen Zustandes sind.[8] Traumaerfahrungen bedeuten eine Beeinträchtigung der Affektorganisation und eine Abtrennung von der Kontinuität der Gefühle. Dabei spielt durchaus eine Rolle, dass Verstand und logisches Denken gesellschaftlich anerkannte Werte sind, denen die Gefühle keineswegs gleichrangig beigeordnet werden. Denn die Kräfte jenseits des verstandesmäßig Kontrollierbaren, also Emotionalität und Gefühle, sind nicht recht greifbar, katalogisierbar und definierbar, und deshalb erscheinen sie gerade für Traumatisierte gefährlich. Der Zugang ist meist angstbesetzt und daher erschwert, außerdem sind Gefühle oft nicht erreichbar, da sie dissoziiert gespeichert wurden. Hinzu kommt, dass durch das Vermeidungsverhalten bei der Posttraumatischen Belastungsstörung die Beschäftigung mit Affekten, Gefühlen und Emotionalität abgewehrt wird. Die Gefühle, die am ehesten direkt zugänglich sind, sind Angst, Auslieferung und Schuldgefühle. Oft werden Gefühlsgemische geäußert wie «Chaos», «Gänsehaut», «Sturm», die dann aber weiter differenziert werden müssen.

Eine erste Möglichkeit der Differenzierung sind die rationale Beschäftigung mit Gefühlen, ein Zugang, der sonst in der Therapie eher vermieden wird, und der Versuch einer Einteilung in angenehme oder unangenehme Gefühle und ihre Kategorisierung. Gefühle sind emotionale Regungen oder die Gesamtheit aller Gefühls-, Stimmungs- und Gemütserlebnisse, dabei werden die Begriffe Affekt, Emotion und Gefühl oft als Synonyme gebraucht. Ein solcher intellektueller Zugang ist weniger angstbesetzt. Gefühle erschließen die Wahrnehmung der Welt und damit auch des sozialen Umfeldes. Sensibilität oder Stumpfheit, also unterschiedliche Wahrnehmungsfähigkeiten bestimmen Charakter und Intensität von Gefühlen. Die Differenzierung und die Benennung werden üblicherweise im Verlauf der Entwicklung sprachlicher Symbolisierung erlernt, sie ist aber bei schwer Traumatisierten als Folge des Vermeidungsverhaltens, das zur Posttraumatischen Belastungsstörung gehört, oder als Folge der Dissoziation, die hirnbiologisch verankert ist, oft nur unzureichend ausgebildet.

Die Arbeit mit Imaginationen ist manchmal angstbesetzt, da die inneren Bilder sehr häufig überschwemmende Schreckensbilder sind, die zu Angst und Panik führen. Allerdings ist durch die ständige Anwesenheit von Bildern meist die Imaginationsfähigkeit an sich gut, zumal der Umgang mit sensorischen Merkmalen nichts Ungewohntes für Frühtraumatisierte ist. Beim Beginn der imaginativen Arbeit muss auch auf Vorstellungen geachtet werden, die in den Leistungsbereich hineingehören: Wie «gut», wie deutlich sollte das innere Bild sein, muss es wirklich in allen Einzelheiten gesehen werden – oder reicht es, es sich vorzustellen.[9] Nach der Entängstigung sind die meisten bereit, mit imaginativen Techniken zu arbeiten. Diese können unterschiedlich eingesetzt werden. Am Anfang werden sie eher der Distanzierung von den Schreckensbildern der Traumainhalte dienen und Gegenbilder aufbauen. Das ist erst einmal ungewohnt, da die beängstigenden und bedrohlichen Inhalte oft dominieren. Aber die Vorstellung von inneren Helferinnen oder Helfern und von unterstützenden Personen rührt an eigene hilfreiche Instanzen und fördert deren Entwicklung. Kinder kennen sie noch, hilfreiche Zauberer, Kobolde, Feen oder die weise Frau, vielleicht die Großmutter, oder andere beschützende Instanzen. Für Erwachsene ist es nicht leicht, sie wiederzufinden. Auch die Vorstellung von einem inneren schönen Ort, einem Garten etwa oder einem Baum, der sicher verwurzelt und stützend ist, ganz gleich welche Schrecken sich vielleicht abspielen, ist hilfreich. Ein Baum bedeutet die Repräsentanz von erdenden Kräften, die natürlich gewachsen sind.

Innere Beobachter oder Beobachterinnen fördern Wachsamkeit, aber auch Distanz zu äußeren oder inneren Ereignissen und können nach und nach das Vermeidungsverhalten der Posttraumatischen Belastungsstörung wenigstens teilweise ersetzen.

Die Fähigkeit, durch eigene Imaginationen eine gewisse Kontrolle zu erlangen, wird als Ich-stärkend erlebt und dient dem Aufbau von Ich-Funktionen, die durch die Traumaerfahrungen meist nicht ausreichend ausgebildet werden konnten,[10] sowie dem Gefühl für die eigene Handlungsfähigkeit.

Für früh Traumatisierte hat es in der Kindheit oft keinerlei Sicherheit gegeben, so dass ein Gefühl dafür, was Sicherheit bedeutet und wie sie herstellbar sein könnte, nicht primär vorhanden ist – es kann jedenfalls in der Therapie nicht vorausgesetzt werden. Die Sehnsucht nach Sicherheit und vielleicht Geborgenheit aber ist eigentlich immer da, vielleicht gut versteckt oder dissoziiert und wahrscheinlich schwer zu erreichen. Daher kann es längere Zeit in der Therapie beanspruchen, daran zu arbeiten. Der Einstieg ist manchmal möglich über Stofftiere, Puppen, auch Fingerpüppchen, aber genauso über Zeichnungen oder Bilder, die in ihrer Hilfs-Ich-Funktion Begleiter vieler früh Traumatisierter sind und damit eigentlich innere Instanzen der Selbsthilfe darstellen. Diese «Hilfs-Ichs» wissen oft besser und früher darüber Bescheid, was ersehnt und was gebraucht wird. Die Frage «Was würde der Bär brauchen, um sich sicher zu fühlen» ist oft leichter zu beantworten als eine direkte Frage, zumal sie auch eine gewisse Distanz zu den oft überwältigenden eigenen Wünschen und existenziellen Sehnsüchten herstellt. Manche benötigen nur eine eingezäunte Stelle im Garten, andere meterdicke Betonwände und Panzerglas, für viele andere muss es eine Insel sein, oder der sichere Ort ist überhaupt nicht auf dieser Welt zu finden, sondern ist eine Raumkapsel oder ein anderer Planet.

Wenn gefunden wurde, was Sicherheit bedeutet, geht es in der Therapie darum, den inneren sicheren Ort einzurichten, möglichst konkret und mit vielen Wohlfühlelementen wie Kissen, Bildern und anderen Bequemlichkeiten. Hier sind auch Farben und Materialien wichtig: Teppichboden oder Holz, Farbe der Wände und anderes. Augenmerk sollte auch auf Beleuchtung und auf die technische Möglichkeit, vom Schutzraum aus an der Therapie teilzunehmen, beispielsweise über eine «Videokamera», oder Ähnliches gerichtet werden. Auch die Möglichkeit des Verschließens und des Schlosses sollte besprochen werden. Der sichere Ort sollte ein Raum sein, der in der Vorstellung gerne aufgesucht wird.

Eine weitere Distanzierungstechnik mit Hilfe der Imaginations- und Dissoziationsfähigkeit ist beispielsweise die Tresorübung. Sie stellt eine gute Möglichkeit dar, belastende Inhalte erst einmal wegzuschließen, aber auch zu wissen, dass sie später einmal wieder gebraucht werden. Es empfiehlt sich, den Tresor und seine Öffnungsmöglichkeiten wiederum sehr genau zu imaginieren, aber auch die Form, in die belastende Inhalte gebracht werden, um sie wegzupacken, beispielsweise in Kästen, anderen Behältnissen, Videokassetten, Disketten oder CDs. Der Tresor öffnet sich erst wieder bei der nächsten Therapiestunde, das wird so verabredet. Manchmal ist das möglich und schafft eine spürbare Entlastung, manchmal gelingt es nicht, dann muss immer wieder geübt werden. Auf jeden Fall wird die momentane Handlungsfähigkeit gestärkt, und die Kontrollmöglichkeiten werden verbessert.

Auch die Projektion von belastenden Inhalten auf eine Leinwand (Screentechnik) ist eine gute Distanzierungsmöglichkeit. Die Leinwand schafft Distanz, sie kann beliebig weit entfernt imaginiert werden, das Bild kann beliebig scharf oder unscharf mit einer beliebigen Lichtqualität in der Vorstellung projiziert werden. Diese Technik wird sinnvollerweise erst einmal mit angenehmen Inhalten geübt.

Für alle diese Übungen ist zu bedenken, dass sie neu und damit ungeübt sind, insbesondere wenn es um positive Inhalte oder um Sicherheit geht. Sie müssen daher immer wieder trainiert werden, und zwar in Zeiten, in denen die Situation unter Kontrolle ist, damit sie in schwierigen Zeiten sicher konditioniert sind.

Wenn sich inzwischen die therapeutische Arbeitsbeziehung zumindest teilweise entwickelt hat, ist es auch möglich, Alternativen zu selbstverletzendem Verhalten zu erarbeiten und eine Notfallliste zu erstellen. Selbstverletzungen können als dysfunktionale Ressource betrachtet werden, da sie Selbstheilungsversuche darstellen können. Sie können Kommunikationssignale sein, sie können der Regulierung intrapsychischer und interpersoneller Konflikte dienen, und damit sind sie eine Möglichkeit der Selbstfürsorge. Wenn die Funktion der jeweiligen Selbstverletzung besprochen werden kann, ist es auch möglich, Alternativen zu finden, mit denen das Ziel der Selbstverletzung auf andere Weise erreicht werden kann. Letztlich ist die Reduzierung selbstverletzenden Verhaltens ohne Verbote ein wichtiges Therapieziel. Um dies zu erreichen, müssen Selbstverletzungsalternativen erarbeitet werden, die schriftlich niedergelegt und in die Notfallliste aufgenommen werden.

Wenn die Selbstverletzung im Dienste der Aggressivität und Autoaggressivität steht, können andere Aktivitäten, wie etwa Boxsack oder sportliche Betätigung, durchaus hilfreich sein. Sie dienen der Aggressions- und Energieabfuhr. Wenn es um Bestrafung geht, ist zu erarbeiten, welche anderen Möglichkeiten der Grenzsetzung oder Entmachtung eingesetzt werden können. Hier wäre der Boxsack nur mit Vorsicht einzusetzen, da die Verletzungsgefahr bei der Benutzung, auch nach Einweisung, oft größer ist. Geht es um die

Suche von Grenzen, insbesondere von Körpergrenzen oder um Reorientierung, dann kann auch einmal ein Eisbeutel ähnliche Gefühle wie eine Selbstverletzung auslösen und die Körpergrenze verdeutlichen. Wenn es um den Kommunikationsaspekt geht, dann hilft häufig das Tagebuch, mehr noch die bildnerische Darstellung des Selbstverletzungsvorganges oder der Wunden auf dem Papier. Es ist auch möglich, sich die Wunden mit Fingerfarben auf die Haut zu malen und dann darüber zu kommunizieren. Reinigungsvorstellungen können auch durch ritualisierte Wasch- oder Duschvorgänge dargestellt werden, sofern nicht ohnehin eine Neigung zum ritualisierten Waschen oder gar ein Waschzwang vorliegt. Wenn es darum geht, Endorphine, also Glückshormone, als «Antidepressivum» zu produzieren, können ausdauernde sportliche Betätigungen durchaus hilfreich sein und das Gleiche bewirken. Selbstwahrnehmung und Körperwahrnehmung können mit Hilfe von Entspannungs- oder Körpertherapieverfahren, bei denen bestimmte Übungen trainiert werden, ebenfalls erreicht werden, wie auch das Gefühl von «Lebendigkeit» und die Aufnahme des Körpers in das Selbstbild.

Selbstverletzungen dürfen nicht verboten werden, da sonst der Selbstheilungsaspekt nicht gewürdigt wird. Sie müssen aber gezeigt und medizinisch versorgt werden, und es ist notwendig, darüber zu reden, was der Auslöser war und welche Bedeutung sie in der jeweiligen Situation hatten. Dann können die Selbstverletzungen als eigene Entscheidung mit Hilfe der eigenen Handlungsfähigkeit reduziert werden.

Die mit der Patientin erarbeitete Notfallliste enthält dabei zuerst Möglichkeiten, die die Patientin selbst und alleine durchführen kann, wie etwa im Raum umhergehen oder ihn zu verlassen, die Beleuchtung zu verändern, sich einen Tee zuzubereiten oder anders für sich zu sorgen. Als Nächstes wird das soziale Umfeld einbezogen, dazu gehören Telefonanrufe oder das Aufsuchen von Bezugspersonen. Erst wenn solche Möglichkeiten nicht ausreichen, kann therapeutischer Kontakt verabredet werden.

Das schriftliche Erstellen von Notfallliste und von Verträgen zur Verminderung selbstzerstörenden Verhaltens ist eine wichtige Phase im Rahmen der Stabilisierung, die der Übernahme von Selbstverantwortung dient, aber auch die Handlungsfähigkeit und die Fähigkeit zur Kontrolle bestätigt. Gleichzeitig kann sie als Maß für die

Möglichkeiten der Zusammenarbeit gesehen werden, und sie zeigt die Entwicklung der therapeutischen Arbeitsbeziehung auf.

Die Kontrolle von Flash-backs oder Dissoziationen kann mit Hilfe verschiedener Techniken, die sich teilweise aus der Situation ergeben, teilweise auch aus unterschiedlichen Therapierichtungen stammen, wie beispielsweise aus der Hypnotherapie, unterstützt werden. Vor allen Dingen sollen nach Möglichkeit Auslösereize, also Trigger, für Kontrollverluste herausgefunden und erarbeitet werden. Grundsätzlich ist zu empfehlen, zur Kontrolle und Orientierung die Augen zu öffnen oder offen zu halten und in die reale Umgebung zurückzukehren, eventuell unterstützt durch taktile Wahrnehmung, durch Tasten und «Begreifen» und möglicherweise durch Beschreiben. Auch die Möglichkeit, sich von 10 – oder von einer anderen beliebigen, aber vorher verabredeten Zahl – rückwärts aus der Vergangenheit, dem Flash-back oder der Dissoziation in die Gegenwart zu zählen, sollte geübt und eingesetzt werden. Gerade bei dissoziativen Zuständen kann zur Reorientierung auch nach sorgfältiger Vorarbeit der Körperkontakt genutzt werden. Es muss aber vorher genau verabredet und geübt werden, wo die Hand der Therapeutin berühren darf, ohne zusätzlich zu triggern. Meist ist dies an der Hand, an Schulter oder Rücken, selten an anderen Körperstellen. Zusätzlich sollte vorher verabredet werden, dass gleichzeitig der Name der Patientin laut ausgesprochen wird, meist ist dies in einer solchen Situation der Vorname. Bei dissoziativen Störungen ist es der Name der Host (Alltagspersönlichkeit). Der Nachname kann, was zu bedenken ist, als Name des Vaters oder eines möglicherweise gewalttätigen Partners unter Umständen seinerseits Triggerfunktionen haben. Anders ist es bei Frauen nach Namensänderung, da es sich dann um einen selbstgewählten Namen mit positiver Konnotation handelt.

Eine andere unterstützende Technik, die auch gelenkte Dissoziationen einschließt, ist die Arbeit mit ideomotorischen Fingersignalen, bei der verabredet wird, welcher Finger welcher Hand «ja» oder «nein» bedeutet. Das heißt natürlich auch, das keine offenen Fragen gestellt werden dürfen. Damit kann der Kontakt zu Innenpersönlichkeiten gezielt hergestellt werden, wie auch durch «innere Teamsitzungen» oder «-konferenzen», bei denen sich die an der Imagination beteiligten und erreichbaren Teilpersönlichkeiten treffen und gezielt kommunizieren. Kindanteile sollten dabei vorher an den inneren sicheren Ort gebracht werden, um nicht sekundär von möglichen Flash-backs oder Traumaerinnerungen verletzt zu werden. Auch die beschriebene Tresortechnik oder die Projektion auf eine imaginierte Leinwand dienen in aktuellen Situationen dem gezielten Umgang mit auftauchendem Traumamaterial.

Bei der Arbeit an Dissoziativen Identitätsstörungen gibt es einige Besonderheiten, die zum einen wegen der Effektivität der ohnehin längerfristig erforderlichen therapeutischen Arbeit, zum anderen aber auch zur Vermeidung von unnötigen Belastungen und Leid zu beachten sind. Zuerst einmal ist grundsätzlich die Therapie mit der Alltagspersönlichkeit (Host) durchzuführen, denn sie hat die therapeutische Situation aufgesucht und kennt und vertritt die Anliegen der Teilpersönlichkeiten, soweit diese bekannt und kooperativ sind. Erst wenn der Kontakt zur Host und eine gewisse Arbeitsbeziehung, die über ein Arbeitsbündnis hinausgeht, hergestellt sind, kann auch mit Teilpersönlichkeiten gearbeitet werden. Die innere Kommunikation muss dabei gefördert werden. Das beginnt mit einer «inneren Landkarte»: Wen gibt es im System, wer kennt wen, wo bestehen bereits Verbindungen, wo «kennen» sich die Persönlichkeitsanteile nicht, wie sind Verbindungen oder Beziehungen zwischen ihnen beschaffen. Möglicherweise kann daran gearbeitet werden, Verbindungen herzustellen und zu gestalten sowie Gewalt im System zu reduzieren. Verträge und Notfallliste werden erst einmal mit der Host besprochen und abgeschlossen, dann werden sie aber mitgegeben, damit auch andere Anteile sie unterzeichnen können. Eine übliche Vereinbarung könnte wie folgt aussehen:

Vereinbarung:
Ich/wir wollen therapeutisch arbeiten, mir/uns ist bekannt, dass es schwierig sein kann. Sollte jemand von uns den Drang (Wunsch, Impuls) bekommen, sich und/oder andere innen oder außen zu verletzen, zu misshandeln oder zu töten, so verpflichten wir uns, dafür zu sorgen, dass dieser Drang nicht in die Tat umgesetzt wird, bis wir dies mit der Therapeutin oder einer anderen Person unseres Vertrauens besprochen haben. Wir wollen, wenn möglich, Kontakt zu anderen Innenpersonen, zu beschützenden und erwachsenen Persönlichkeitsanteilen, aufnehmen.
Alle, die diesen Vertrag annehmen, bitte unterschreiben.
P.S.: Bitte auch die Kleinen informieren.

Es hat sich bewährt, unter die Vereinbarung den Satz aufzunehmen: «Auch ich verspreche allen Persönlichkeitsanteilen achtungsvollen Umgang und Verständigung» und als Therapeutin zuerst zu unterschreiben. Das signalisiert neben der gemeinsamen Arbeit auch den wohlwollenden Umgang. Damit wird ebenfalls ein Signal für Innenpersonen gegeben, und das wiederum stärkt das Arbeitsbündnis und hilft, die Arbeitsbeziehung zu Teilpersönlichkeiten zu entwickeln.

Einzelsitzungen für bestimmte Anteile können durchgeführt werden, wenn diese zur Kooperation bereit sind. Sie können spontan oder verabredet erfolgen. Wichtig, sogar unumgänglich ist die Arbeit mit Täterintrojekten, bei der aber Kindanteile und nicht traumatisierte Teilpersönlichkeiten vorher sicher geschützt werden müssen, das heißt, die Arbeit mit dem inneren sicheren Ort, aber auch mit inneren Hilfspersönlichkeiten muss vorher geübt werden und sicher möglich sein. Der sichere Raum muss meist unterteilt werden, denn schwer traumatisierte und nicht traumatisierte Kindanteile können meist nicht im gleichen imaginierten Raum untergebracht werden. Bei großer Labilität sind bestimmte «Beschützer» für bestimmte Kindanteile zuständig oder verantwortlich. Die Therapiestunde für andere Persönlichkeitsanteile ist immer mit der Host zu beginnen und abzuschließen, das heißt, eine Reorientierung muss auf jeden Fall vor Ende der Stunde erfolgen. Damit sollte etwa eine Viertelstunde vor dem Ende der Therapiesitzung begonnen werden. Grundsätzlich ist es notwendig, da die Alltagspersönlichkeit die Therapiestunde beginnt und beendet, andere Anteile aber ebenfalls an der Therapie teilnehmen wollen, dass ein eindeutiges Setting, klare Strukturen und Verabredungen mehr als sonst in der Therapie Vorbedingung sind und stabilisierende und schützende Funktionen haben.

Der Abstand von belastenden Inhalten (Tresor, eventuell auch Screentechnik oder «umgedrehtes Fernrohr») ist auch für Teilpersönlichkeiten wichtig und muss eventuell gesondert geübt werden. Traumainhalte können bei ausreichender Stabilisierung im System anderen mitgeteilt werden, damit wird die Erinnerung modifiziert und «verteilt».

Eine weitere Besonderheit, die auch die therapeutische Beziehung mitprägt, ist die große emotionale Bedürftigkeit, die zu dem Gefühl führt, nie genug an Zuwendung und Bestätigung zu bekommen. Sie muss verständlich gemacht werden, um nicht als dauernder Mangel empfunden zu werden, der letztlich zu Reinszenierungen führen und die therapeutische Beziehung beeinträchtigen kann. Diese Bedürftigkeit hat mehrere Gründe. Zum einen kommen positive Signale und Bestätigungen der äußeren Bezugspersonen häufig nicht an, vor allem, wenn sie in Unkenntnis des Systems nicht gezielt gegeben werden. Sie werden dann «auf Warteschleife gelegt», sind also zwar latent vorhanden, aber nicht konkret zugänglich. Zum anderen warten «viele» auf Zuwendung und müssen diese mit anderen teilen, wodurch sich die Zuwendung für die einzelnen Persönlichkeitsanteile reduziert. Am besten ist dies mit dem Bild vom Teller zu verstehen: Wenn eine Portion für eine Person ausgegeben wird, dann kann diese satt werden. Die gleiche Portion unter viele aufgeteilt, macht niemanden satt. Zu bedenken ist aber auch, dass die Kind- oder andere Anteile aus einer anderen Lebensphase stammen. Was heutige Bezugspersonen den «Kleinen» und den Bedürftigen geben, kann oft nicht «ankommen», weil die Bedürfnisse aus einer anderen Zeit und Lebenssituation stammen. Die Host als Brücke in der Zeit kann am ehesten heutige Bestätigung und Zuwendung annehmen. Was sie inneren Anteilen weitergibt, kommt dort an. Aber Ekel und Ablehnung der traumatisierten Kindanteile sind sehr häufig. Oft dauert es daher in der Therapie längere Zeit, bis sie Innenanteile akzeptiert und bereit ist, sie emotional zu versorgen, und damit die Rolle der «besseren Mutter» für die bedürftigen inneren Kinder annimmt. Wenn aber die Therapeutin achtsam und akzeptierend mit den Kindanteilen umgeht, entlastet sie die Host insofern, als diese am Modell der therapeutischen Beziehung sehen kann, wie mit Kindanteilen umgegangen werden sollte. Dabei kann die Therapeutin herausfinden, was den «Kindern» gut tut und was sie brauchen, und dies der Host mitteilen. Sie kann aber nicht stellvertretend trösten und lieben, nur aufzeigen, was möglich ist. Die Vorstellung, dass Menschen mit Dissoziativen Identitätsstörungen emotional unersättlich sind, muss daher relativiert und differenziert betrachtet werden. Mit entsprechenden Interventionen können Selbstverständnis und Selbstbild sowohl bei der Host als auch bei Teilpersönlichkeiten positiv und realitätsnäher verändert werden. Es kann allerdings nur an denjenigen Inhalten gearbeitet werden, die vorher gemeinsam abgesprochen wurden und zu deren Bearbeitung die Alltagspersönlichkeit und die betroffenen Teilpersönlichkeiten auch bereit sind.

Der Körper spielt in der Traumatherapie eine besondere Rolle, da er Ort der Gewalterfahrungen war und damit meist besonders angst-, ekel- und unlustbesetzt ist oder aber Körperwahrnehmung und Körpergefühle dissoziiert sind. Oft besteht auch wegen vorliegender Symptome eine besonders heftige Abwehr, sich auf Körperwahrnehmung und auf den Körper insgesamt einzulassen. Zudem wirken häufig das Trauma oder Erinnerungen an die erfahrene Gewalt vegetativ weiter und beeinflussen die Körperspannung – Gelenkbeschwerden und Schmerzsyndrome können die Folge sein –, den Schlaf, die Atmung, die Nahrungsaufnahme, einzelne Organe oder den Kreislauf im Sinne einer Aktivierung. Körpergefühle, die von äußeren Ursachen herrühren, können bei früh Traumatisierten oft nicht unterschieden werden von Körpergefühlen, die innere Ursachen haben. Der Körper entzieht sich der Wahrnehmung oder ist nur noch über Symptome wahrnehmbar. Das Vertrauen in ihn und seine Funktionen ist oft weitgehend verloren gegangen.

Diesem Wissen muss die Körpertherapie Rechnung tragen. Die erste Erfahrung in einer achtsamen, möglichst wenig triggernden Körpertherapie kann sein, dass der Körper überhaupt noch vorhanden ist. Und dass er im Grunde hilfreich oder verbündet ist: Alles, was er an Symptomen oder Gefühlen produziert, spiegelt Erfahrungen wider, aber es gibt auch Kraft in ihm und Stärke, denn er hat bis hierher getragen. Und wenn er nicht spürbar ist, so ist das für lange Zeit eine Hilfe gewesen, solange nichts anderes möglich war. Übungen an Grenzen, an Spannungen, vorsichtiger und selbstfürsorglicher Umgang mit Schmerzen lassen spüren, dass ein Einfluss auf den Körper möglich ist, dass er darauf reagiert. Damit führen solche Übungen vorsichtig zum Gefühl der Handlungsfähigkeit. Wichtig ist nach jeder Übung der Dank an den Körper und insbesondere an die Körperstellen, die schmerzhaft oder verspannt sind oder waren: Dank für alles, was Hände, Füße, Rücken, Herz oder andere Körperteile gerade jetzt bei der Übung, aber eigenlich immer schon für die betroffene Person «getan» haben, ein Dank für die «Versorgung», die trotz allem immer vorhanden war. Der liebevollere, vielleicht manchmal sogar dankbare, immer aber achtsamere Umgang mit ihm kann schließlich auch zu Gefühlen von Wohlbefinden, Stärke und Energie führen. Den negativen Erfahrungen können positive entgegengesetzt werden, das hilft, langsam Fragmentierungen zu überwinden, «tote» oder passive Körperstellen wieder zu integrieren, ein Gefühl von Freude am eigenen Körper zu entwickeln und das Vertrauen in den Körper und seine Funktionen und vielleicht in die Körperarbeit langsam wachsen zu lassen. Dabei ist diese Hilfe nicht von den körpertherapeutischen Verfahren abhängig, die eingesetzt werden, sondern von deren Nutzung und von der Sensibilität und Achtsamkeit der Therapeutin. Denn gerade bei früh traumatisierten Frauen sollte insbesondere die Körperarbeit von Frauen durchgeführt werden. Männliche Therapeuten sind oft, unabhängig von ihrer realen Arbeit, besonders in diesem Bereich Trigger für die alten Ängste. Für das Selbstverständnis ist es natürlich auch wichtig, Körpererinnerungen, Beschwerden und Symptome als mit dem Trauma verbunden zu verstehen und zuordnen zu können.

Am Ende der Stabilisierungsphase können auch eine Klärung dessen, was Beziehungen bedeuten, und die Arbeit an Beziehungsstrukturen, falls möglich, auch am Modell der therapeutischen Beziehung erfolgen.

Therapie heißt also, in der Stabilisierungsphase bei der Entdeckung der verschütteten Kräfte zu helfen und die Vision eines besseren Lebens zu entwickeln. Dabei stehen das immer wieder notwendige Üben von Fähigkeiten und das Trainieren von Techniken im Vordergrund. Ich-Funktionen und seelische Repräsentanzen werden dabei implizit mitentwickelt. Es muss auch «psychoedukative» Arbeit geleistet werden, da grundlegende Strukturen und Affekte teilweise nicht entwickelt und nicht differenziert wurden. Wird diese Phase für unnötig gehalten, versäumt oder abgekürzt, dann ist jede weitere Therapie eine Überforderung und nicht selten eine Retraumatisierung oder Reaktualisierung von Traumata.

Die zweite Phase ist die eigentliche Arbeit am Trauma, die mit Hilfe ganz unterschiedlicher Techniken erfolgen kann. Dabei ist zu bedenken, dass alles in lebendigen Zusammenhängen fließend ist, dass also nicht ganz klar der Zeitpunkt des Endes der Stabilisierungsphase bezeichnet werden kann. Denn manche Schritte der Stabilisierungsphase müssen auch in der zweiten Phase erinnert oder noch einmal geübt werden, andere erweisen sich als sicher – die individuelle Schwankungsbreite ist wie immer in lebendigen Zusammenhängen groß. Eine limitierende und damit beeinflussende Rolle spielt natürlich auch der äußere Druck durch Zeit und Kostenträger.

Die nun folgende Phase der eigentlichen Traumaarbeit bedeutet nicht mehr und nicht weniger, als dass das Trauma oder die Traumata erinnerbar und verbalisierbar gemacht und in den biographischen Speicher als Teil der eigenen Biographie eingeordnet werden. Dazu gehört eine gezielte und geführte Wiederbegegnung mit dem Trauma und seinen Erinnerungsspuren in einer therapeutisch geschützten Situation.[11] Dadurch werden die traumatischen Erinnerungen für die psychotherapeutische Arbeit erst zugänglich. Der nun folgende theoretische kurze Überblick soll lediglich einen Hinweis auf die Vielfalt der therapeutischen Ansätze und Methoden in der Traumatherapie geben ohne Anspruch auf Vollständigkeit.

Zugang und Integrationsarbeit können mit ganz unterschiedlichen Therapieverfahren und Techniken erfolgen, die modifizierte tiefenpsychologische oder psychoanalytische, kognitiv behaviorale, modifizierte psychodynamische sowie hypnotherapeutisch imaginative Verfahren einsetzen, sowie mit Techniken wie EMDR® (Eye Movement Desensitization and Reprocessing) oder TRIMB® (Trauma Recapitulation with Imagination, Motion and Breath). Bewährt hat sich in jedem Fall eine Methodenintegration.

Zu den psychoanalytisch orientierten Therapieansätzen gehören verschiedene Konzepte, die mit dem kontrollierten Umgang mit Übertragung und Gegenübertragung, Widerstand und Dynamik arbeiten, wie etwa die «psychoanalytische Fokaltherapie des PTS» nach Lindy. Grundlage ist die Erfahrung, dass Reinszenierungen in der Therapie und die Übertragungsmuster auf das Trauma verweisen. Dabei werden Übertragungsreaktionen in der Phase der Rekonstruktion traumatischer Ereignisse überwiegend für das Verständnis der ursprünglichen traumatischen Situation genutzt. So soll eine immer bessere Kenntnis und das Verstehen der traumatischen Situation zustande kommen, die Kontrolle und Kompetenz zurückgewinnen lassen.[12]

Die psychodynamische Kurztherapie nach Horowitz knüpft an die Erlebenszustände an, die das Trauma hervorgebracht hat und die sich in der Therapie wiederfinden. Die Traumaverarbeitung gilt als gelungen, wenn die Persönlichkeit in der Lage ist, sich aktiv

Erinnerungen und Gefühle im Zusammenhang mit dem Trauma ins Gedächtnis zu rufen, ohne ihnen ausgeliefert zu sein.[13]

Verhaltenstherapeutische Konzepte gehen von der Annahme aus, dass die Traumafolgen weitgehend erlernt und konditioniert sind. Umlernen und Dekonditionierung stehen daher im Mittelpunkt, kognitive Restrukturierung und systematische Desensibilisierung, verbunden mit Selbstbehauptungs- und Problemlösungstraining, sollen dazu beitragen, indem sie praktische Hilfen an die Hand geben.[14] Dafür werden verschiedene Techniken eingesetzt wie das «Stress Inoculation Training», das zu einem besseren Umgang mit Stress führen soll, die «Exposure Therapy», in der die traumatischen Erfahrungen wiederholt in die Erinnerung gerufen und der Bericht auf ein Tonband aufgenommen wird, und «Flooding» oder «Implosion», die mit der maximal gefürchteten Situation in der Vorstellung oder der Realität konfrontieren. Die «Kognitive Restrukturierung» schließlich fokussiert auf dysfunktionale Gedanken und Denkfehler, die rationale Entwicklung alternativer Gedanken und die Veränderung der Denkmuster wird gefördert.[15]

Bei der prozessorientierten Psychotherapie geht es um eine Des- und Reorganisation der posttraumatischen und dissoziierten emotionalen Schemata, die aktiviert, fokussiert und bis zu ihrem «natürlichen Ende»[16] ausgedrückt und durchgearbeitet werden. Durch die Zerlegung der Traumasituation in einzelne Komponenten soll sich ein neues Schema mit neuen Erfahrungsmomenten bilden, traumatische Erfahrungen sollen durch die «richtige Arbeitsdistanz»[17] durchlebt und zu Ende ausgedrückt werden. Ziel sind die veränderte Sicht des Selbst und anderer Personen und eine andere Bewertung der aktuellen heutigen Situation.[18]

Gestalttherapeutische Konzepte können mit der therapeutischen Technik des Rollentausches arbeiten, wobei die Gefahr der Vermischung der Täter- und Opferposition diskutiert wird, die erneut traumatisierend sein kann. Auch in der Psychodramatherapie gibt es Ansätze, die mit dem interaktionell mitagierenden Doppelgänger arbeiten, der stützende Funktionen haben sollte.[19] Integrative Ansätze verbinden verschiedene Methoden. Da bei der Traumatherapie, vor allem mit früh und vielfach Traumatisierten, jede Methode rasch ihre Grenzen erreicht, ist die Integration unterschiedlicher Methoden sicherlich am sinnvollsten.[20] Die mehrdimensionale psychodynamische Traumatherapie (MPTT) nach Fischer ist ein tiefen-psychologisches Verfahren mit psychodynamischen Ansätzen, sie enthält aber auch Elemente der Verhaltenstherapie.[21] Sie soll Selbst-heilungskräfte fördern und erlaubt durch die Methodenintegration eine individuelle Therapieplanung.[22]

Eine weitere Methode besteht in geführten Imaginationen.[23] Bei einer Traumaexposition mit imaginativen Mitteln wird vor allem die Bildschirmtechnik eingesetzt. Nach einer Entspannung, die aber nicht zur Tiefenentspannung führen muss, da diese oft angstbesetzt ist, wird ein Bildschirm imaginiert, auf dem die traumatischen Ereignisse, soweit erinnerbar, in der Imagination erscheinen. Eine zusätzliche Distanz erreicht die Schilderung des Imaginierten nicht in der Ich-Form, sondern als wäre eine andere Person (das Kind, das Mädchen) auf dem Bildschirm dargestellt.[24] Das Bild des Traumas wird zuerst mit verminderter Lichtqualität unscharf oder in schwarz-weiß auf dem Bildschirm oder auf einer Leinwand imaginiert, dann können mit Hilfe einer imaginären Fernbedienung, die immer die Patientin selbst steuert und mit deren Hilfe sie die Intensität steigern, absenken oder abschalten kann, die Lichtqualität, Bildschärfe oder Farbigkeit des Bildes gesteigert werden. Dann, wenn es möglich ist, wird der Ton hinzugefügt, dann vielleicht Gerüche und die Erinnerung an Körpersensationen und Gefühle, bis schließlich das gesamte Bild mit allen sensorischen und emotionalen Qualitäten entstanden ist, so dass es in den biographischen Kontext aufgenommen werden kann. Das ist oft nicht in einer Sitzung erreichbar, das Vorgehen konditioniert sich aber und ist gerade bei vielfach Traumatisierten immer rascher wirksam.

Auch unterschiedliche neuere Techniken sind meistens zusätzlich einsetzbar. Am bekanntesten ist das EMDR®, das von Francine Shapiro entwickelt wurde. Dabei wird nach einer vorher sorgsam vorbereiteten Traumaexposition durch eine begleitende rhythmische bilaterale Stimulation offenbar die Verarbeitung des Traumas beschleunigt. Es ist ein Prozess, bei dem sich die Betroffenen auf bestimmte Teile der traumatischen Erinnerung konzentrieren und gleichzeitig beispielsweise durch Fingerbewegungen der Therapeutin oder des Therapeuten die Augen bewegt werden. Die bilaterale Stimulation kann auch durch Berührung oder durch wechselseitige Töne an beiden Ohren induzierbar sein. Damit scheint ein Informationsverarbeitungsprozess ausgelöst zu werden, in dem durch spontane assoziative Verbindungen oder durch das Gefühl einfachen Verblassens des Traumas eine zügige gefühlsmäßige Entlastung spürbar werden kann. Auf diese Weise können auch Körpererinnerungen verarbeitet werden. Klinische Erfahrungen zeigen, dass bei Opfern von krimineller Gewalt, Unfällen oder Naturkatastrophen bereits nach einer relativ kurzen Therapie die Symptome der Posttraumatischen Belastungsstörung reduziert werden. Bei schweren dissoziativen Störungen kann allerdings Schwindel auftreten, da «das System durcheinander gerät», wie mehrere Patientinnen schilderten. Das Verfahren kann, zumindest am Anfang, nicht selbständig und autonom durchgeführt werden und ist daher in triggernden Alltagssituationen nicht unmittelbar verfügbar.

Eine weitere wirksame Technik habe ich selbst entwickelt und in den Therapieablauf integriert. Sie stammt ursprünglich von den mittelamerikanischen Indianern, die damit kollektive Traumen wie Hungersnöte oder kriegerische Auseinandersetzungen emotional bewältigten, um handlungsfähig zu bleiben. Die Methode fand Eingang in den «toltekischen Weg des Wissens» um Castaneda und wird in dem Buch «Die Zauberin» von Taisha Abelar (Fischer Spirit) beschrieben.

Sie bezieht Imagination, Bewegung im Sinne einer Lateralisation und den Atem ein, deshalb habe ich sie TRIMB® genannt. Die Methode ist schonend, da eine Traumaexposition nicht erforderlich ist. Sie hat eine erstaunliche Indikationsbreite, weil sie mit jedem imaginierten «Gegenüber» durchgeführt werden kann, also mit einem Täter, mit der Traumasituation, bei sekundären Traumatisierungen, mit Triggern, Suchtmitteln, Erkrankungen, Symptomen, Erschöpfung, Ängsten oder Suizidalität. Außerdem kann sie im Alltag selbständig eingesetzt werden und ist jederzeit verfügbar, sie fördert damit die Autonomie des Handelns und wirkt Abhängigkeiten, auch in der Therapie, entgegen, so dass die persönliche Effektivität in der Bewältigung von äußeren und inneren belastenden Situationen gesteigert wird. Dies ist für die Entwicklung der Kontroll- und Handlungsfähigkeit sowie für das Selbstwertgefühl ganz direkt hilfreich. Aber auch eigene innere Belastungen und Kontrollverluste, etwa durch Trigger, können leichter bewältigt werden. Die Methode ist auch insofern schonend, als sie nur ein sensorisches Merkmal benötigt, etwa ein Bild, ein Geräusch, einen Geruch, ein Körpergefühl. Es ist also nicht erforderlich, sich vor der Übung an das Trauma zu erinnern und es zu rekonstruieren, denn nach der Übung kann meist die Erinnerung mit weniger belastenden und moderateren Affekten geschildert werden, wie dies bei Erinnerungen aus dem biographischen Kontext üblich ist. In jedem Fall wird dadurch das gerade für Traumatisierte entscheidende lebenswichtige Gefühl für Kontrolle, Selbststeuerung und damit die Autonomie gefördert und verstärkt.

Welche Therapieform, Technik oder welche Kombination gewählt wird, ist zum einen natürlich von der Ausbildung abhängig, zum anderen aber auch von den Fähigkeiten und Möglichkeiten der Patientin. Es ist immer zu bedenken, dass es eine schwere Belastung bedeutet, Traumaerinnerungen zu entwickeln und eine Traumasynthese durchzuführen. Es können dabei auch Ängste entstehen, die die Therapiemotivation negativ beeinflussen, weil sie zu vermehrten Triggern, Flash-backs und Dissoziationen führen können.

Durch die Arbeit mit Traumainhalten, insbesondere mit konfrontativen Methoden und bei direktem Vorgehen, können die Schutzmechanismen brüchig und frühere Traumata reaktualisiert werden. Das kann aber auch durch andere Trigger des Alltags, durch Fernsehbilder von Krieg und Gewalt, durch Lärm, Aggressionen oder durch neue Gewalterfahrungen, die nicht einmal selbst direkt erlebt werden, geschehen, oder durch körperliche Krankheit und ebenso durch die Psychotherapie,[22] so dass Traumatisierte sich davor ohnehin nicht sicher fühlen können. Dies sollte aber vor einer Traumabearbeitung, ganz gleich mit welcher Methode, mitgeteilt werden, damit die Betroffenen nicht das Gefühl haben, dass die Stabilisierungs- und Schutzmechanismen versagen, sondern dass dies ein regelhafter und verständlicher Vorgang sein kann. Traumatherapie ist immer wie eine Operation ohne Narkose.

In der dritten, der postintegrativen Phase, der Phase des Durcharbeitens, der Nacharbeit und der Neuorientierung, die mit jeder Therapiemethode und mit jedem therapeutischen Verfahren durchgeführt werden kann, geht es um die Frage, welche Beeinträchtigungen und Symptome weiterbestehen und welche Entwicklungen und Perspektiven angestrebt werden sollen. Denn erst wenn der Transfer erfolgreich war, gibt es nur *einen* aktiven Erinnerungsspeicher und damit nur ein «Unbewusstes», aus dem sich die Erinnerungen speisen. Der Blick in die Vergangenheit ist erst möglich, wenn das Trauma zeitlich eingeordnet und biographisch begriffen werden kann, verortet ist und nicht mehr überwertig alles bestimmt.

Postintegrative Phase
Nacharbeits- und Neurorientierungsphase

- Ressourcen innen und außen nutzen
- Heilende Imaginationen weiter üben und anwenden
- Selbstsorge: inneres Kind, innere Mutter
- Umgang mit Scham- und Schuldgefühlen
- Umgang mit Schmerz und Verzweiflung
- Umgang mit Aggressionen, Rachegedanken, Vergeltungswünschen
- Trauerarbeit, Abschied von alten Verletzungen
- Die Vergangenheit als solche zuordnen
- Verantwortung für das eigene Verhalten und das eigene Leben übernehmen
- Die aktuelle Zeit bewusst leben, aktuelle Handlungsmöglichkeiten ausprobieren
- Neuorientierung: Beziehungsgestaltung, berufliche Perspektiven
- Spirituelle Perspektiven und Sinngebung, falls gewünscht
- Vom Überleben zum Leben finden

Es geht weiterhin immer wieder darum, Ressourcen innen und außen aufzuspüren, anzunehmen und aktiv zu nutzen, dazu gehört es auch, heilende Imaginationen weiter zu üben und anzuwenden. Eine der wichtigsten Ressourcen ist die Selbstsorge. Wenn es nicht schon vorher möglich war, kann jetzt mit dem Bild der inneren Mutter und des inneren Kindes gearbeitet werden, in früheren Therapiephasen bestand die Gefahr, dass dieses Bild weitere Dissoziationen provozieren könnte. Außerdem ist eine liebevolle Sorge für das innere Kind oft erst möglich, wenn dieses angenommen und vom Image des «bösen Selbst» und der eigenen Schuldhaftigkeit befreit ist. Auch der Umgang mit Schamgefühlen und damit mit der als negativ phantasierten Beurteilung oder Verurteilung durch andere und durch das eigene Selbst, das meist noch gnadenloser als die äußere Umgebung war, ist jetzt möglich. Schuldgefühle können nun überprüft, infrage gestellt und aufgegeben werden, da sie keinen stabilisierenden Effekt und keine Selbstheilungsaspekte mehr haben. Es kann klar zugeordnet werden, wer real die Schuld am Trauma hatte und wer für die – sexualisierte oder andere – Gewalt in der Kindheit verantwortlich war. Das ist nämlich immer der Erwachsene oder der körperlich Stärkere. Vorher dissoziierte oder «weggepackte» Gefühle von Schmerz und Verzweiflung können als «normal» für die Kindheitssituation, für das erfahrene Leid und die Beeinträchtigung angenommen werden, sind aber nicht mehr so überwältigend, weil sie nicht mehr aktuell sind. Auch der Umgang mit Aggressionen, Rachegefühlen und Vergeltungswünschen ist jetzt möglich, da nicht mehr der Glaube an das «böse Selbst» das Selbstbild bestimmt. Es geht um die Arbeit an der Aggressivität und Durchsetzungsfähigkeit und um das Recht dazu. Aggressionen können als konstruktiv und verändernd begriffen und angenommen werden. Angemessene und authentische Wut über das Geschehene ist realistisch, Rachegefühle und Vergeltungswünsche können als verständlich akzeptiert und entweder in juristisches Vorgehen umgesetzt und geltend gemacht oder auch aus Gründen des Selbstschutzes und der Selbstschonung aufgegeben werden.

Trauer ist der Blick in die Vergangenheit und kann das Gefühl eines neuen Verlustes hervorrufen, jetzt endgültig loslassen zu müssen, die nicht gehabte Kindheit und mangelnde Entwicklungsbedingungen, Wünsche an die Eltern, das Gefühl von Einzigartigkeit oder der Bedürftigkeit oder des Nachholbedarfs. Trauerarbeit öffnet die Tür in die Gegenwart. Erst jetzt kann die Vergangenheit als solche zugeordnet und damit auch als solche zurückgelassen werden. Verantwortung für das eigene Verhalten und das eigene Leben kann nun übernommen werden. Das ist erst dann möglich, wenn die stellvertretende Verantwortung für nicht real Verantwortbares, wie die Schuld des Täters, aufgegeben werden konnte. Das hängt auch mit der Aufgabe der Schuldgefühle zusammen. Und so wird die Verantwortung für das eigene Leben jetzt etwas real Mögliches. Durch das Loslassen der Vergangenheit, der alten Schuldgefühle und durch die Übernahme von Selbstverantwortung kann nun die aktuelle Zeit bewusst gelebt und aktuelle Handlungsmöglichkeiten können ausprobiert werden. Das bedeutet auch eine Neuorientierung in der Beziehungsgestaltung und die Lösung aus alten oder aktuellen Beziehungskonflikten sowie eine Entwicklung neuer Interessen.

Der Erwerb neuer psychosozialer Kompetenzen kann bei Entwurf und Planung neuer Perspektiven im Beruf mithelfen, da nun realistische Voraussetzungen für eine berufliche Stabilisierung geschaffen wurden.

Für manche Traumatisierte ist es wichtig, Zugang zu spirituellen oder religiösen Perspektiven zu suchen und eine neue Sinngebung des Lebens zu finden. Auch Rituale können hilfreich sein, denn sie sind eine Gelegenheit, Trauer, Wut und Schmerz mitzuteilen und zu teilen und gegenseitige Unterstützung zu erfahren. Gleichzeitig stellen sie Wiederholung und Interpretation des Traumas, aber auch sein Ende und damit die Beendigung einer leidvollen Lebensphase symbolisch dar, an deren Ende eine neue Selbst- und Fremdwahrnehmung stehen kann.[25] Letztlich heißt das nicht mehr und nicht weniger, als das Überleben und die oft damit verbundene Überlebenssucht aufzugeben und zum Leben zu finden.

Um die geschilderten Therapieziele in den verschiedenen Therapiephasen therapeutisch zu ermöglichen, können neben der wichtigen therapeutischen Einzelbeziehung auch andere Therapieverfahren eingesetzt werden. So ist die Gruppentherapie in der Arbeit gerade mit früh traumatisierten Frauen eine wichtige therapeutische Möglichkeit, die allerdings phasenspezifisch genutzt werden muss. Dabei gilt auch hier, dass es unterschiedliche theoretische und methodische Ansätze gibt, dass eine Festlegung auf ein bestimmtes Konzept aber eher nicht empfehlenswert ist, eher eine flexible Methodenintegration. Vor Beginn der Gruppentherapie wird besprochen, was als Thema in die Gruppe gehört und was eher im Einzelgespräch bearbeitet werden sollte. Um Retraumatisierungen in der Gruppe zu vermeiden, bleibt, falls nötig, eine ausführliche Traumaschilderung ebenso wie die Arbeit mit Techniken wie EMDR® usw. dem Einzelgespräch vorbehalten. Auch die Möglichkeit des Schutzes vor Reizüberflutung wird erst einmal im Einzelgespräch geübt und in der Gruppe durch die Therapeutin im Bedarfsfall von außen gesteuert. Ebenso ins Einzelgespräch gehört die Bearbeitung von Maßnahmen bei Drucksteigerung.

Grundsätzlich sollte im Traumabereich in der ersten und zweiten Phase in geschlechtshomogenen Gruppen gearbeitet werden. Das hat mehrere Gründe. Geschlechtsspezifische Betreuung ist wegen der unterschiedlichen Sozialisation und den damit verbundenen geschlechtsspezifischen Erfahrungen wichtig. Traumafolgen werden von Frauen und Männern unterschiedlich erlebt und verarbeitet. Auch die Traumata selbst können in Ausprägung und Art ganz unterschiedlich sein. Bei Traumatisierten werden die Geschlechtsrollenklischees deutlich sichtbar. Frauen verharren eher in der Opferposition – die Victimisierung ist bekannt –, und das bestimmt oft ihr weiteres Erleben. Traumaerfahrungen können damit geschlechtsrollenkonformes Verhalten verstärken. Zudem bestehen bei sehr vielen Frauen gerade zu Beginn der Therapie erst einmal eine nicht bearbeitbare Angst vor Männern, aber auch Ablehnung und Aggressivität, da die Täter ganz überwiegend männlich sind. Später erst kann es in der Therapie möglich werden, zu unterscheiden und pauschale Urteile zu Gunsten einer Differenzierung aufzugeben. Hinzu kommt, dass die Analyse von Verhaltens- und Beziehungsmustern ergeben hat, dass Frauen und Männer überwiegend sozialisationsbedingt verschiedene Verhaltens-, Bewältigungs- und Beziehungsmuster entwickeln, die zusätzlich vom Setting abhängig sind.

Geschlechtshomogene Gruppen sind als eigene soziale Systeme zu begreifen, in denen Frauen miteinander andere Erfahrungen machen können.[26] Sie brauchen zunächst den abgegrenzten und geschützten Bereich, um ihre Eigenarten jenseits der Klischees zu entwickeln, um ihre eigene Sprache und ihr eigenes Handeln zu überprüfen und um für sich selbst als Individuen sichtbar zu werden. In Frauengruppen gibt es beispielsweise keine direkte äußere Vorgabe von Weiblichkeit, also wie Frauen zu sein haben. Frauen haben eigenständige körperliche und seelische Strukturen, dem wird in geschlechtshomogenen Gruppen Rechnung getragen.[27] Selbstverständlich muss die Gruppe von Therapeutinnen geleitet werden.

Die Gruppentherapie ist eigentlich ein Verfahren, das Gruppenfähigkeit voraussetzt. Die meisten früh traumatisierten Frauen müssen jedoch nach den üblichen Kriterien von ihren Beziehungsmustern her als nicht gruppenfähig bezeichnet werden. Das heißt auch, dass die Gruppentherapie erheblich modifiziert werden muss, um nicht retraumatisierend zu wirken. In der Stabilisierungsphase geht es erst einmal darum, aus dem Schweigen herauszukommen, das besonders Traumaopfer auferlegt bekommen haben oder sich selbst auferlegen, Menschen mit ähnlichen Lebenserfahrungen kennen zu lernen, von ihnen zu hören und zu sehen, wie regelhaft Traumafolgen auftreten. Das kann zur Unterscheidung von Ursache und Wirkung führen und das eigene Bild von Minderwertigkeit, Unvollständigkeit, Unvollkommenheit und Schuldhaftigkeit erst einmal infrage stellen und damit zumindest im Ansatz aus der Selbstabwertung und der sehr häufigen sozialen Isolation herausführen. Hinzu kommen Erfahrungsaustausch und Solidarisierung in der Gruppe.

Der Aufbau von Beziehungen, Kontakten und die Auseinandersetzung mit den eigenen Erfahrungen sind in einer Peergroup, die es in der sozialen und familiären Geschichte für viele Betroffene nicht gab, eher zu leisten, ebenso der Austausch darüber. Die Gruppen selbst können beispielsweise interaktionell-integrativ sein, das Setting tiefenpsychologisch orientiert. Die Arbeit selbst ist strukturiert, themenzentriert, fokussiert und parteilich, die Angaben der Patientinnen werden als solche nicht hinterfragt.

Die Gruppe wirkt somit in der ersten Phase strukturierend, stabilisierend, stützend und steuernd. Sie ist zukunftsorientiert und niemals regressionsfördernd. Die Themen werden in die Gegenwart transferiert: Wo machen sich die früheren Erfahrungen heute noch bemerkbar, was soll sich daraus entwickeln, wie soll es weitergehen. Wünsche, Bedürfnisse und Zukunftsvorstellungen spielen eine große Rolle. Die Regression hingegen führt oft zu einer Retraumatisierung im Sinne eines Triggers, allzu schnell ist die Stufe des Traumas erreicht. In der Gruppe muss, wie auch sonst in der Therapie, sehr genau unterschieden werden zwischen Regression und Selbstfürsorge. Übergangsobjekte wie Stofftiere, Steine, Tücher oder andere Dinge werden häufig in die Gruppe mitgebracht, sie dienen dem Schutz von inneren Kindern, gerade bei dissoziativen Störungen, und sind nicht als regressiv anzusehen, zumal sie die Entwicklung von Ressourcen direkt fördern. Auch das Einhüllen in eine Decke kann der Anfang von Selbstfürsorge und Schutz sein, nicht der Rückzug in eine regressive Situation. Der Begriff der Regression muss auch hier unbedingt neu definiert werden.

Im Schwerpunkt ist die Therapie in der Gruppe ressourcenorientiert, die Themen der Gruppe wie Grenzen, Grenzverletzungen oder Grenzenlosigkeit werden aus verschiedenen Perspektiven, gesteuert von der Therapeutin, die in der ersten Phase der Traumatherapie sehr viel sichtbarer und aktiver sein sollte als sonst in der Gruppentherapie, angesehen und angesprochen. Verhaltensmuster und Strategien werden wahrgenommen und benannt. Caring als gegenseitige Fürsorge, Zuwendung und Parteinahme tritt im Gruppenverlauf häufig auf, es wird ebenso benannt und in seinen Funktionen – eventuell als Ausweichen vor eigenen Impulsen, als Kompensation oder Wertbeweis oder als Chance von Beziehung und sorgendem Umgang, als Übungsmöglichkeit, als positive Selbstbestätigung und als mögliche Vorübung für Selbstfürsorge – genauer angesehen. Manchmal wird, zumindest partiell, die Gruppe als der sichere Raum angesehen, den es in der realen Vorgeschichte nie gab.

Reorientierungen bei Dissoziationen sind in der Gruppe meist leichter durchführbar und werden im Verlauf auch seltener, oft nur noch als «Abdriften» wahrgenommen, nicht mehr als völliger und damit zusätzlich verunsichernder Kontrollverlust. Gruppentherapie in der Phase der Stabilisierung verhilft also auch zu mehr Selbstkontrolle und Kontrolle über die Situation.

Von der Thematik her ist es wichtig, auch an der Identität zu arbeiten. Was sind denn Frauen noch außer «Traumaopfer», welche Identität außer als «Inzestüberlebende» oder als «multiple Persönlichkeit» haben sie? Hier wird die Arbeit an Ressourcen direkt möglich. Andere häufige und wichtige Themen sind Aggressionen und autoaggressive Tendenzen, Selbstfürsorge und «Egoismus», Schuld und Schuldgefühle, Selbstwertproblematik, aber auch die eigentlich in die dritte Therapiephase gehörende Trauer um nicht gehabte Sicherheit und Entwicklungschancen, um die eigene Kindheit und oft auch um das dadurch beeinflusste Erwachsenenleben mit neuen Traumata, Beziehungsproblemen, Defiziten und Entbehrungen, wie auch Wünsche und Bedürfnisse, die oft genauso grenzenlos sind, wenn sie endlich bewusst werden.

Aktualkonflikte werden zwar mit der Vergangenheit verknüpft, aber immer in der Gegenwart überprüft und von der Vergangenheit unterschieden. Manches Verhalten wird zwar als Traumafolge interpretiert und wird so verständlich und nachvollziehbar, immer aber geht es um das Heute, um die Unterscheidung der heutigen Situation von der Traumasituation. Es geht um Realitätsprüfung und Realitätswahrnehmung, die durch die in der Entwicklung meist gestörten Ich-Funktionen schwierig oder manchmal unmöglich ist. In der Gruppe können aber durch die gemeinsame Arbeit realisierbare und realitätsbezogene Möglichkeiten entwickelt werden. Das Verlassen der Gruppe in Belastungssituationen wird als Hilfe und Selbstschutz interpretiert, es ist wichtig, nicht mehr «aushalten» zu müssen, ebenso ist es wichtig, eigene Belastungsgrenzen wahrzunehmen und zu achten. Die Wahrnehmung der eigenen Grenzen und die Konsequenzen daraus müssen nicht begründet oder gar gerechtfertigt werden. Allerdings wird die Konsequenz, nach Verlassen der Gruppe nicht mehr den weiteren Verlauf mitzuerleben und damit vielleicht ein wenig «außen vor» zu sein, benannt, so dass hier auch eine Entscheidung getroffen werden muss, was im Augenblick wichtiger ist, der Schutz oder die gemeinsame Arbeit. Arbeit am Widerstand im analytischen Sinne gibt es nicht. Abwehr ist Schutz und wird als Fähigkeit benannt mit allen Konsequenzen.

In der zweiten Therapiephase, der Phase der Traumaintegration, kann die Gruppe ebenfalls eine stabilisierende Funktion haben, besonders durch einen engen emotionalen Zusammenhalt, der sich meistens rasch einstellt. Die Stabilität sollte verlässlich sein, die Motivation hoch. Grundsätzlich ist es eine der schwierigsten therapeutischen Aufgaben, in einer Gruppe konkret an Traumaerinnerungen zu arbeiten. Das erfordert von den Gruppenleiterinnen – grundsätzlich sollte eine solche Gruppe nicht ohne Co-Therapie geführt werden – ein hohes Maß an Kompetenz und Reflexion, dazu Sicherheit und Schutz und eine Vorbildfunktion im Umgang mit Trauma, Leid und Reaktualisierung.[28] Mitgeteilte Traumainhalte in Gruppen triggern und führen zu einer Vermehrung von Flash-backs und intrusiven Erinnerungen und damit zuerst einmal zu einer scheinbaren Verschlechterung der psychischen Situation. Gleichzeitig kann die Anteilnahme der anderen durch neue Gesichtspunkte und durch eigene Gefühle den Zugang zu weiteren Erinnerungen erleichtern.[29] Auch vorher beängstigende Impulse wie Rachegefühle oder Ängste sind in einer Gruppe leichter zu ertragen, insbesondere wenn Solidarität und emotionale Nähe entstanden sind. Aufgabe der Leitung kann es aber auch sein, das Tempo der Exploration zu drosseln, um die Belastung in Grenzen zu halten.[30] Die Dauer der einzelnen Gruppentherapiesitzungen bei gleichbleibender Anzahl kann bei zu großer Intensität reduziert werden, im Übrigen sind auch neue Absprachen möglich.

In der dritten Therapiephase kann die Gruppentherapie nach jeder Methode und ebenso in gemischten Gruppen verlaufen, da es auch in der Gruppe um Trauerarbeit, Abschied von alten Verletzungen, das Suchen von neuen Perspektiven und insgesamt um Neuorientierung geht. Meistens stehen hier die Arbeit an Beziehungen und Konfliktbewältigung im Vordergrund.

Die Maltherapie stellt eine wichtige Möglichkeit dar, innere Bilder zu externalisieren, also sie nach außen zu bringen. Da Traumainhalte mit sensorischen Merkmalen, insbesondere auch als Bilder, gespeichert werden, kann das Malen eine wichtige Darstellungsmöglichkeit von verbal nicht ausdrückbaren Inhalten sein. Bilder zeigen mehr auf als Worte, sie sind umfassender, sie spalten nicht, oder sie zeigen die Spaltung deutlich auf. Daher kann die Maltherapie in der Traumatherapie eine unschätzbare Hilfe sein. Das Bild als Gegenüber: «Sich etwas einbilden» und es dann auf dem Papier abbilden – das genau trifft die bange Frage vieler Traumatisierter: Bilde ich mir das nicht alles nur ein? Durch das Trauma ist ein inneres Bild entstanden, das durch die Abbildung auf dem Papier in eine gewisse Distanz gebracht, also «geäußert» worden ist und das dann angesehen werden kann.

Maltherapie kann in jeder Phase der Traumatherapie, der Vorphase der Diagnosestellung, der Stabilisierungsphase, der eigentlichen Traumaarbeit und der postintegrativen Phase, mit ganz unterschiedlichen Schwerpunkten eingesetzt werden. Gleichzeitig kann sie auch für prognostische Gesichtspunkte wichtige Merkmale liefern, insbesondere durch Bildserien. Auch die Arbeit in der Maltherapie sollte unbedingt ressourcenorientiert erfolgen, dabei stellt die Fähigkeit der bildlichen Darstellung schon selbst eine wichtige Ressource dar.

In der Diagnosephase kann die Maltherapie wichtige Bilder über den Zustand des Ich oder des Selbst liefern, wie sie in Worten nicht ausgedrückt werden können. Dazu kann die Aufgabe lauten, sich selbst darzustellen. Mit den Selbstdarstellungen kann ganz konkret in der Stabilisierungsphase weitergearbeitet werden. Wichtig ist vor allen Dingen die Arbeit am Selbstwertgefühl, das sich in den Darstellungen bildhaft mit allen Schwierigkeiten zeigt. Auch für Dissoziative Identitätsstörungen kann die Maltherapie diagnostische Hinweise liefern. Hier kann anhand der Bilder mit oder an einzelnen Teilpersönlichkeiten gearbeitet werden.

In der Stabilisierungsphase kann das Malen auch die Imaginationen unterstützen und beispielsweise den inneren sicheren Ort oder den inneren Wohlfühlort abbilden, aber auch innere Helfer oder Übergangsobjekte können gemalt werden. Es gibt Übungen wie die Vorstellung einer Landschaft mit einem starken Baum, dessen Verwurzelung und Kraft einerseits in der Körpertherapie gespürt werden, andererseits aber auch im Bild dargestellt werden kann. Die Symbolisierungsfähigkeit ist bei Traumatisierten in der Regel gut ausgeprägt, erfolgte das Überleben doch oft nur mit Hilfe der Phantasie von einer besseren Welt mit besseren Möglichkeiten und Hilfestellungen. Damit stellt sie eine wichtige Ressource dar, die in der Maltherapie genutzt werden kann.

Hinzu kommt der Einsatz der Maltherapie als Alternative bei selbstverletzendem Verhalten, die im Bild dargestellt werden kann. Bilder können die Verletzungen aufzeigen, es kann darüber leichter gesprochen und die Selbstheilungsaspekte können direkt gefunden und angesehen werden. Häufig muss eine reale Selbstverletzung dann nicht stattfinden. Die Kommunikation wird damit erleichtert wie auch beim Malen von Wunden auf die Haut.

Suizidalität stellt sich häufig zuerst im Bild dar, das meistens kommunizierbar ist. Bilder statt Abschiedsbriefe sind, wenn das Malen zur selbstverständlichen Kommunikationsmöglichkeit wird, nicht selten, sie haben den Vorteil, dass anhand von Bildern leichter über Suizidalität und Suizidwünsche gesprochen werden kann und der Suizid häufig daher nicht begangen wird. Auch Träume lassen sich einfacher in Bildern darstellen und kommunizieren.

Bei der Affektdifferenzierung ist das Malen ebenfalls eine gute Möglichkeit, Gefühle darzustellen, ihre Stärke, ihre Ausprägung, ihre «Farbe», um dann darüber sprechen zu können. So kann beispielsweise die Angst leichter im Bild dargestellt werden, ihre Größe, ihre Ausdehnung und ihre Bedrohlichkeit. Die Arbeit mit Farb- und Raumsymbolik gibt dabei weitere Aufschlüsse.

Bei der zweiten Phase, der eigentlichen Traumaarbeit, kann das Trauma manchmal im Bild einfacher dargestellt werden, als dies verbal möglich ist. Bei verschiedenen Techniken der Traumaarbeit kann es wichtig sein, den Ablauf des Traumas zu rekonstruieren. Auch dies kann mit Hilfe von Bildern einfacher sein.

In der postintegrativen Phase können Bilder einen Hinweis geben, ob tatsächlich die Traumainhalte in die Biographie integriert werden konnten. Perspektiven und Neuorientierungsansätze können im Bild erst einmal quasi spielerisch entwickelt, dann angesehen, überprüft und anschließend mit mehr Sicherheit realisiert werden.

Infolge der gravierenden Folgen von Traumaerfahrungen liegt es nahe, Hilfe in der Gabe von Psychopharmaka zu suchen. Dabei stehen im Vordergrund folgende Behandlungsziele:

1. Reduktion der Häufigkeit und/oder Schwere der intrusiven Symptomatik
2. Reduktion der Tendenz, eintreffende Reize als Wiederkehr des Traumas zu interpretieren
3. Reduktion der konditionierten Übererregung bei Reizen, die an das Trauma erinnern, sowie Reduktion der generalisierten Übererregung
4. Reduktion des Vermeidungsverhaltens
5. Verbesserung der depressiven Stimmung und emotionalen Betäubung
6. Reduktion der psychotischen und dissoziativen Symptomatik
7. Reduktion impulsiver Aggressionen gegen sich selbst und andere.[31]

Insgesamt erweisen sich die Erfolge der Pharmakotherapie als enttäuschend, insbesondere bei der frühen Traumatisierung. Benzodiazepin-Präparate oder Clonidin sowie die nicht ganz seltene Selbstmedikation mit Alkohol dämpfen in geringem Ausmaß die Übererregung. Antidepressive und angstreduzierende Medikamente sind ebenfalls in geringem Maße einsetzbar. Die depressiven Symptome sprechen wenig auf Antidepressiva an, insbesondere haben trizyclische Antidepressiva nicht überzeugt. Eine leichte Verbesserung des Schlafes mit selteneren Alpträumen kann möglicherweise durch Imipramin und Clonidin erreicht werden. Nicht beeinflussbar erscheinen das Vermeidungsverhalten, Trauer, Schuldgefühle und selbstverletzende Verhaltensweisen. Es scheint so, dass Psychopharmaka eher Hirnzentren erreichen, die der Alltagsregulation dienen und mit dem Hippokampus verbunden sind, eher seltener scheinen sie auf die Amygdala selbst einzuwirken. Das bedeutet letztlich, dass ihre Wirkung auf Fähigkeiten wie Realitätswahrnehmung oder Aktivität insgesamt zwar vorhanden ist, dass durch Psychopharmaka die Situation aber nicht gebessert wird, wenn es zu einer zusätzlichen Reduktion dieser ohnehin nicht besonders entwickelten Fähigkeiten ohne Veränderung der Ansprechbarkeit der Amygdala kommt. Eher verschlechtert sich die Gesamtsituation durch die Reduzierung der Kontrollmöglichkeiten und der Affektregulierung. Es scheint so, dass die Nebenwirkungen in ihrer Stärke die eigentlich beabsichtigte beruhigende oder antidepressive Wirkung derart übertreffen, dass sie weiteren Stress auslösen, der insgesamt kumulierend wirken kann. Weitere Studien werden vielleicht noch andere Ergebnisse bringen können. Im Einzelfall ist daher nach sehr sorgfältiger Abwägung der Situation eine Behandlung mit Psychopharmaka möglich.[32] Es dürfen daran aber weder von therapeutischer noch von Patientinnenseite besondere Erwartungen geknüpft werden. Die Psychopharmakatherapie gehört also zu denjenigen therapeutischen Methoden, die nicht überzeugend sind oder gar schädlich sein können.

Schädlich sind auch Schuldzuweisungen, Überforderung, Unglauben, fehlende Empathie, aber das gilt für alle Therapien.

Alle Verfahren, die triggern können, sind vor einer ausreichenden Stabilisierung kontraindiziert. Die Aufforderung, «alles rauszulassen», also kathartische Verfahren, bedeuten eine Retraumatisierung oder Reaktualisierung des Traumas, und damit sind sie sinnlos und schädlich. Ebenfalls schädlich sind die meisten regressionsfördernden Maßnahmen, da möglicherweise die Förderung der Regression direkt ins Trauma führen kann. Bei früh traumatisierten Frauen ist das vortraumatisierte «Ich» meistens nicht erreichbar.

Schädlich ist auch alles, was Grenzen verletzt, nämlich eindringende Fragen, Insistieren auf bestimmten Antworten, manche Methoden der Kreativverfahren, die nicht Grenzen setzen, sondern sie verwischen, ebenso aber auch alle direktiven und damit grenzverletzenden Methoden, die Autonomie, Selbststeuerung und Kontrolle nicht üben, sondern reduzieren. Diese führen in der Regel zur Reizüberflutung. Ebenso wichtig ist es, Scham- und Schuldgefühle erst einmal nicht infrage zu stellen, da sie Ressourcen des Überlebens darstellen. Es ist klar, bei wem die Schuld für Gewalt liegt, nämlich beim Täter.

Besonders schädlich ist es, eine «Versöhnung» mit dem Täter anzustreben, außer vielleicht in einer sehr späten Phase der Therapie und wenn der Täter sich wirklich verändert hat, zum Beispiel in einer eigenen Therapie. Diese Vorstellung triggert meist das Trauma, sie reduziert die Realschuld des Täters und dient damit letztlich dem Täterschutz.

Nun noch eine Ergänzung zur Therapie der beiden Frauen, deren Geschichte uns über die Kapitel begleitet hat.

In der Therapie war Sabine V. anfangs sehr misstrauisch. Therapie als «sicherer Raum» war für sie nicht denkbar, sie kannte keine emotionale Sicherheit. Sie war kaum in der Lage, über sich zu reden, stotterte, wenn sie zu sich selbst befragt wurde. Über ihren Beruf oder Ereignisse im Klinikalltag hingegen konnte sie ohne Schwierigkeiten reden. Ihre Mitpatientinnen lehnte sie ab, sie behauptete, dass diese sich nur wichtig machen wollten und alles übertrieben. Hier wiederholte sie die Beziehung zwischen den Schwestern. Das Arbeitsbündnis enthielt wie üblich keine Verbote, nur die Vereinbarung, dass über selbstverletzendes Verhalten geredet werden müsse und dass eventuelle Wunden medizinisch versorgt würden. Die Patientin wählte für sich zusätzlich Maltherapie und nach zwei Wochen Aufenthalt Körper- und Bewegungstherapie neben Gruppentherapie und Einzelgesprächen. In krankengymnastischen Anwendungen fiel auf, dass sie leistungsorientiert bis hin zur Erschöpfung war.

Sie erarbeitete sich in der Gruppe über zum Teil heftige und emotionsgeladene Rückmeldungen, die bis zu krisenhaften Situationen und zur nächsten Selbstverletzung führten, ein angemesseneres Sozialverhalten, für das sie in der Körpertherapie durch vorsichtige Kontaktübungen weitere Hilfestellungen erhielt. Ihr Kontaktverhalten war eher kontraphobisch, sie reagierte schnell aggressiv. Frauen hingegen, die weinten und denen es schlecht ging, wurden von ihr teilweise distanzlos in den Arm genommen, oft aber auch effektiv getröstet, sie ging einfühlsam auf sie ein. Vor Schwächeren hatte sie keine Angst, sie spürte vielmehr die Verpflichtung, ihnen zu helfen, wie sie dies auch im Beruf tat. Es zeigte sich aber, dass sie aus der Ambivalenzspannung heraus beruflich überfordert war, wie auch die Haltung der jüngeren Schwester gegenüber zeigt, zu der eine innige emotionale Beziehung und Neid zugleich bestanden.

In der Maltherapie malte sie anfangs «schöne» Bilder mit Blumen und Schmetterlingen. Nach einer heftigen Krise mit Selbstverletzung malte sie Bilder mit Blut, Messern und Kreuzen. Jetzt erst konnte sie über das Ausmaß der eher subtilen Gewalt des Großvaters und der brutalen Gewalt des

Nachbarn reden. Die Selbstverletzungen dienten einerseits der Selbstbestrafung, aber auch der Autonomie und Reinigungsaspekten.

Eine Verlängerung über sechs Wochen hinaus wäre dringend erforderlich gewesen, wurde aber vom Kostenträger nicht genehmigt. Immerhin war die Patientin hoch motiviert, ambulant weiterzuarbeiten. Sie bekam die Adresse der wohnortnahen Beratungsstelle und hoffte, eine Therapeutin zu finden, die frauengemäß arbeiten und mit Posttraumatischen Belastungsstörungen umgehen konnte. Beruflich folgte eine stufenweise Wiedereingliederung, die ihr ermöglichte, ihre emotionalen und Leistungsgrenzen zu erproben und angemessenere Umgangsformen für sich selbst und für die von ihr betreuten Kinder zu finden.

Inzwischen ist Sabine V. nach etwa vier Jahren Therapie relativ stabil, ihr Beruf macht ihr wieder Freude und kann von ihr mit der notwendigen persönlichen Abgrenzung ausgeübt werden. Sie lebt seit zwei Jahren in einer stabilen Beziehung zu einer Frau, die selbst nicht traumatisiert ist und mit der sie alles besprechen kann. Insgesamt empfindet sie sich nun als «normal» und kann ihr Leben genießen.

Ulrike K. hingegen hatte durch Schwierigkeiten mit den Kostenträgern, die psychotherapeutische stationäre Aufenthalte nicht in einem für das schwere Krankheitsbild ausreichenden Maße genehmigten, keinen kontinuierlichen Therapieverlauf. Mehrmals blieb nur die Aufnahme in eine psychiatrische Einrichtung, teilweise in die geschlossene Abteilung, als Maßnahme übrig, da sie immer wieder massiv depressiv und suizidal war und die Kontrolle verlor. Die bei den verschiedenen psychiatrischen Aufenthalten immer wieder neu versuchte Behandlung mit Medikamenten der verschiedensten Stoffgruppen zeigte keine dauerhafte positive Wirkung. Es trat lediglich gelegentlich eine gewisse Sedierung auf, die teilweise aber mit erheblichen Nebenwirkungen einherging und die Kontrolle im System erschwerte und damit die innere Stabilität beeinträchtigte.

Ulrike K. konnte aber die therapeutische Beziehung zu ihrer ersten Therapeutin halten und ausbauen. Sie entwickelte an diesem Modell eine gute und konstante Beziehungsfähigkeit, die die meisten Innenanteile mit einbezog. Sie trug trotz ihrer sehr schlechten finanziellen Situation die Unkosten der konstanten, aber unregelmäßigen Kontakte selbst, da dafür kein Kostenträger gefunden werden konnte.

Sie entwickelte eine gute Kooperation zwischen einzelnen Persönlichkeitsanteilen und kann daher inzwischen wesentlich mehr Kontrolle und Sicherheit auch in anderen Außenkontakten erfahren. Sie gestaltete auch ihre persönliche Situation und ihr Leben um, die inzwischen weitgehend erwachsenen Töchter gehen ihren eigenen Weg, es besteht aber weiterhin eine große emotionale Nähe zur Mutter. Ulrike K. gelang es, eine Teilanerken-

*nung nach dem Opfer-Entschädigungsgesetz und dem Versorgungsgesetz
zu erreichen sowie eine Anerkennung der Schwerbehinderung. Sie musste
sich jeden Schritt hart erkämpfen, ist aber stolz auf das Erreichte. Sie ist inzwischen nach wie vor noch nicht in ihrem Beruf arbeitsfähig, einzelne Anteile streben aber an, wieder in den Beruf zurückzugehen. Insgesamt ist ihre
Situation deutlich gebessert, sie wird aber weiterhin Therapie für sich in
Anspruch nehmen müssen.*

Die Beschäftigung mit Erfahrungen sexueller Traumatisierung und
deren Folgen ist inzwischen sehr aktuell geworden, wobei die Wei-
terbildungsmöglichkeiten nach wie vor nicht ausreichen; zudem ist
Traumatherapie als Weiterbildungsinhalt immer noch nicht aner-
kannt. Es wird aber auch eine Gegenbewegung spürbar, die die
Täter verteidigt, die Auswirkungen von sexualisierter Gewalt und
Inzest für die betroffenen Mädchen bagatellisiert und die im Ge-
genschlag Mütter, die ihre Töchter schützen, beschuldigt, nach
Trennungen oder Scheidungen die Mädchen durch den Vorwand
angeblicher Inzesthandlungen dem Zugriff des Vaters zu entziehen.
Mädchen wird unterstellt, dass sie übertreiben, Täter werden als
Opfer weiblicher Machenschaften dargestellt, das alte Spiel der
Schuldzuweisungen ist wieder im Gang. Diese Gegenbewegung ist
verständlich als eine Form des Rehabilitationsversuchs. Sie bedient
sich der gleichen Mechanismen, denen bereits Freuds frühe Einsicht
in die Realität des Inzests zum Opfer fiel. Andererseits besteht immer die Gefahr, dass Enthüllungsgeschichten die Phantasie von
Voyeuren anregen wie Pornographie. Trotz aller Bestrebungen ist ja
weder die Pornographie noch gar die Kinderpornographie wirklich
reduziert worden, sie ist nach wie vor noch gesellschaftlich akzeptiert.

Die zerstörenden Wirkungen von sexualisierter Gewalt sind nur
mit dem Einsatz von sehr viel Energie, Zeit, Zuwendung, Wissen,
Kompetenz, Erfahrung, Wertschätzung und Geduld seelisch einigermaßen zu verarbeiten.

Der apfelgrüne Himmel – der sich Sterne brach
aus einem Tag,
der Wärme ahnen ließ und lange helle Tage,
in dem sich Winteräste leise strecken,
behutsam, Knospen nicht zu früh zu wecken –
steht über mir. Der Amsel letzte müde Frage
an diesen Tag
ruft unter diesem Himmel keine Antwort wach

Ich schaue nur, und was ich sehe, macht mich frei:
an diesem Tag
das graue Eis des Weihers bricht nun auf zum Leben,
die Sterne können sich nun wieder sehen,
das Wasser fließt, muss nicht mehr stille stehen
und kann im Aufbruch rinnend Leben weitergeben
an einem Tag,
der mir Befreiung brachte und ein Anfang sei.

8. Präventive Maßnahmen und Tätertherapie

Prävention ist der einzig mögliche Versuch, Grenzüberschreitungen, Grenzverletzungen und Gewalterfahrungen und das daraus resultierende Leid bei Kindern und bei Frauen bereits im Vorfeld zu minimieren. Prävention muss in ganz verschiedenen Bereichen einsetzen, sie hat eine individuelle, eine gesellschaftliche und eine gesellschaftspolitische Dimension. Sie muss daher auf unterschiedlichen Ebenen wirksam werden und unterschiedliche Bereiche einbeziehen.

Gewaltprävention bedeutet:
1. direkter Schutz vor Gewalt
2. Gewaltbereitschaft erkennen, minimieren oder verhindern.

Individuelle Dimension

Eigentlich sind die Eltern die wichtigsten Ansprechpartner für präventive Maßnahmen. Da aber 93 bis 94 % der Traumatisierungen durch sexualisierte Gewalt im sozialen Nahbereich, bevorzugt in der Familie, bei nur ca. 6 % Fremdtätern stattfinden, muss dies bedacht werden, und somit reichen häufig die Eltern als einzige Präventionsquelle nicht aus. Eltern sollten ihre Kinder rechtzeitig und angemessen über mögliche Gefahren durch Fremdtäter aufklären und ihnen folgende Grundsätze vermitteln:

- keine Geschenke von Fremden versprechen lassen oder annehmen
- nicht mit einem Fremden mitgehen
- niemals in fremde Autos einsteigen
- Fremden nicht die Wohnungstür öffnen, wenn sie alleine zu Hause sind
- keine Auskünfte an Fremde am Telefon
- Vermeiden einsamer Spielplätze, Wege und Parkanlagen
- nicht alleine und abseits von anderen Kindern spielen, da Gesellschaft schützt
- auf kleinere Kinder schauen
- pünktlich nach Hause kommen und die Eltern wissen lassen, wo sie sich aufhalten
- sich an andere Erwachsene um Hilfe zu wenden
- nicht in abgelegene Örtlichkeiten (Hausflure, Stiegenhäuser) flüchten
- schreien, weglaufen und sich wehren in Gefahrensituationen
- sich fremde Personen, die sich ihnen nähern, genau anschauen und eventuell Autokennzeichen merken
- den Eltern oder der Polizei mitteilen, wenn etwas ungewöhnlich ist oder wenn etwas zugestoßen ist

Dabei ist es wichtig, das Vertrauen der Kinder zu besitzen und auch über andere Probleme mit ihnen reden zu können.[1]

Eltern sind ebenso dafür zuständig, sich um den Medienkonsum ihrer Kinder zu kümmern. Die viel umstrittenen, aber unbestrittenen Gewaltdarstellungen in den Medien, die Kindern zugänglich sind, werden in zweierlei Art dargeboten, nämlich zum einen als Action-, Abenteuer-, Gewalt- und Horrorfilme, in denen letztlich das Gute im Kampf gegen das Böse siegt und immer ein Happy End erfolgt. Das befriedigt das Weltbild des Kindes, es nimmt die Gewalt aus dem realen äußeren Umfeld, ist aber wenig realistisch. Zum anderen gibt es die Darstellung des Alltags als Kriegshandlung, Terrorakte und Kriminalität. Dort sind die Motive und Gründe für die Gewalthandlung nicht nachvollziehbar, und der Gerechtigkeitssinn wird infrage gestellt. Das entspricht der realen Situation von Traumata. Allerdings verunsichert es die Kinder, diese reagieren ängstlich und unruhig, es besteht also die Gefahr sekundärer Traumatisierung. Denn der Kampf von Gut und Böse ist nicht eindeutig, eher wird das Böse nicht gefasst und nicht aufgedeckt oder sogar durch Vorteile belohnt.[2] Daher sollten Eltern den Medienkonsum ihrer Kinder auch unter diesen Gesichtspunkten kritisch betrachten und Vor- und Nachteile abwägen.

Gesellschaftliche Dimension

Prävention gehört aber auch in Institutionen, die mit Kindern arbeiten, und sollte dort möglichst früh beginnen. So kann schon in Kindergärten, spätestens aber an der Grundschule ein Aufklärungsunterricht altersentsprechendes Wissen und Informationen vermitteln. Aber auch die Erarbeitung einer grundsätzlichen achtungsvollen Haltung gegenüber der eigenen Person und anderen, Selbstwertgefühle und selbstbestimmungsstärkende Maßnahmen, Lösung von Konfliktsituationen, Stärkung der sozialen Kompetenz, Reaktionen in Gefahrensituationen und Hilfsmöglichkeiten sollten spielerisch so früh wie möglich Themenschwerpunkte bei der Prävention sein.

Als wichtig haben sich insbesondere acht Punkte erwiesen:

1. Kinder haben ein Selbstbestimmungsrecht über den eigenen Körper, das sollte selbstverständlich sein.
2. Kinder können schon sehr früh und grundsätzlich angenehme von unangenehmen Gefühlen unterscheiden und dieser Unterscheidung vertrauen.
3. Kinder können lernen, den eigenen Gefühlen auch im Umgang mit anderen zu vertrauen. Die eigene Intuition in Beziehungssituationen stärkt die Selbstwahrnehmung und ist ein grundlegender Selbstschutz.
4. Kinder sollten frühzeitig lernen, aggressive und sexualisierte Berührungen als solche zu erkennen und zu unterscheiden: Es gibt «gute» und «schlechte» Berührungen.
5. Kinder haben das Recht, nein zu sagen zu Forderungen auch von Erwachsenen. Sie können lernen, Grenzen zu erkennen, zu ak-

zeptieren und selbst zu setzen. Sie haben also das Recht auf eigene Entscheidungen. Das ist ein wichtiger Präventionsschritt.

6. Kinder können Differenzierung und Umgang mit Geheimnissen erlernen, ein «gutes» Geheimnis macht Freude. Ein Geheimnis, das Angst macht oder peinlich ist, kann nicht «gut» sein.

7. Kinder müssen lernen, sich Hilfe zu holen, denn sie haben ein Recht darauf. Dazu muss konkret bekannt sein, welche Hilfe sinnvoll und möglich ist. Es muss auch eine Entängstigung von Institutionen wie etwa der Polizei erfolgen.

8. Kinder haben prinzipiell keine Schuld an sexualisierten Übergriffen. Die Verantwortung liegt immer beim Täter, beim Erwachsenen, beim Stärkeren.[3, 4]

Die gesamten Übungen im Präventionsbereich können durchgeführt werden, auch ohne sexualisierte Gewalt und ihre Folgen zu benennen. Wenn sexualisierte Gewalt dagegen thematisiert wird, sollten vier Punkte beachtet werden:

1. Es muss definiert werden, welche Handlungen Kinder zulassen oder nicht zulassen sollten.

2. Kinder sollten darüber aufgeklärt werden, dass es nicht nur Fremdtäter gibt, sondern dass auch Personen aus dem sozialen Nahbereich Handlungen vornehmen können, die als sexualisierte Gewalt zu verstehen sind.

3. Um sexualisierte Gewalt kommunizieren zu können, müssen Kinder die betreffenden Worte kennen, mit denen sie ihre Erfahrungen beschreiben können.

4. Es sollte betont werden, dass Kinder keine Verantwortung für sexualisierte Handlungen haben.[5]

Prinzipiell können älteren Kindern Selbstverteidigungstechniken vermittelt werden. Es ist aber Vorsicht beim Einsatz von «Gegengewalt» geboten, zumal sexualisierte Traumatisierung oft ohne Gewaltanwendung vorgenommen wird.[6]

Insgesamt sollte klar sein, dass die Verlagerung der Verantwortung für die Prävention auf die Opfer sehr fragwürdig ist, zumal ohnehin gerade traumatisierte Kinder negative Erfahrungen ihrem eigenen Fehlverhalten zuschreiben.[7] Individuelle Entwicklungen müssen berücksichtigt werden. Vor allem ist es aber wichtig, eine geschlechtsspezifische Differenzierung der vermittelten Inhalte zu beachten, zumal die überwiegende Anzahl der Opfer sexualisierter Gewalt auf Mädchen entfällt, wohingegen etwa 90 % der Täter männlich sind. Mädchen sind also eher potenzielle Opfer und benötigen andere Präventionsprogramme. So müssen sie vor allem lernen, dass sie Rechte haben und wo diese Rechte anfangen. Für Jungen ist es eher wichtig zu begreifen, wo ihre Rechte aufhören. Insgesamt bedeutet dies, dass das Machtgefälle zwischen Jungen und Mädchen reduziert werden muss.[8] Getrennte Präventionsprogramme von Mädchen und Jungen sind daher dringend erforderlich.

Real gibt es bereits spezielle Präventionsprogramme für Kindertagesstätten und Schulen, Unterrichtsbegleitung für Lehrkräfte, ebenso wie Theaterstücke und Filme. Auch geschlechtsspezifische Konzepte der Präventionsarbeit wurden bereits entwickelt und werden trotz aller Sparmaßnahmen engagiert ausgebaut.

Gesellschaftspolitische Dimension

Prävention darf aber nicht nur die potenziellen Opfer, sondern muss auch die potenziellen oder manifesten Täter einbeziehen.[9] Kinder können lernen, dass sie Täterverhalten beeinflussen können, sie müssen aber informiert sein.

Sexualisierte Gewalt ist keine Spontanhandlung, sondern ein gezieltes und geplantes Verhalten. Die Täter gehen planvoll und strategisch vor, sie arbeiten meist in einem Berufs- und Tätigkeitsfeld, in dem sie mit Kindern in Berührung kommen – als Erzieher oder Erzieherinnen in Kindertagesstätten oder stationären Einrichtungen, als Seelsorger, Ärzte, Therapeuten, Hausmeister oder Handwerker, überall dort, wo der Kontakt mit Kindern und Jugendlichen selbstverständlich möglich ist.[10] Manchmal arbeiten sie auch ehrenamtlich in Vereinen, als Trainer, Hausaufgabenaufsicht, Chorleiter, Freizeithelfer, also überall dort, wo Kinder anzutreffen sind.[11] Die Täter kennen den Tagesablauf der Kinder, daher fällt es ihnen nicht schwer, Zeiten und Orte zu finden, an denen Grenzverletzungen und Übergriffe leicht durchzuführen sind.[12] Da die Täter auch ganz gezielt auf Kollegialität und Aggressionshemmung setzen, ist es sinnvoll, das Vorgehen im Verdachtsfall durch einen Interventionsplan an Institutionen zu regeln und festzulegen, welche Konsequenzen auch im Verdachtsfall gezogen werden müssen.

Das gezielte und geplante Vorgehen der Täter zeigt auf, dass es sich bei den Taten nicht um Kontrollverluste und «triebmäßig unsteuerbare» Vorgänge handeln kann. Derartige Schutzbehauptungen werden aber nach wie vor geäußert und vertreten.

Wer sind nun diese «Täter»? Täter, die sexualisierte Gewalt an Kindern und Frauen ausüben, sind keine homogene Gruppe. Sie haben ganz unterschiedliche Problemstrukturen. Voraussetzung dafür, dass Täterschaft überhaupt möglich ist, ist ein freundliches oder interessantes Verhalten und ein Äußeres, das nicht abstößt, sondern anzieht. Ebenfalls ist Voraussetzung, dass der Täter keine inneren Hemmungen in Bezug auf die Tat hat, aber auch kein Verantwortungsbewusstsein. Gleichzeitig muss die äußere Situation die Tat ermöglichen. Dafür sorgen Täter durch eine präzise Planung. Die Kinder selbst können lediglich ihr eigenes Verhalten verändern, wenn sie informiert und gut instruiert sind. Die aggressiv geprägte Verquickung von Sexualität und Macht bei fehlender Verantwortungsbereitschaft und Empathiefähigkeit, also fehlende menschliche Qualitäten, sind kennzeichnend für den Täter. Der Versuch, Prävention durch die Beratung von potenziellen Tätern zu versuchen, ist dennoch sehr kritisch zu sehen. Denn wer ist möglicher Täter? Männer, die den Wunsch nach sexualisierter Gewalt an Kindern haben, stehen nicht unter einem Leidensdruck, der sie dazu führt, eine Beratungssituation aufzusuchen. Ihr Denken ist planend auf das Ziel ihrer Wunscherfüllung gerichtet, und zwar in der Regel ohne größere Bedenken und ohne größeren Leidensdruck.

Differenzierte Unterscheidung von so genannten Sexualstrafdelikten, beispielsweise zwischen Exhibitionisten, Kinderporno-Konsumenten, «Pädophilie» oder Mord, führt auch nicht viel weiter, denn es ist nicht bekannt, ob es nicht eine Entwicklungstendenz hin zu immer gravierenderen Straftaten gibt. Wissenschaftliche Untersuchungen zu diesen Themen wären auch im Interesse der Täter unbedingt erforderlich, viel mehr aber noch im Interesse der Opfer. Sie hätten auch einen präventiven Aspekt.

Übergriffe in der Therapie

Übergriffe und sexualisierte Gewalt kann es überall geben, sie sind auch in der ärztlichen Behandlung und in der Psychotherapie leider nicht selten. Die Tabuisierung verliert derzeit ihre Wirkung, aber noch nicht nachdrücklich genug, zumal auch die Rechtslage noch nicht völlig eindeutig und im Übrigen immer wieder die Tendenz zu Backlash zu beobachten ist. Es gibt zwar inzwischen verschiedene Stellungnahmen von Ethikkommissionen, leider aber ohne durchgreifende nachhaltige Wirksamkeit. Und auch hier gibt es noch nicht einmal genaue Angaben über die Häufigkeit von sexualisierten Grenzverletzungen in Therapien, die hohe Dunkelziffer wegen der Scham der Opfer und der Uneinsichtigkeit der Täter erschwert dies auch nachdrücklich. Zwar hat sich die Aufklärung insofern verbessert, als es mehr Informationen und weniger Tabus gibt, aber infolge der fehlenden Reflexionsfähigkeit, der fehlenden Verantwortungsbereitschaft und der fehlenden Empathie und Einsichtsfähigkeit in die gravierenden Folgen sind von Täterseite her keine Veränderungen und schon gar keine präventiven Handlungen wie Beratung und eigene Therapie zu erwarten. Die sexualisierte Ausbeutung im beruflichen Rahmen kann mehrere Bereiche erfassen:

- diagnostische oder therapeutische Berührung, die von Patienten als sexuell erlebt wird
- romantische Verquickung mit Patienten
- Einsetzen der eigenen Position oder Macht, um sexuelle Belange einzubringen
- «Verhängnisvolle Affäre» oft aus einer Rettungsphantasie heraus
- Frotteurismus, Voyeurismus oder Exhibitionismus innerhalb der Berufsrolle
- unnötige oder unnötig intensive genitale Untersuchungen
- rohe, anzügliche, unangemessene Sprache oder Ausdrucksweise gegenüber Patienten/innen
- Angebot, «lustfördernde Techniken» persönlich auszuprobieren
- Übergriffe auf Patienten, die körperlich, geistig oder emotional keinen Widerstand leisten können oder aufgrund von Rausch oder Anästhesie benommen sind
- Angebot einer persönlichen «Sextherapie» bei Patienten mit Beziehungs- oder Sexualitätsproblemen

- Angebot persönlicher Hilfe bei Konflikten um die sexuelle Orientierung von Patienten/innen in Form von sexuellem Kontakt
- szenisches Ausagieren der inzestuösen Phantasien oder vergangener sexueller Erlebnisse im Kontakt mit Patienten oder Klienten.[13]

Leider ist die sexualisierte Gewalt in Behandlung und Therapie immer noch kein Thema in der Ausbildung und Weiterbildung von Ärzten und Psychotherapeuten.[14] Darin zeigen sich nach wie vor Brisanz und Tabus; solange sich hier nichts ändert, solange die Thematik möglicher sexualisierter Gewalt nicht einbezogen wird, ist die Arbeit noch so hochrangig besetzter Ethikkommissionen ineffektiv.

Tätertherapie

Die Therapie von Tätern ist meist unbefriedigend. Ihr Hauptziel ist die Behandlung der Grundstörung und die Verhinderung weiterer Straftaten.[15] Doch die Ergebnisse sind unbefriedigend, die Rückfallquote wird auf 20 bis 40 % geschätzt.[16] Wenn sexualisierte Gewalt als Ausdruck einer dahinter liegenden Störung betrachtet wird, dann geht es um die Bearbeitung dieser individuell unterschiedlichen Störung. Erfolgreiche Behandlung sollte dann auch Rückfälle verhindern oder zumindest die Quote vermindern. Die Behandlung ist durch folgende Möglichkeiten gekennzeichnet:
1. somatisch medikamentöse Therapie
2. Rehabilitation durch kognitiv-verhaltenstherapeutisch erzielte Lernerfolge
3. psychodynamische Methoden mit dem Ziel einer Nachreifung des Betroffenen durch Bearbeitung seiner spezifischen Persönlichkeitsproblematik[17]

Die medikamentöse Behandlung setzt am häufigsten Cyproteron acetat (Androcur) ein, das die Wirkung der körpereigenen Hoden- und Nebennierenandrogene hemmt. Auch eine medikamentöse Hemmung der Testosteronproduktion über die zentrale Steuerung wird versucht, ebenso wie eine Dämpfung der sexuellen Impulse. Die Wirkung ist unterschiedlich, zumal sie auch von psychischen Komponenten beeinflusst wird. Durch die Triebdämpfung soll eine bessere Selbstkontrolle erreicht werden: Das ist ein verhängnisvoller Kurzschluss, da es bei sexualisierter Gewalt meist weniger um Sexualität und weit mehr um Gewalt und Macht geht. Wer sexualisierte Gewalt ausübt, ist in der Regel kein «Triebtäter» oder «Sexmonster», «Sexgangster» oder «Kinderschänder». Durch die Verwendung dieser irreführenden Begriffe wird zum einen der Anschein erweckt, dass es sich um Ausnahmen handelt und dass die Betroffenen als Monster oder Gangster erkennbar sind. Die weitaus meisten Täter sind unauffällig und in der Gesellschaft anerkannt. Solange Sextourismus, Vergewaltigung, sexualisierte Kindesmisshandlung und Sexualmorde noch als Form der Sexualität gesehen werden, nicht als extreme Machtausübung an Schwächeren, wird sich nicht viel ändern. Daher nutzt die freiwillige Kastration ebenfalls wenig. Die enttäuschenden Ergebnisse zeigen, dass es sich um einen Fehlschluss handelt. Verhaltenstherapeutische Ansätze wie verschiedene operante Methoden, z.B. die direkte Bestrafung, oder aversive Kontrolltechniken der Selbststeuerung, z.B. die verdeckte Desensibilisierung, haben ebenfalls keine überzeugenden, oder nur partielle Erfolge gebracht, wie auch die Theorie der kognitiven Dekonstruktion.[18] Auch für tiefenpsychologisch orientierte Verfahren, die mit Übertragung und Gegenübertragung in der therapeutischen Beziehung arbeiten mit dem Ziel von Bewusstwerden und Bearbeitung von intrapsychischen und Beziehungskonflikten und mit der Entwicklung von neuen Bewältigungsstrategien, fehlen bislang wirklich durchgreifende Ergebnisse und überzeugende Therapiemaßnahmen.[19]

Gewalttäter, meist fälschlich «Sexualstraftäter» genannt, sind in der Regel nicht zur Therapie motiviert. Auch dies ist ein Grund für die Ergebnisse. Selten besteht Leidensdruck in Bezug auf die Gewalttat, lediglich in Bezug auf den Freiheitsentzug. Es muss zunächst an der Motivation gearbeitet werden. Erschwerend ist weiterhin, dass meist wenig Unrechtsbewusstsein und wenig Scham- und Schuldgefühle bestehen, ebenso wie der bekannte Mangel an Verantwortungsbereitschaft, Empathie und Einsicht.[20]

Sexualisierte Gewalt ist keine Sexualstraftat. Die Taten geschehen aus Macht- und Gewaltwünschen, die ihrerseits aus der Dominanz heraus sexuelle Gefühle auslösen. Dabei werden die Entstehung des Bedürfnisses nach Macht und Dominanz und die Kopplung mit quasisexuellen Handlungen in ihrer Bedeutung nicht ausreichend einbezogen.

Ein Schlüssel für Gewaltprävention könnte darin liegen, die Verkopplung von Männlichkeitsbild, männlicher Gewalt und Sexualität zu verstehen. Hier besteht ein erheblicher Bedarf an der Entwicklung von wirklich tragfähigen Theorien. Diese könnten ansetzen bei dem hohen Erwartungsdruck, den das Männlichkeitsbild der Gesellschaft erzeugt, das die Verfügung über Schwächere als selbstverständlich für männliches Rollenverhalten sieht. Dabei wird die sexuelle Verfügung über Frauen und Mädchen als Bewältigungsstrategie für den Dominanzanspruch konkret legitimiert. Die Verkopplung von Sexualität und Macht, sexueller Anregung durch Gewalt, Folter und Mord und die sexualisierte Attraktivität von Macht für Männer sollten in angemessene und effektive Therapiemöglichkeiten umgesetzt werden, um die gefährlichen blinden Flecken für diese Verkopplungen und Verbindungen aufzuhellen. Es ist beispielsweise nicht bekannt, warum sich bei Männern sexuelle Erregung in Situationen einstellt, in denen Frauen geängstigt, vergewaltigt, gefoltert und ermordet werden – vielfach in Hardpornos im Internet zu besichtigen. Dahinter steht die Sicht der Frau als Objekt und nicht als reale und zu respektierende Person. Auch die Gegensätzlichkeit der Erlebensmöglichkeiten wird hier deutlich, beziehungsweise ganz konkret die Spaltung von männlicher und weiblicher Sexualität, denn da, wo männliche Sexualität angeregt wird, kann gerade bei Frauen keinerlei Erregung aufkommen, da diese Situation für Frauen in höchstem Maße beängstigend ist. Hier wird deutlich, dass es nicht wirklich um Sexualität gehen kann.

Dahinter scheint ein sozial hergestelltes und gesellschaftlich toleriertes Selbstverständnis zu stehen, das nur durch soziale und gesellschaftliche Faktoren wieder verändert werden kann. Letztlich wäre dies die Arbeit am Männlichkeits- wie auch am Weiblichkeitsbild und an den damit verknüpften Rollenklischees und Stereotypen. Allerdings würde dies eine Veränderung der Männlichkeitskonstruktionen und eine Verschiebung der Machtansprüche bedeuten – und das wäre auch eine Veränderung der Wertung von Macht und Dominanz, also letztlich eine Veränderung aller menschlichen und ethischen Werte. Wie realistisch dies ist, wird die Zukunft zeigen. Ganz konkret ist zu sagen, dass die Triebtheorie und die Verführungstheorie Mythenbildungen sind, die nichts mit der Realität zu tun haben und dem Täterschutz dienen.

Ganz konkret muss die Täterarbeit da beginnen, wo Täter Frauen und Kinder zum Objekt ihrer Problemlösungsstrategien machen. Es ist aber heute noch so, dass jede therapeutische Arbeit mit Tätern nach wie vor ungesichert und damit letztlich ein Experiment ist. Die Therapie von Tätern ist ohnehin seltener auf Heilung, sondern eher auf Impulskontrolle hin ausgerichtet. Dabei haben wir gesehen, dass die Impulskontrolle, wie die sorgsamen und geplanten Vorbereitungen zeigen, durchaus in keiner Weise gefährdet ist.

Es gibt einen grundsätzlichen Unterschied zum «Restrisiko» bei anderen therapeutischen Vorgehensweisen und in der Psychotherapie. Die Folgen eines Behandlungsfehlers trägt üblicherweise der Patient oder die Patientin, die von der Behandlung auch profitieren. Bei so genannten Sexualstraftätern trägt das Risiko einer Fehlentscheidung nicht der Patient, sondern das nächste oder übernächste Opfer, also am Therapieprozess völlig Unbeteiligte. Da die Folgen einer Straftat für das Opfer, nämlich Trauma, Verletzung oder gar der Tod, gravierend sind, sollten die Sicherheitsauflagen von Straftätern nach sexualisierter Gewalt überprüft werden.

Für die Gewaltprävention sind zusätzlich Information und Aufklärung in einem wesentlich höheren Ausmaß als bisher erforderlich, desgleichen müssen verursachende Strukturen und Vermeidungs- und Verleugnungsstrategien bewusst gemacht und benannt werden. Dazu gehört auch die Förderung der Frauengesundheitsforschung, um endlich Klarheit und Sicherheit über Ausmaß und gesundheitliche Folgen von Gewalt zu erhalten.

Gewalt gegen Frauen in jeder – auch in gesellschaftlich akzeptierter – Form wie Gewaltbeziehungen, Pornographie und entsprechende Internetangeboten müssen selbstverständlich inakzeptabel sein. Dabei muss der geltende Normalitätsbegriff, aber auch herrschende Gesundheits- und Therapievorstellungen hinterfragt und neu definiert werden, um Fehldiagnosen und unnötige beziehungsweise schädigende Behandlungsweisen zu verhindern. Reaktionen von Frauen auf Gewalt dürfen nicht mehr als individuelles, sondern müssen als strukturelles Problem gesehen werden. Letztlich geht es darum, mehr Lebensqualität für Frauen wie für Männer und insbesondere für Kinder sowie mehr Aufmerksamkeit und bessere Chancen für ihre seelische und körperliche Entwicklung zu erreichen.

Zitierte Literatur

Einleitung

1 Garleitner, S. B.: Geschlechtsspezifische Verarbeitung sexueller Gewalt, Promotion an der FU Berlin, Institut für klinische Psychologie, 2002
2 Zit. nach Dinkel, L.: «Begriffe ohne Anschauung», in: Deutsches Ärzteblatt, Jg. 100, Heft 11, 14. März 2003, S. C 548

1. Geschichtliches zum Traumabegriff

1 Gast, U.: Dissoziative Identitätsstörungen im Gesundheitswesen, in: Özkan, I., Streeck-Fischer, A., Sachsse U. (Hg.): Trauma und Gesellschaft, Vandenhoeck & Ruprecht, Göttingen 2002, S. 129
2 ebd., S. 132
3 Sachsse, U., Venzlaff, U., Dulz, B.: 100 Jahre Traumaätiologie, in: Kruse, G., und Gunkel, St. (Hg.): Trauma und Konflikt, Hannoversche Ärzte-Verlags-Union GmbH, S. 22
4 ebd., S. 23
5 ebd., S. 25
6 ebd.
7 Die Bibel, Einheitsübersetzung, Herder Verlag, Freiburg 1980, S. 314
8 ebd., S. 115
9 ebd., S. 21
10 Kinder- und Hausmärchen, gesammelt durch die Brüder Grimm, Verlag Karl Müller, Erlangen, S. 255 ff. (o. J.)
11 ebd., S. 123 f.
12 Sachsse, U., Venzlaff, U., Dulz, B.: 100 Jahre Traumaätiologie, a. a. O., S. 25
13 ebd., S. 21
14 ebd.
15 Stoffels, H.: Erinnerung, Phantasie, Realität im psychotherapeutischen Kontext, in: Kruse, G., und Gunkel, St. (Hg.): Trauma und Konflikt, Hannoversche Ärzte-Verlags-Union GmbH, S. 119
16 ebd., S. 113
17 van der Kolk, B. A., Weisaeth, L., van der Hart, O.: Die Geschichte des Traumas in der Psychiatrie, in: van der Kolk, B. A., McFarlane, A. C., Weisaeth, L. (Hg.): Traumatic Stress, Junfermann, Paderborn 2000, S. 86 ff.

2. Definition des Traumas und Traumafolgen

1 Teengen, F., Hansen, D., Böttcher, St.: «Trauma – Beobachtungen erfahrener Klinikerinnen zur Häufigkeit traumatischer Lebenserfahrungen und Posttraumatischer Belastungsstörung», in: Verhaltenstherapie und psychosoziale Praxis, 3/95, S. 309 f.
2 Olbricht, I.: Was Frauen krank macht, Kösel, München 2002, S. 62 f.
3 Kirsch, A.: Trauma und Wirklichkeit, Kohlhammer, Stuttgart 2001, S. 24
4 van der Kolk, B. A.: Trauma und Gedächtnis, in: van der Kolk, B. A., McFarlane, A. C., Weisaeth, L. (Hg.): Traumatic Stress, S. 221 ff.
5 Sachsse, U.: WAP 2001, S. 109
6 DSM-IV (2)
7 Bochnik, H. J.: «Panik», in: Hess. Ärzteblatt, 1/2002, S. 669
8 Bühring, P., nach: «Kindheit hat Folgen» (Lindauer Psychotherapiewochen 2003), in: Deutsches Ärzteblatt, Jg. 100, Heft 20,16. Mai 2003, S. C 1037
9 ICD-10: F43.1
10 ICD-10: F62.0
11 Putnam, F. W.: Diagnosis and Treatment of multiple Personality Disorders, New York 1989, kapitelweise deutsche Zusammenfassung von Cornelia A. Müller: Diagnose und Behandlung von multipler Persönlichkeitsstörung, S. 7
12 Huber, M.: Multiple Persönlichkeiten, Fischer Taschenbuch, Frankfurt a. M. 1995, S. 21
13 Putnam, F. W.: Diagnosis and Treatment of multiple Personality Disorders, a. a. O., S. 5
14 Huber, M.: Multiple Persönlichkeiten, a. a. O., S. 24–25
15 Putnam, F. W.: Diagnosis and Treatment of multiple Personality Disorders, a. a. O., S. 2
16 Putnam, F. W.: Diagnosis and Treatment of multiple Personality Disorders, a. a. O., S. 7
17 Herman, J. L.: Die Narben der Gewalt, Kindler, München 1993, S. 345 ff.
18 Gast, U.: Dissoziative Identitätsstörungen im Gesundheitswesen, in: Özkan, I., Streeck-Fischer, A., Sachsse, U. (Hg.): Trauma und Gesellschaft, Vandenhoeck & Ruprecht, Göttingen 2002, S. 127
19 Egle, U. T., Hoffmann, S. O., Joraschky, P.: Sexueller Missbrauch, Misshandlung, Vernachlässigung, Schattauer, Stuttgart 1997, S. 225
20 Huber, Multiple Persönlichkeiten, a. a. O., S. 26
21 DSM-III-R, 1987
22 Egle, U. T., Hoffmann, S. O., Joraschky, P.: Sexueller Missbrauch, Misshandlung, Vernachlässigung, a. a. O., S. 9
23 Putnam, F. W.: Diagnosis and Treatment of multiple Personality Disorders, a. a. O., S. 7
24 ebd., S. 53
25 Abschlußbericht der ExpertInnen Gruppe des Europarates zur Bekämpfung von Gewalt gegen Frauen, 1997
26 ebd.

27 Unicef, Innocenti Digest Nr. 6, 2000, Domestic Violence against women and girls

28 Forschungsbericht des Kriminologischen Forschungsinstitutes Niedersachsen e. V., 1995

29 Abschlußbericht der ExpertInnengruppe des Europarates zur Bekämpfung von Gewalt gegen Frauen, 1997

30 Steinhage, R.: Sexueller Missbrauch an Kindern in der Familie ..., in: Sexueller Missbrauch von Mädchen. Eine Dokumentation der Bevollmächtigten der Hessischen Landesregierung für Frauenangelegenheiten. S. 5 ff.

31 Prävention Zschr. 4-5/2002. Bundesverein zur Prävention von sexuellem Missbrauch e. V., S. 8-9

3. Körperliche Folgen früher Traumatisierungen und die Beziehung zum eigenen Körper

1 Olbricht, I.: Was Frauen krank macht, Kösel, München 2002, S. 43, Nr. 4

2 ebd., S. 42-45

3 Bühring, P., nach: «Kindheit hat Folgen» (Lindauer Psychotherapiewochen 2003), in: Deutsches Ärzteblatt, Jg. 100, Heft 20, 16. Mai 2003, S. C 1037

4 Egle, U. T., Hoffmann, S. O., Joraschky, P.: Sexueller Missbrauch, Misshandlung, Vernachlässigung, Schattauer, Stuttgart 1997

5 Sandkühler, J.: «Schmerzgedächtnis» in: Deutsches Ärzteblatt, Jg. 98, Heft 42, 19. Okt. 2001, S. C 2172

6 Bühring, P. nach: «Kindheit hat Folgen» a. a. O., S. C 1037

4. Frühe Traumatisierungen und seelische und soziale Entwicklung

1 Saller, H., Das Erkennen von sexuellem Missbrauch in: Sexueller Missbrauch von Mädchen. Eine Dokumentation der Bevollmächtigten der Hessischen Landesregierung für Frauenangelegenheiten, Februar 1988

2 Henningsen, F.: «Traumatisierte Flüchtlinge und der Prozess der Begutachtung», in: Zschr. Psyche, 57. Jg., Feb. 2003, S. 107

3 Kernberg, O. F.: «Persönlichkeitsentwicklung und Trauma», in: PTT 1/99 (Leseprobe), Persönlichkeitsstörungen Theorie und Therapie, Schattauer, S. 9

4 Herman, J. L.: Die Narben der Gewalt, Kindler, München 1993, S. 146

5 Kernberg, O. F.: «Persönlichkeitsentwicklung und Trauma», in: PTT 1/99 (Leseprobe), Persönlichkeitsstörungen Theorie und Therapie, Schattauer, S. 9

6 Wirtz, U.: Seelenmord, S. 138 ff, modif.

7 Olbricht, I.: Was Frauen krank macht, Kösel, München 2002, S. 72

8 Burmann, M.: «Ausweglos schuldig – Mütter sexuell missbrauchter Kinder», in: Verhaltenstherapie und Psychosoziale Praxis 4/2000, S. 605

9 ebd., S. 606

10 Braecker, S.: «Sexuelle Ausbeutung von Kindern – Gedanken zur Rolle der Mutter» in: Verhaltenstherapie und Psychosoziale Praxis, 3/1992, S. 309
11 Burmann, M.: «Ausweglos schuldig – Mütter sexuell missbrauchter Kinder», a. a. O., S. 607
12 ebd.
13 ebd.
14 Aktion der «Lobby für Menschenrechte e. V.», Postfach 1030, 72541 Metzingen, Postkarte, ohne Jahr
15 Burmann, M.: «Ausweglos schuldig – Mütter sexuell missbrauchter Kinder», a. a. O., S. 606
16 Willutzki, U., und P. Mantoan: «Die Mütter sexuell missbrauchter Kinder – und was der Missbrauch für sie bedeutet», in: Psychotherapie und Psychosomatik, 4/2000, S. 619
17 Burmann, M.: «Ausweglos schuldig – Mütter sexuell missbrauchter Kinder», a. a. O., S. 610
18 Franz, M., Lieberz, K., u. a.: «Wenn der Vater fehlt», in: Zeitschrift für Psychosomatische Medizin und Psychotherapie, 45 Jg., 3/1999, S. 260–278
19 Germain, S.: Das Medusenkind, Aufbau Taschenbuch Verlag, Berlin 1995, S. 84 ff

5. Die Folgen für die erwachsene Frau

1 Schmitt, E., Kruse, A., u. a.: «Formen und Entwicklungsfaktoren der Auseinandersetzung mit belastenden Erinnerungen», in: Zeitschrift für Psychosomatische Medizin und Psychotherapie, 45. Jg. 3/1999, S. 289
2 Olbricht, I.: Was Frauen krank macht, Kösel, München 2002, S. 102
3 Seidler, G. H.: Der Blick des Anderen, Klett-Cotta, Stuttgart 2001, S. 32
4 ebd., S. 162 ff
5 ebd., S. 162
6 Kölling, W.: «Der flexible Mensch und die Scham», in: Psychosozial, 25/2002, Heft IV (Nr. 90), S. 121
7 Seidler, G. H.: Der Blick des Anderen, a. a. O., S. 40
8 Kölling, W.: «Der flexible Mensch und die Scham», a. a. O., S. 121
9 Seidler, G. H.: Der Blick des Anderen, a. a. O., S. 218
10 ebd.
11 ebd., S. 305
12 ebd., S. 329
13 ebd.
14 Egle, U. T., Hoffmann, S. O., u. a. (Hg.): Sexueller Missbrauch, Misshandlung, Vernachlässigung, S. 68
15 Haines, S.: Ausatmen, Orlanda, Berlin 2001, S. 98 ff
16 ebd., S. 102 ff
17 Leeners, B., Richter-Appelt, H., u. a.: «Schwangerschaft und Mutterschaft nach sexuellen Missbrauchserfahrungen im Kindesalter», in: Deutsches Ärzteblatt, Jg. 100, Heft 11, 14. März 2003, S. C 569

18 Erfmann, A.: Auswirkungen sexualisierter Gewalt auf Schwangerschaft und Geburt, Fachhochschule, Fachbereich Sozialwesen, Kiel, Juli 1998 (Diplomarbeit), S. 66

19 ebd., S. 57

20 ebd., S. 58

21 ebd., S. 62/63

22 Leeners, B., Richter-Appelt, H., u. a.: «Schwangerschaft und Mutterschaft nach sexuellen Missbrauchserfahrungen im Kindesalter», a. a. O., S. C 570/ 571

23 ebd., S. C 571

24 ebd.

25 ebd., S. C 572

26 Erfmann, A.: Auswirkungen sexualisierter Gewalt auf Schwangerschaft und Geburt, a. a. O., S. 93

27 Leeners, B., Richter-Appelt, H., u. a.: «Schwangerschaft und Mutterschaft nach sexuellen Missbrauchserfahrungen im Kindesalter», a. a. O., S. C 571

28 Erfmann, A.: Auswirkungen sexualisierter Gewalt auf Schwangerschaft und Geburt, a. a. O., S. 114

29 Friedrich, J.: «Natürlich hasse ich Untersuchungen ...», in: Dr. med. Mabuse, 110 (November/Dezember 1997)

30 Erfmann, A.: Auswirkungen sexualisierter Gewalt auf Schwangerschaft und Geburt, a. a. O., S. 108

31 ebd., S. 116

32 ebd.

33 ebd., S. 120

34 Leeners, B., Richter-Appelt, H., u. a.: «Schwangerschaft und Mutterschaft nach sexuellen Missbrauchserfahrungen im Kindesalter», a. a. O., S. C 571

35 ebd., S. C 572

36 Gast, U.: Dissoziative Identitätsstörungen im Gesundheitswesen, in: Özkan, I, Streeck-Fischer, A., Sachsse, U. (Hg.): Trauma und Gesellschaft, Vandenhoeck & Ruprecht, Göttingen 2002, S. 128

37 Böhmer, M.: Erfahrungen sexueller Gewalt in der Lebensgeschichte alter Frauen, in: Dr. med. Mabuse, 113 (Mai/Juni 1998), S. 40

38 Böhmer, M.: Erfahrungen sexualisierter Gewalt in der Lebensgeschichte alter Frauen, a. a. O.

39 ebd., S. 107

40 ebd., S. 44–51

41 ebd., S. 69 ff

6. Therapievoraussetzungen und Bedingungen

1 Person, E. S./Klar, H.: «Diagnose Trauma. Die Schwierigkeit der Unterscheidung zwischen Erinnerung und Phantasie», in: PPmP, 47 (1997), S. 97–107 f

2 Kirsch, A.: Trauma und Wirklichkeit, Kohlhammer, S. 9

3 ebd., S. 7
4 Gast, U.: Dissoziative Identitätsstörungen im Gesundheitswesen, in: Özkan, I., Streeck-Fischer, A., Saachsse, U. (Hg.): Trauma und Gesellschaft, Vandenhoeck & Ruprecht, Göttingen 2002, S. 129
5 Putnam, F. W.: Diagnosis and Treatment of multiple Personality Disorders, New York 1989, kapitelweise deutsche Zusammenfassung von Cornelia A. Müller: Diagnose und Behandlung von multipler Persönlichkeitsstörung, S. 8
6 Huber, M.: Multiple Persönlichkeiten, Fischer Taschenbuch, Frankfurt 1995, S. 24
7 Zit. nach Saß, H., et al.: Diagnostisches und statistisches Manual Psychischer Störungen: DSM-IV, Göttingen 1996, in: Claas, P., Schulze, Ch.: Prozessorientierte Psychotherapie bei der Traumaverarbeitung, dgvt Verlag, Tübingen 2002, S. 101
8 Putnam, F. W.: Diagnosis and Treatment of multiple Personality Disorders, a. a. O., S. V/1
9 DSM III
10 Putnam, F. W.: Diagnosis and Treatment of multiple Personality Disorders, a. a. O., S. 10
11 ebd., S. V/2
12 Ka-Tzetnik 135 633: Das Haus der Puppen, Piper Verlag, München 1993
13 Gast, U.: Dissoziative Identitätsstörungen im Gesundheitswesen, in: Özkan, I., Streeck-Fischer, A., Sachsse, U. (Hg.): Trauma und Gesellschaft, Vandenhoeck & Ruprecht, Göttingen 2002, S. 128
14 ebd., S. 127 f

7. Traumatherapie früh traumatisierter Frauen

1 van der Kolk, B. A., Burbridge, J. A.: Die Psychobiologie traumatischer Erinnerungen: Klinische Folgerungen aus Studien über Neuroimagination. Vortrag auf der Tagung: «Trauma und Adoleszenz» am 28. 2. 1997 in Tiefenbrunn bei Göttingen
2 Seidler, G. H., Hofmann, A., Rost, Ch.: «Der psychisch traumatisierte Patient in der ärztlichen Praxis», in: Deutsches Ärzteblatt, Jg. 99, Heft 5, 1. Februar 2002, S. C-224
3 Reddemann, L.: «Psychosomatisch-psychotherapeutische Behandlung nach sexueller Traumatisierung», in: psycho, 23 (1997) Nr. 11, S. 665
4 Reddemann, L.: Imagination als heilsame Kraft, pfeiffer bei Klett-Cotta, Stuttgart 2001, S. 24
5 Hermer, M.: «Erlernte Inkompetenz», in: Verhaltenstherapie und Psychosoziale Praxis, 28 (3), S. 378
6 ebd.
7 Reerink, G.: «Traumatisierte Patienten in der Katamnesestudie der DPV», in: Psyche, 57. Jg., Februar 2003, S. 135
8 Kernberg, O. F.: «Persönlichkeitsentwicklung und Trauma», in: PPP 1/99 (Leseprobe) Persönlichkeitsstörungen, S. 7

9 Reddemann, L.: Imagination als heilsame Kraft, a. a. O., S. 24
10 ebd.
11 Seidler, G. H., Hofmann, A., Rost, Ch.: «Der psychisch traumatisierte Patient in der ärztlichen Praxis», a. a. O., S. C-224
12 Fischer, G., Riepesser, P.: Lehrbuch der Psychotraumatologie, 2. Aufl., Ernst-Reinhard Verlag, München 1999, S. 197 f
13 ebd., S. 200 f
14 ebd., S. 204 f
15 Schnyder, U.: «Psychotherapie bei posttraumatischen Belastungsstörungen», in: Psychotherapie, Psychosomatik, medizinische Psychologie, 50, 2000, 50, S. 128
16 Claas, P., Schulze, Ch.: Prozessorientierte Psychotherapie bei der Traumaverarbeitung, dgvt Verlag, Tübingen, 2002, S. 138
17 ebd.
18 ebd., S. 140 f.
19 Peichel, J.: «Psychotherapeutische Techniken bei traumabedingten Störungen – eine Zwischenbilanz», in: Persönlichkeitsstörungen 1997/3, S. 106 f.
20 Fischer, G., Riedesser, P.: Lehrbuch der Psychotraumatologie, 2. Aufl., Ernst-Reinhard Verlag, München 1999, S. 220
21 Fischer, G.: Neue Wege nach dem Trauma, Vesalius-Verlag, Konstanz, 2002, S. 13, S. 16, S. 123 f.
22 Fischer, G., Riedesser, P.: Lehrbuch der Psychotraumatologie, a. a. O., S. 233
23 Reddemann, L.: Imagination als heilsame Kraft, a. a. O., S. 107
24 ebd., S. 107 f.
25 Bittenbinder, E.: «Trauma und extreme Gewalt – Systemische Psychotherapie mit Überlebenden von Folter und die Bedeutung ‹innerer Bilder›», in: Psychotherapie im Dialog (PID) 1, März 2000, S. 42
26 Dorst, B.: «Analytische Arbeit mit geschlechtshomogenen Gruppen: Arbeit mit Frauengruppe», in: Gruppenpsychotherapie, Gruppendynamik 26, 1990, S. 258
27 ebd., S. 259
28 Herman, J.: Narben der Gewalt, Kindler, München 1993, S. 322
29 ebd.
30 ebd.
31 Davidson, J., van der Kolk, B.: Die psychopharmakologische Behandlung der posttraumatischen Belastungsstörung, in: van der Kolk, B. A., McFarlane, A. C., Weisaeth, L. (Hg.): Traumatic Stress, Junfermann, Paderborn 2000, S. 361
32 Fischer, G., Riedesser, P.: Lehrbuch der Psychotraumatologie, a. a. O., S. 225

8. Präventive Maßnahmen und Tätertherapie

1 «Ratschläge für Eltern», in: Die Bundespolizei 4/2002, S. 82
2 Barthelmes, J.: «Die Bedeutung des elterlichen Vorbildes», in: Deutsches Ärzteblatt 96, Heft 15, 16. April 1999, S. B-752 (28)
3 Tätigkeitsbericht 1998 der Fachberatungsstelle für Mädchen und Frauen, Wildwasser Kreis Groß Gerau e. V., S. 9–13
4 Lohhaus, A., Trautner, H.: Präventionsprogramme und ihre Wirksamkeit zur Verhinderung sexuellen Missbrauchs, in: Egle, U. T., Hoffmann, S. O., Joraschky, P. (Hg.): Sexueller Missbrauch, Misshandlung, Vernachlässigung, Schattauer, Stuttgart 1997, S. 362
5 ebd., S. 369
6 ebd., S. 364
7 ebd., S. 366
8 ebd., S. 368
9 ebd., S. 371
10 Schlathölter, B.: «Sexueller Missbrauch in Institutionen», in: Prävention 4–5/2002, Zeitschrift des Bundesverbandes zur Prävention von sexuellen Missbrauch e. V. , S. 9
11 ebd.
12 ebd.
13 Mäulen, B.: «Strenges Vorgehen gegen sexuelle Übergriffe», in: Deutsches Ärzteblatt, Jg. 94, Heft 43, 24. Oktober 1997, S. B-2280
14 Bühring, P.: «Tabuisierung fördert die Täter», in: Deutsches Ärzteblatt, Jg. 100, Heft 1–2, 6. Jan. 2003, S. 18
15 Nowara, S., Leygraf, N.: «Therapiemaßnahmen bei Sexualstraftätern», in: Deutsches Ärzteblatt, Jg. 95, Heft 3, 16. Jan. 1998, S. B-72
16 ebd.
17 ebd.
18 ebd., S. B-73
19 ebd.
20 ebd., S. B-74

Allgemeine Literatur

Bauernfeind, Y., Schäfer, M.: Die gestohlene Kindheit, Droemer Knaur, München 1992

Besems, T., van Vugt, G: Wo Worte nicht reichen, Kösel, München 1990

Egle, U. T., Hoffmann, S. O., Joraschky, P.: Sexueller Mißbrauch, Mißhandlung Vernachlässigung, Schattauer, Stuttgart 1997

Graessner, S., Gurris, N., Pross, Ch.: Folter, C. H. Beck, München 1996

Heiliger, A.: Täterstrategie und Prävention, Frauenoffensive, München 2000

Heiliger, A., Engelfried, C.: Sexuelle Gewalt, Campus, o. J.

Hermann, J. L.: Die Narben der Gewalt, Kindler, München 1993

Hirsch, M. (Hg.): Der eigene Körper als Objekt, Springer, Berlin/Heidelberg 1989

Holderegger, H.: Der Umgang mit dem Trauma, Klett-Cotta, Stuttgart 1993

Huber, M.: Multiple Persönlichkeiten, Fischer, Frankfurt a. M. 1995

van der Kolk, B. A., Burbridge, J. A., Suzuki, J.: Die Psychobiologie traumatischer Erinnerungen: Klinische Folgerungen aus Studien über Neuroimagination. Vortrag auf der Tagung «Trauma und Adoleszenz» am 28. 2. 1997 in Tiefenbrunn

van der Kolk, B. A., McFarlane, A. C., Weisaeth, L. (Hg.): Traumatic Stress, Junfermann, Paderborn 2000

Metcalfe, J., Jacobs W. J.: A «Hot-System/Cool System» View of Memory Under Stress, in: PTSD Research Quarterly, Vol. 7, No. 2 1996, S. 1–3 in der Zusammenfassung von Michaela Huber

Olbricht, I.: Was Frauen krank macht, Goldmann, München 1996

Person, E. S., Klar, H.: «Diagnose Trauma: Die Schwierigkeit der Unterscheidung zwischen Erinnerung und Phantasie», in: Psychother. Psychosom. med. Psychol., 47 (1997), S. 97–107

Reddemann, L.: Imagination als heilsame Kraft, pfeiffer bei Klett-Cotta, Stuttgart 2001

Sachsse, U.: Selbstverletzendes Verhalten, Vandenhoeck & Ruprecht, Göttingen 1994

Teegen, F., Hansen, D., Böttcher, S.: «Trauma – Beobachtungen erfahrener KlinikerInnen zur Häufigkeit traumatischer Lebenserfahrungen und Posttraumatischer Belastungsstörung», in: Verhaltenstherapie und psychosoziale Praxis, 3/95, S. 309–337

Beratungsstellen
für sexuell traumatisierte Frauen und Mädchen

Deutschland

Bundesverband der Frauengesundheitszentren e. V.
Goetheallee 9
37073 Göttingen
Tel.: 0551/48 70 25
Fax: 0551/5 21 78 36
dv-frauengesundheitszentren@gmx.de
www.frauengesundheitszentren.de

Bundesverband der autonomen Frauennotrufe e. V.
Feldstraße 76
24105 Kiel
Tel.: 0431/9 87 72 90
Fax: 0431/9 87 72 91
BaF@frauennotrufe.de
www.frauennotrufe.de

Wildwasser Magdeburg e. V.
Ritterstraße 1
39124 Magdeburg
Tel.: 0391/2 51 54 17
Fax. 0391/2 51 54 18
WildwasserMD@aol. com
www.wildwasser-magdeburg.de

Wildwasser Nürnberg e. V.
Beratungsstelle für sexuell missbrauchte Mädchen und Frauen
Kobergstraße 41
90408 Nürnberg
Tel.: 0911/33 13 30
wildwasser-nbg@odn.de
www.wildwasser-nuernberg.de

Wildwasser Oldenburg e. V.
Verein gegen sexuellen Missbrauch an Mädchen
Lindenallee 23
26122 Oldenburg
Tel: 0441/1 66 56
Fax: 0441/2 48 95 53
info@wildwasser-oldenburg.de
www.wildwasser-oldenburg.de

Wildwasser Stuttgart e. V.
Stuttgarter Straße 3
70469 Stuttgart
Tel.: 0711/85 70 68
Fax: 0711/8 16 06 24
info@wildwasser-stuttgart.de
www.wildwasser-stuttgart.de

Österreich

Frauennotruf Wien
Verein Notruf für vergewaltigte Frauen und Mädchen
Postfach 214
1172 Wien
Tel.: 01/5 23 22 22
notruf@frauenberatung.at
www.frauenberatung.at

Schweiz

Nottelefon und Beratungsstelle für Frauen – Gegen sexuelle Gewalt
Postfach 8760
8036 Zürich
Tel.: 01/2 91 46 46
nottelefon@swissonline.ch
www.frauenberatung.ch

Beratungsstelle Castagna
Beratungs- und Informationsstelle für sexuell ausgebeutete Kinder,
weibliche Jugendliche
Universitätsstraße 86
8806 Zürich
Tel.: 01/3 60 90 40
www.frauen.beratung.ch

Limita Zürich
Fachstelle zur Prävention sexueller Ausbeutung von Mädchen und Knaben
Bertastraße 35
8003 Zürich
Tel.: 01/4 50 85 20
www.limita-zh.ch

Beratungsstellen «Männer gegen Männer-Gewalt»

Deutschland

Männer gegen Männer-Gewalt
Renteistraße 5
33602 Bielefeld
Tel.: 0521/5 21 63 00
Fax: 0521/5 21 63 01

Männer gegen Männer-Gewalt
Mendelejewweg 16
17491 Greifswald
Tel.: 03834/82 99 65
Fax: 03834/81 22 26
worfelw@aol.com

Männer gegen Männer-Gewalt
Mühlendamm 66
22087 Hamburg
Tel.: 040/2 20 12 77
Fax: 040/22 12 60
gewaltberatung-mgm-hamburg@t-online.de
www.gewaltberatung.org

Männer gegen Männer-Gewalt
Postfach 91 21 09
51092 Köln
Tel.: 0221/9 80 83 70
Fax: 0221/9 80 83 60
gewaltberatung-mgm-koeln@t-online.de

Männer gegen Männer-Gewalt Euregio
Lingener Straße 34
48531 Nordhorn
Tel.: 05921/97 21 23
Fax: 05921/97 21 25

Männer gegen Männer-Gewalt
Schützenhofstraße 147
26133 Oldenburg
Tel.: 0441/88 57 57
Fax: 0441/88 57 57

Österreich

Männer gegen Männer-Gewalt
Ernest-Thun-Straße 7
5020 Salzburg
Tel.: 0662/88 34 64
Fax: 0662/88 34 63
gewaltberatung.mgm@salzburg.co.at

White Ribbon Kampagne Österreich
Männer weltweit gegen Gewalt an Frauen
www.whiteribbon.at

Schweiz

Männer gegen Männer-Gewalt
Peter-Merian-Straße 49
Postfach 4537
4002 Basel
Tel.: 079/7 00 22 33
mgmbasel@bluewin.ch

Männerstelle Biel der ev.-ref. Kirchgemeinde Biel-Stadt
Ring 4
2502 Biel
Tel.: 032/3 23 47 17
Fax: 032/3 23 47 14
maennerst.Biel@bluewin.ch

Fachstelle gegen Männergewalt FgM
Tribschenstraße 78
6005 Luzern
Tel.: 041/3 62 23 33
fgm@manne.ch
www.maennergewalt.ch

mannebüro züri
Beratungsangebot für Männer gegen Gewalt
Hohlstraße 36
8004 Zürich
Tel.: 01/2 42 08 88
Fax: 01/2 42 02 88
info@mannebuero.ch
www.mannebuero.ch

Register

Abgrenzungsfähigkeit 61, 87, 155, 176
Abgrenzungsproblematik 87, 93, 158
Abhängigkeitserkrankungen 76; siehe auch Sucht(erkrankungen)
Abschaltpunkt 50
Abwehr 23, 61, 115, 150, 154–160, 163, 174, 200
Abwehrmechanismus 39–42, 48, 82, 72, 77, 81, 89, 93, 146, 153, 155, 159
Adrenalin(spiegel) 137
Affektbenennung 178
Affektdifferenzierung 171, 177, 202
Affekte 64, 85 f., 89, 108, 113, 154–160, 178
Affektkontrolle/regulierung 154–160, 178, 204
Affektstörungen 150
Affektwahrnehmung 177
Aggression 15, 35, 62, 65, 75, 79–82, 86 ff., 90, 92, 106, 108, 123, 132, 141, 145, 157 ff., 164, 177, 181, 194 f., 199, 203
Aggressionshemmung 212
Aggressionsimpulse 166
Aggressionspotenzial 79
Aggressivität 47, 73, 94, 140, 197
Aktualkonflikte 199
akute Stressreaktion 27, 31–34, 41, 97, 154, 158
Alibidinie 67
Alkoholabhängigkeit/missbrauch 35, 42, 65, 76, 93, 100, 150
Alltagspersönlichkeit 44, 46 f., 70, 150, 160; siehe auch Host
Alpträume 31, 43, 75, 92, 203

Amnesie 43, 149
Amygdala 29 f., 50, 203
Androcur 215
Anfallsleiden 41
Angst(anfälle) 10, 16, 31 f., 35, 49, 51, 61, 63, 73, 75, 77, 80, 89, 92, 101, 105, 114, 122, 126, 131, 141, 145, 154–160, 165, 169, 178 f.
Angsterkrankungen 8
Anorexie 68, 76, 98, 106, 150
Antidepressiva 203
Arbeitsbeziehung 172 f., 185
Arbeitsbündnis 172 f., 185
artifizielle Störungen 66
Asthmaerkrankung 67
Atemstörungen 67, 131, 150
Aufopferung 87
Auslöser siehe Trigger
Autoaggressivität 62–66, 71, 74, 86, 90, 92, 106, 145, 150, 157–160, 163, 181
Autodestruktion 63, 65 f., 69
Autonomie 128, 130, 138

Backlash 15, 214
Bauchschmerzen 75, 150
Behandlungsfehler 218
Belastungsreaktionen 136
berufliche Entwicklung 133 f.
Bewältigungskompetenzen 33, 99, 140
Bewältigungsmechanismen/strategien 107, 122, 134, 158
Beziehungen 113, 123, 201
Beziehungsdifferenz 173
Beziehungsfähigkeit 84, 86, 88 f., 154–160, 206

Beziehungsklärung 173
Beziehungskonflikte 196
Beziehungsproblematik 122
Beziehungsstörungen 92 f.
Beziehungsstrukturen 122, 154, 173, 188
Beziehungsunfähigkeit 85
Bezugspersonen 57, 72 f., 84, 86, 89, 102, 113, 122 f.
Bindungsmuster 89, 93, 155 ff., 159
Bindungsstrategien 85, 122
biographisches Gedächtnis 28 ff., 50 f., 77, 169 f., 189
Borderline-Persönlichkeit 37 f.
Borderline-Syndrom 41, 43, 143, 147, 153 f., 157–160
Borderline-Therapie 169
böse Selbst, das 83, 87 f., 110, 114, 116, 122 ff., 126, 133 f., 163, 175, 166, 173, 177 f., 194 f.
Bulimie 44, 46 f., 68, 76, 150
Burn-out-Syndrom 87, 134

Caring 199
chronischer Stress siehe Dauerstress
Coping(strategien) 48, 51 f., 150, 175
Co-Täterschaft 162; siehe auch Mittäterschaft
Co-Therapie 200

Dauerstress 52, 62, 111 f.
Daumenlutschen 75
Dekompensation 134 f., 137, 138, 140
Dekonditionierung 190
Depersonalisation(szustände) 149
Depression 8, 35, 42, 80, 98, 136
Depressivität 76
Derealisation 150
Desensibilisierung 190, 216
Dissoziation 16 f., 39 ff., 42, 48, 50, 59–62, 75, 77 f., 90, 92, 122, 126–129, 134 f., 141, 146 f.,

148–160, 163, 166, 169 ff., 174 f., 178, 183, 193, 199
Dissoziationsfähigkeit 61, 129, 131, 135, 147, 151, 153, 162 f., 176, 180
Dissoziative Identitätsstörung 27, 38–41, 44, 48, 51, 70, 76 f., 92, 117, 154, 184, 186, 201
Dissoziative Störungen 27, 39, 52, 78, 183, 192, 198
dissoziative Symptomatik 203
dissoziierte Erinnerungen 145
Distanzierungstechniken 171
Doppelmoral 20 f.
Double-Bind 94
Drei-Phasen-Modell 162
Drogenabhängigkeit/missbrauch 35, 42, 76, 93, 100, 150
Dunkelziffer 54
Duschzwang 85
Dynamik 189
dysfunktionale Aggressivität 80
dysfunktionaler Ärger 123

Eigenrhythmus 59
Einkoten 75
Einnässen 75
Einzelgespräch 197, 205
Ekel 48 f., 68, 70, 73, 85, 122, 126, 128, 186
EMDR 189, 191, 197
Emotion 178
emotionale Taubheit 32, 159
Emotionsregelung 123
Empathie(fähigkeit) 10, 213, 216
Endorphine 64, 182
Entwicklungsdefizite 169
Erbrechen 68
Essstörungen 59, 67 ff., 75 f., 128, 150
Ethikkommissionen 214
Exhibitionisten 213
Existenzbedrohungen 109
Existenzberechtigung 108, 111
existenzielles Defizit 116

False Memory 22 f.
False-Memory-Syndrom 22, 24
Fehlgeburten 67
Flash-back 10, 30 f., 34, 41, 75, 92,
124, 129, 139, 145 f., 158 f., 163,
169 ff., 183 f., 193, 200
Flooding 190
fragmentiertes Körperbild 91
Fragmentierungen 62, 64, 188
Frauenbewegung 7
Frauengesundheitsbewegung 7, 39
Frauengruppe 10
Freizeitrisikoverhalten 69 f.
Fremdtäter 54, 84, 209, 211; siehe
auch Gewalttäter, Täter
Frühe Störungen 23, 143, 153 f.,
157 f.
Frustrationstoleranz 89, 155, 159

Gastgeber-Persönlichkeit siehe All-
tagspersönlichkeit, Host
Geburtshindernis 130
Geburt(sverlauf) 44, 126, 128–131
Geburtsverlauf, Störungen des 67
Gedächtnis 28 f.; siehe auch biogra-
phisches Gedächtnis
Gedächtnislücken 71
Gedächtnisverluste 42
Gefängnisinsassen 100
Gefühlsrepräsentanz 90
Gegenübertragung 166 f., 189, 216
Geheimhaltungsgebot 115 ff.; siehe
auch Schweigegebot
Geheimnis 85; siehe auch Schweige-
gebot
Gelenkbeschwerden 136, 187
geschlechtshomogene Gruppen 10,
198
Geschlechtsorgane 60
Geschlechtsrollenklischees 11, 198;
siehe auch Rollenklischees, Weib-
lichkeitsklischees
geschlechtsspezifische Sichtweisen
168
gestalttherapeutische Konzepte 190

Gewaltbeziehungen 65, 112, 153,
218
Gewaltdarstellungen 209
Gewalterfahrungen 14, 52, 60, 66,
84, 99, 101, 110, 112, 129, 131,
133, 208
Gewaltfolgen 56
Gewaltimpulse 166
Gewaltphantasien 129
Gewaltprävention 12, 208, 217
Gewalttäter 100; siehe auch Fremd-
täter, Täter, Sexualstraftäter
Gewalttätigkeit 126
Grenzverletzungen 80, 87, 98, 102,
139, 169
Größenselbst 83, 86, 88, 90, 115,
126, 156 f.
Grundpersönlichkeit 47
Gruppentherapie 197, 199, 201,
205
Gut-Böse-Spaltung 91
gynäkologische Operationen 67

Handlungsfähigkeit 79
Handlungsunfähigkeit 60
Helfer/innen, innere 46, 51, 70,
150 f., 171, 179, 202
Hilfs-Ich-Funktionen 180
Hippokampus 29 f., 203
Hirnbiologie 24, 110
Hirnforschung 39, 48
Hirnphysiologie 24, 40
Holocaust 16 f., 69, 133; siehe auch
Post-Holocaust-Syndrom
Host 44, 51, 70, 150, 183–186; sie-
he auch Alltagspersönlichkeit
Hyperaktivität 76
Hyperventilationstetanie 67
Hypnose 38 f.
Hypnotherapie 183
Hysterie 21, 38 f., 41, 98, 147, 151

Ich-Funktionen 33, 72, 86 f., 91,
135, 154–158, 160, 163, 179,
188

Ich-Ideal 134 f.
Idealisierung 45, 78, 92, 123, 155,
 165
Identifikation mit dem Aggressor/
 Täter 78, 82, 156, 177
Identität 154–160, 199
Identitätsprobleme 76
ideomatorische Fingersignale 183
Imaginationen 171, 178 f., 184,
 191, 194, 202
Imaginationsfähigkeit 180
Implosion 190
Innenpersönlichkeiten 184
innere Landkarte 184
innerer schöner Ort 179
innerer sicherer Ort 176, 180
Intimität 114
Intrusion 34
intrusive Erinnerungen 200
Inzest 9, 17–21, 53, 74, 101
Inzesterfahrungen 129
Inzesterinnerungen 67
Inzesthandlungen 73
Inzestüberlebende 199

Jugendkriminalität 76

Kaiserschnitt 130; siehe auch
 Geburt(sverlauf)
Kastration 216
Kindanteile 45 ff., 51, 78, 185 f.
«Kinderfreunde» 95
Kinderpornographie 20 f., 213
Kinderschänder 95, 216
kindliche Persönlichkeitsanteile 45;
 siehe auch Kindanteile
Kognitionen 171
kognitive Dekonstruktion 216
Kognitive Restrukturierung 190
Kommunikationsfähigkeit 79, 88 f.
Kommunikationssignale 64, 68 f.,
 92
Kommunikationsstörungen 92
Kommunikationsverhalten 93, 115
Kommunikationsversuche 92 f.

Komplizenschaft 115; siehe auch
 Mittäterschaft
Konstriktion 32, 34, 38, 60, 76, 85,
 159
konstruktive Autodestruktivität 63;
 siehe auch Autodestruktivität
Kontaktabbrüche 115
Kontrollverlust 27, 32 f., 35, 92,
 109, 130, 158, 160, 199
Konzentrationslager 139; siehe auch
 Holocaust
Kopfschmerzen 34, 43, 68, 75, 98,
 136, 150
Körper 57, 61 f.
Körperarbeit 188
Körperbild 61, 90, 126
Körpererinnerung(en) 49, 61, 67 f.,
 90, 150, 172, 175
Körpergedächtnis 67
Körpergefühl(e) 57 f., 60, 70 f., 128,
 187
Körpergrenze 57
Körperkontakt 57
Körperrhythmen 59
Körpersymptome 49, 66, 174
Körpertherapie(verfahren) 182, 187,
 202, 205
Körperwahrnehmungen 57, 172,
 187
Kreativität 108, 117, 132
Kriegsvergewaltigungen 140; siehe
 auch Vergewaltigungen
Kriegszitterer 17
Krisen 112
Kurzzeitspeicher 28

Langzeitgedächtnis 28, 145; siehe
 auch biographisches Gedächtnis
Lebensberechtigung 108, 111
Leib-Seele-Spaltung 56, 62, 90
Leistungsressourcen 175 f.; siehe
 auch Ressourcen
lesbische Beziehungen 124, 127
Lustbegriff 95
«Lustmorde» 95

Macht 11, 53, 114, 213, 217
Machtphantasien 166
Maltherapie 201 f., 205
männliche Sexualität 11 f.
Männlichkeitsbild 217 f.
Männlichkeitskonstruktionen 218
Masturbation 54, 75; *siehe auch*
Selbstbefriedigung
Medienkonsum 209
Medikamentenmissbrauch 42, 47,
150
mehrdimensionale psychodynami-
sche Traumatherapie (MPTT)
190 f.
Menschenrechtsverletzung 96
Menstruationsrhythmus 59, 73
Minderwertigkeit 88, 134
Missbrauch 8 ff., 53, 147; passim
Missbrauch mit dem Missbrauch
22
Misshandlungen 7, 16, 55, 126
Mittäterschaft 16, 88, 115
Mobbing 134, 136, 153
Morddrohungen 126
Motivation 161, 200
Multiple Persönlichkeiten 38 f.,
45 ff., 199
Münchhausen-Syndrom 66
Mutter 74 f., 83, 85 f., 88, 92 f.,
96 ff., 100 ff., 128, 207
Mutter, böse 84
Mutter, idealisierte 96
Mutterintrojekte 71
Mutter-Kind-Beziehung 58, 97
Mütterlichkeit 132

Nacharbeitsphase 171
Nägelkauen 75
Narzisstische Persönlichkeitsstörung
154 ff.
narzisstische Reparation 64, 117
narzisstisches Regulativ 64
negative Kognitionen 177
negatives Größenselbst 83; *siehe
auch* Größenselbst

Neid(affekt) 116 f.
Neidgefühle 108
Neugeborenenzeit 57 f., 131
Neuorientierung(sphase) 171, 201
Neurosen 153 ff.
Normalitätsintervention 172
Notfallliste 171, 181–184
Notprostitution 139 f.; *siehe auch*
Prostitution

Objektkonstanz 88, 155, 157 f.
Ohnmacht 15, 114
Ohnmachtserfahrungen 84, 139,
159, 169
Ohnmachtsgefühl 12, 35, 81 ff.
Operative Entbindungen 130; *siehe
auch* Geburt(sverlauf), Kaiser-
schnitt
Opfer (sexualisierter Gewalt) 11,
16, 79 ff., 91–95, 112, 124, 143,
161 f., 212, 214
Opfergefühl 26, 71, 80 f., 123
Opferidentität 164
Opferposition 197
Opferrolle 163
Opfersein 166
Opferstatus 11, 111, 164
Opfer-Täter-Retter-Dynamik 122
Opfer-Täter-Dynamik 88, 108,164

Pädophilie 95, 213
Panik(anfälle) 10, 23, 31 f., 35, 51,
63, 75, 81, 92, 98, 122 f., 124,
145, 169
Parteinahme 199
pathologische Beziehungsmuster
88
Peergroup 198
Persönlichkeitsanteile 40 f., 44–47,
70, 149 f., 173, 186
Persönlichkeitsdiagnostik 143
Persönlichkeitsveränderungen 38
Persönlichkeitszustände 40, 148 f.
Persönlichkeitsstörungen 75
Persönlichkeitsstruktur 87

Phantasien 81 f., 146, 169 f.
Pharmakotherapie 203
Polarisierungen 90
Pornographie 218; *siehe auch* Kinderpornographie
Positronen-Emissionstomographie (PET) 28
Post-Holocaust-Syndrom 10
postintegrative Phase 193–207
Posttraumatische Belastungsstörung 24, 27, 32–35, 38 f., 41, 52, 76, 84 f., 97, 102, 110, 127, 141, 146, 150, 152, 154, 158 f., 170, 178, 192
Prävention 208–214; *siehe auch* Gewaltprävention
Präventionsprogramme 212
Problemlösungstraining 190
Projektion 78
projektive Identifizierung 78
Promiskuität 47, 76
Prostitution 47, 63, 65, 59, 93, 127, 150; *siehe auch* Notprostitution
protektive Faktoren 176
prozessorientierte Psychotherapie 190
Pseudodebilität 42, 160
Psychoanalyse 148
Psychodramatherapie 190
psychodynamische Kurztherapie 190
Psychopharmaka 139, 203 f.
Psychopharmakotherapie 204
Psychose 76
Psychose, paranoide 147
psychosexuelle Identität 60
psychosoziale Kompetenzen 196
Psychotherapie 107, 143
psychotische Symptomatik 203
Psychotraumatologie 167

Rachegefühle 195, 200
Ratgeber 176
Rauchen 76

Reaktualisierung 31, 52, 129, 138, 158, 162, 164, 167, 188, 200, 204
Realitätsprüfung 86, 163, 199
Realitätsprüfungsfähigkeit/technik 135, 163
Realitätswahrnehmungen 89, 155, 159, 200
Realschuld 96, 205
Realtrauma 21, 23, 146, 167, 170
recurrente intrusive Erinnerungen 31
Regression 163, 198, 204
Reinigungsaspekte 206
Reinszenierung 34, 124, 186
Reizschranken 60
Reizstärke 49 f., 52
Reizüberflutung 59, 89, 196
Reorganisation 185, 190
Reorientierung 64, 182 f., 199
Ressourcen 41, 69, 91, 99, 107, 110, 113, 115, 117, 122, 141, 162, 171, 174–177, 194, 198 f., 202
Ressourcen, dysfunktionale 174 f., 181
Ressourcen, existenzielle 174 f.
ressourcenorientierte Arbeit 173 f.
ressourcenorientierte Therapie 198
Ressourcenorientierung 163, 201
Restrisiko 218
Retraumatisierung 69, 77, 98, 137, 158, 162 f., 167 f., 188, 197 f., 204
Risikofaktoren 33, 143
Rituale 196
Rollenklischees/verhalten 156, 211 f.
Rückenschmerzen 68, 136
Rückzug *siehe* Konstriktion

safe place 171; *siehe auch* innerer sicherer Ort
Schamerleben 114
Scham(gefühle) 16, 70, 96, 101 f.,

108, 113–116, 122, 126, 131,
  156, 194, 216
Schamlosigkeit 115
Schizophrenie, latente 147
Schlafrhythmus 59
Schlafstörungen 34, 43, 59, 68, 75,
  92, 98, 136, 150
Schmerzen 61, 64, 66 f., 112, 122
Schmerzsyndrome 187
Schockreaktion 32
Schuld(gefühle) 16, 48, 50, 69,
  74 f., 78, 82, 87, 96 ff., 102,
  108 f., 111, 116, 132, 141, 146,
  156, 160, 163, 166, 173, 175–
  178, 194 f., 199, 203 f., 216
Schuldhaftigkeit 194
Schuldverschiebungen 96, 162, 166
Schuldzuweisungen 166, 204
Schulschwänzen/versagen 76, 100
Schutzfaktoren 33 f., 143
Schutzmechanismus 146
Schwangerschaft 44, 126, 128 f.,
  131, 137; siehe auch
  Geburt(sverlauf)
Schwangerschaftserbrechen 128,
  131
Schweigegebot 68, 106, 129; siehe
  auch Geheimhaltungsgebot
Screentechnik 171, 181, 185
sekundäre Borderline-Störung 147
sekundäre Traumatisierung 11, 32,
  137, 210
Selbstablehnung 81
Selbstabwertung 134
Selbstansprüche 135
Selbstbefriedigung 127; siehe auch
  Masturbation
Selbstbehauptungstraining 190
Selbstbeschädigungen 108, 111 f.
Selbstbestimmungsrecht 210
Selbstbestrafung 64, 70
Selbstbild 87, 91, 135
Selbstfürsorge 64, 181, 198 f.
Selbstheilung 122, 134
Selbstheilungsaspekte 69, 202

Selbstheilungskräfte 88, 140, 174,
  191
Selbstheilungspotenzial 176
Selbstheilungsversuche 63, 92,
  132 f., 181
Selbsthilfegruppe 175
Selbstkonstanz 88, 155, 157
Selbstkontrolle 128, 215
Selbstmord(versuche) siehe Sui-
  zid(versuche)
Selbstschädigung 35, 62, 69, 71
Selbstschutz 63, 80, 111, 177, 200,
  210
Selbstsorge 63 f., 132
Selbstverachtung 86, 123
Selbstverantwortung 195
Selbstverletzungen 35, 42, 46 ff.,
  63–71, 76, 78, 108, 137, 141,
  150, 152, 157, 174, 176, 181 f.,
  202 f., 205 f.
Selbstverletzungsalternativen 181
Selbstverteidigungstechniken 211
Selbstwahrnehmung 113, 149, 210
Selbstwertgefühl 84 ff., 100 ff.,
  113 f., 126, 154–160, 201, 210
Selbstwertkrisen 86
Selbstwertproblematik 8, 127, 145,
  152, 159, 199
Sensibilität 108
sensorische Qualitäten 170
Sexgangster/-monster 95, 216
Sexopfer 95
Sextherapie 215
Sextourismus 216
Sexualentwicklung 102, 128
sexualisierte Gewalt 8–12, 16 f., 22,
  52–55, 60, 62, 65, 67, 72 ff.,
  82–86, 96, 98, 114, 129 f., 212,
  214
Sexualisierung 128
Sexualität 53, 60, 65, 73, 86, 95,
  113 f., 126 ff., 137, 213, 216, 218
Sexualität, männliche 11 f.
Sexualmord 95, 216
Sexualstörungen 67

Sexualstrafdelikte 53, 213, 216
Sexualstraftäter 216
sexuelle Belästigung am Arbeitsplatz
  53, 136
Single Photon Emission Computed
  Tomography (SPECT)
Sinnsystem 78, 122
somatoforme Reaktionen 172
soziale Kompetenzen 72, 154–160,
  210
Sozialisation(serfahrungen) 11, 168,
  198
Spaltung 91, 102, 127, 166, 169,
  218
Spaltungsphänomene 90 f., 124
Sprach-/Sprechstörungen 92
Stabilisierung 82 f., 171–174, 196,
  200
Stabilisierungsarbeit 171
Stabilisierungsphase 166, 171 f.,
  173, 188 f., 197, 199, 201 f.
Stabilisierungsschritt 178
Stockholm-Syndrom 78
Straftaten 55
Stress 31, 35, 48 f., 51 f., 110 f.,
  136 f., 151, 172 ; siehe auch
  Dauerstress
Stresserfahrung 151
Stressforschung 48
Stressgedächtnis 169
Stresshormone 31
Stresspegel 52
Stressstärke 52, 175
strukturelle Gewalt 8, 65, 96, 136,
  153, 167 f.
strukturelles Problem 219
Sucht(erkrankungen) 47, 59, 63, 65,
  69, 109, 112, 174
Suchtmittel 192
Suchtverhalten 35, 65
Suizid(versuche) 35, 42, 47, 63 f.,
  69 ff., 82, 86, 92 f., 98 f., 109,
  111, 118, 134, 150, 152, 157
Suizid(gedanken/wünsche) 35, 69,
  202

Suizidalität 69, 76, 98, 108 f.,
  159 f., 192, 202
Switches/Switching 41, 160
symbiotische Mutter-Tochter-Beziehung 95

Tabuisierung 214
Tabubruch/verletzung 19, 102, 114,
  127
Täter 10, 15 f., 45, 53 f., 73,
  78–81, 88, 93, 95 ff., 99, 101 f.,
  114, 123 f., 127, 129 f., 133, 143,
  161 f., 177, 192, 204 f., 207,
  211–214; siehe auch Fremdtäter,
  Gewalttäter, Sexualstraftäter
Täter, innerer 15
Täteranteile 46 f.
Täteridentifikation 15, 166 f.
Täterintrojekte 46, 51, 70, 71, 78,
  151, 160, 173, 185
Täter-Opfer-Dynamik 80, 82, 91,
  117, 162
Täter-Opfer-Gefühl 91
Täter-Opfer-Retter-Dynamik 161
Täterschaft 9, 39, 92, 112
Täterschutz 8 f., 22, 24, 55, 95 f.,
  162, 205, 218
Tätertherapie 11, 215–219
Teilpersönlichkeiten 70, 151, 184 f.
Testosteronproduktion 215
therapeutische Beziehung 10, 186
Therapieziele 197
Todesangst 68
Todeswunsch 108 f.
Trauerarbeit 201
Trauma 14–32; passim
Traumaanamnese 170 f.
Traumaanpassung 42
Traumaarbeit 171, 188 f., 201 ff.
Traumadiagnostik 143
Traumaerfahrungen 16, 26 f., 32, 39,
  50 ff., 77, 92 f., 110, 134, 140, 160
Traumaerinnerung 24, 30, 50, 90,
  138, 144, 169
Traumaexposition 31, 191 f.

Traumafamilien 73, 75
Traumaintegration 171, 200
Traumaintensität 50
Traumaopfer 21, 23, 199
Traumaspeicherung 110, 151, 172
Traumatherapie 10, 22, 25, 38,
  142–207
traumatische Neurosen 25
Traumatisierung 17, 21, 24 f., 27,
  79; passim
Traumatisierung, frühe 24, 27, 36,
  39 f., 52, 56–106, 108, 112–115,
  124, 168–207
Traumaübertragung 166
Tresor(technik) 171, 180 f., 184 f.
Triebdämpfung 215
Triebe 89
Triebtäter 216
Triebtheorie 217
Trigger 10, 23 f., 31 f., 35, 41,
  51 f., 124, 126, 128 f., 131 f.,
  138, 163, 166, 168 f., 172, 183,
  188, 192 f., 198
TRIMB® 189, 192

Übererregung 203
Übergangsobjekte 163, 198, 202
Übergriffe 98
Überleben 12, 111 f., 124, 137,
  152, 197, 202
«Überlebende» 108, 122
Überlebensschutz 172
Überlebensstrategie 42
Überlebenssucht 84, 110–113, 135,
  137, 161, 197
Überlebenswillen 109, 112
Übertragung 164 f., 189
Übertragungsphänomene 173
Überreaktionen 189
Unterbauchbeschwerden 67
Unterlegenheit 114
Unterleibsbeschwerden 67, 150

Vater 54, 72–75, 83, 86, 94–101,
  207

Vaterbeziehung 102
Vater-Enttäuschung 101
Vaterlosigkeit 100 f.
Vater-Sehnsucht 101
Verführungstheorie 218
Vergeltungswünsche 195
Vergewaltigung 19–22, 53 f., 68,
  95, 112, 129 f., 139, 153, 159,
  216
Verhaltenstherapie 190 f.
Verleugnung 78
Vermeidung 32, 35, 111, 127
Vermeidungsverhalten 23, 31, 52,
  84, 106, 110, 130, 141, 158 f.,
  179, 203
Verschiebung 78
Verwahrlosung 76
Victimisierung 84, 110 ff., 124,
  136 f., 161, 197
Vorschulalter 75
vortraumatisiertes Ich 164

Wahrnehmungsentkopplung 50
Waschzwang 76, 85, 98, 106,
  182
Wehentätigkeit 129; siehe auch
  Geburt(sverlauf)
Weiblichkeitsbild 218
Weiblichkeitsklischees 11
Widerstand 189
Wiedererinnerung siehe Intrusion
Wiederholungstendenz/zwang 111 f.
Wirklichkeitserfahrung 144
Wochenbettdepressionen 130
Wohlfühlort 202
Wortrepräsentanz 90
Wundheilungsstörungen 66

Zeitempfinden 50, 144
Zeitverluste 43, 50, 71, 77
Zeitzuordnung 144
Zeugungsväter 100
Zwangshandlungen/phänomene
  76
Zyklusstörungen 136